デトレフ・リュスター
石丸昭二 訳

外科医

名声と忘却のあわいに揺れる職業

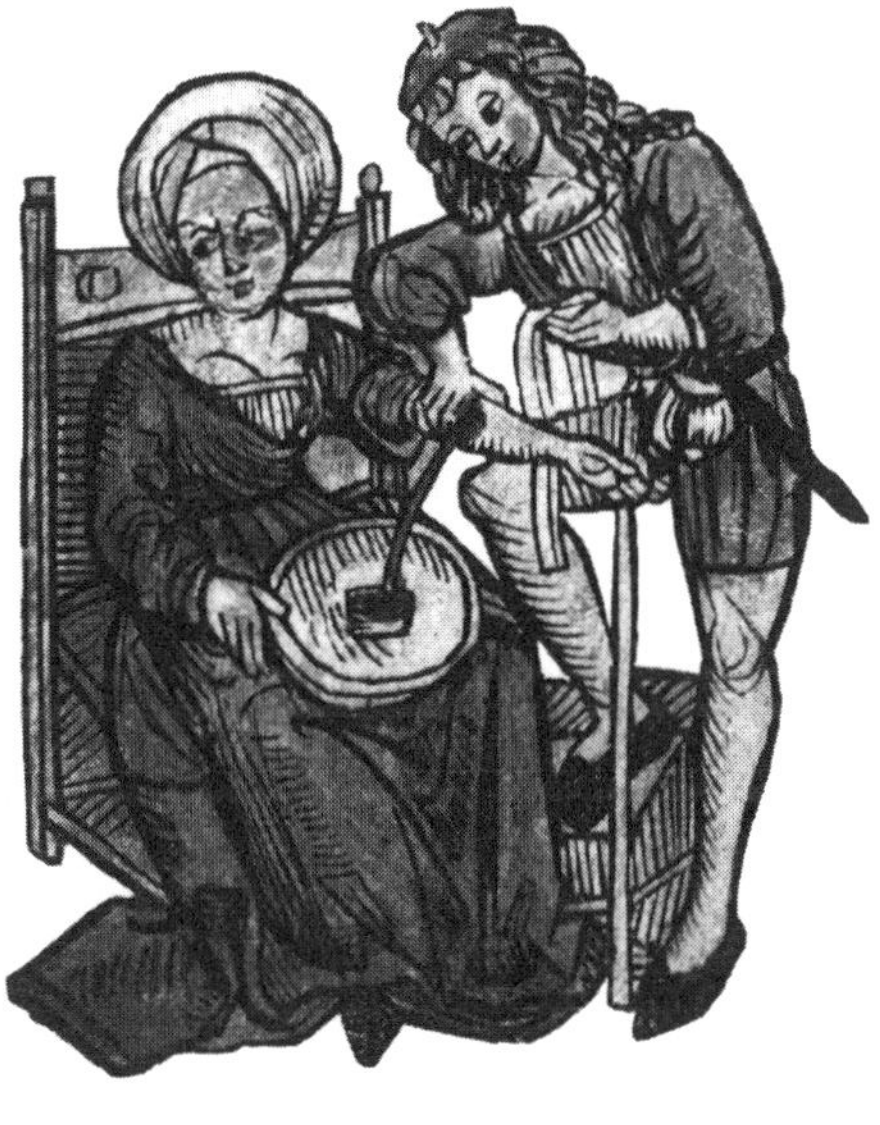

法政大学出版局

外科医——名声と忘却のあわいに揺れる職業／目　次

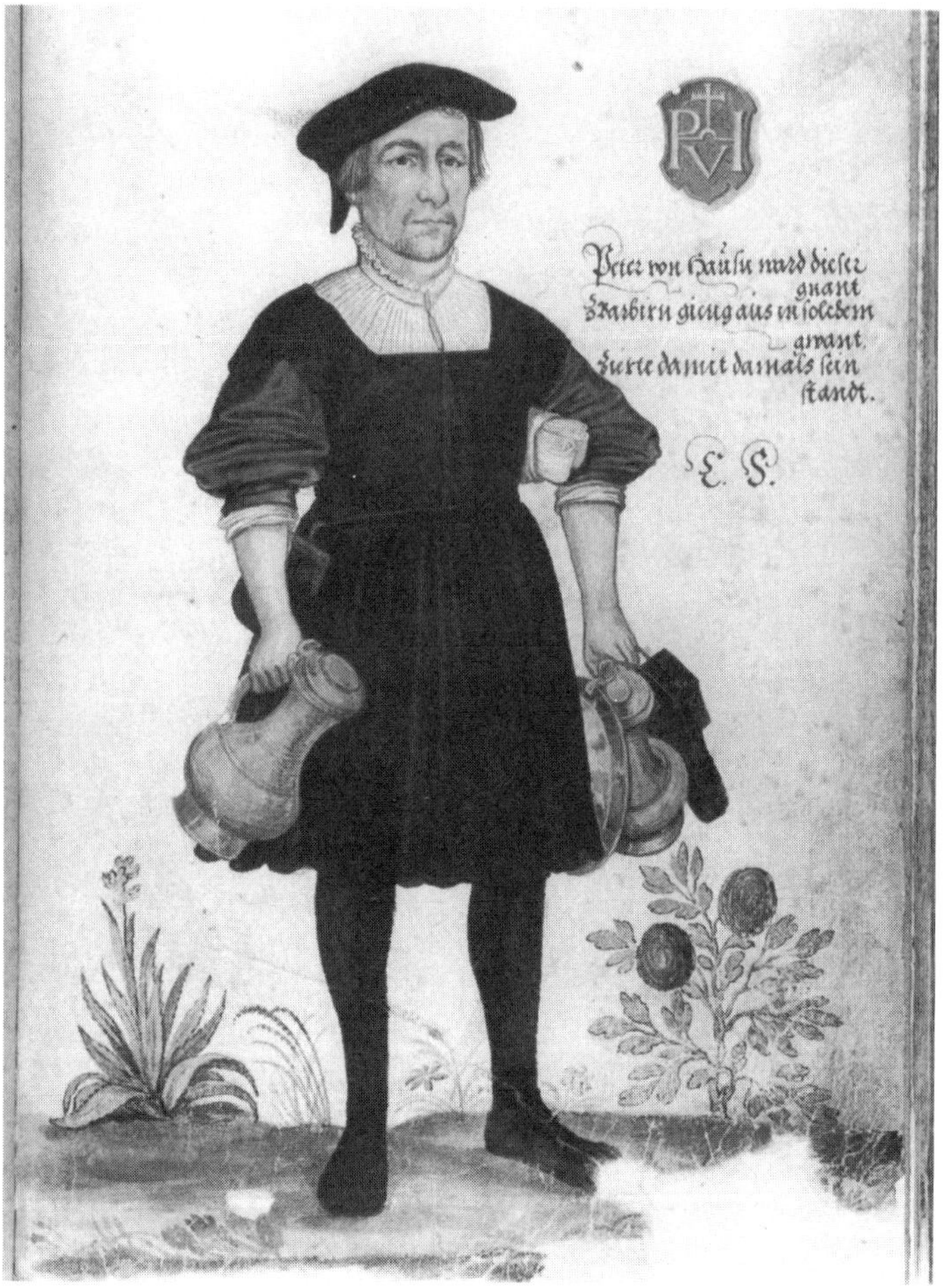

理髪師ハウザーのペーター
ニュルンベルクの理髪師と怪我治療師の誓約者名簿から，16 世紀初頭
ゲルマン民族図書館，ニュルンベルク

がたがた鳴る窓ガラス　外科学と医学のしっくりしない関係

今日の外科医は、手術を特色とする医学の専門分野にたずさわる、学問的教育を受けた医者であり、そのことにまったく疑いはない――それ以外のことはおよそ考えられない。

この自明で、論ずるに足らないように思われることもよくよく見れば、外科医職の歴史のなかで最も価値ある、けっして自明ではない成果のひとつであり、しかもまだ比較的新しいものであることがわかる。というのも、外科医が医者でもあったということは、何百年ものあいだ、けっして普通のケースではなかったからである。

一七七三年、女帝マリア・テレージアはブライスガウのフライブルク大学に、外科学と産科学の新しい教授を招聘した。メーデラー・ヴートヴェーアのマテーウス・メーデラーである。当時無名であった彼は長年連隊付き外科軍医としてはたらき、功績を挙げていたので、ほぼ同じ時にポーランド王も彼を侍医として迎えようとした。しかしメーデラーはフライブルクへの招聘に応じ、そこで一七七三年一一月九日、礼服に身をつつんで初講義を行なった。

丁重な決まり文句で教授就任の喜びを述べたあと、彼はこう語った。「ひとつの願いがかなうことはつねに、すぐまた別の願いが生まれることでもあります。そこでこの新たに生まれた願いを話題にしたいと思います。その願いとは外科学を医学と統合することであります。……」

聴衆はざわめいたが、メーデラーはそれに惑わされず、ある歴史的な余話で外科学を称賛し、講義を続けた。「外科学とは、人間のからだの外的病気を認識し治療することを教える学問です。したがって、それは医術の一部です。両者の理論は共通であり、不可分です。外科学と医学の違いは、それぞれが独自で治療している病気の違いにあります。外科医は一体となって治療学を形成する知識のすべてを有していますが、ただ身体外部の病気にのみそれを適用するのです。医師も同様の知識を有しておりますが、ただ体内の病気にのみそれを適用します。したがいまして、両者がもつ学問は一つなのです。……」

学生たちは不平を鳴らし、足で床をこすった。医学と外科学を味噌糞いっしょに。医者と外科医を知識、能力、名声の序列で同等にするなんて！　あまりにも途方もない話だった。ざわめきに向かってメーデラーは話し続け、あまつさえかっとなって激しいことばを浴びせた。「……毒へび……下劣きわまる慢心者……毒虫ども……。」講義はてんやわんやで終った。その晩、学生たちは町にくり出し、新任教授宅の窓ガラスに石を投げた。(1)

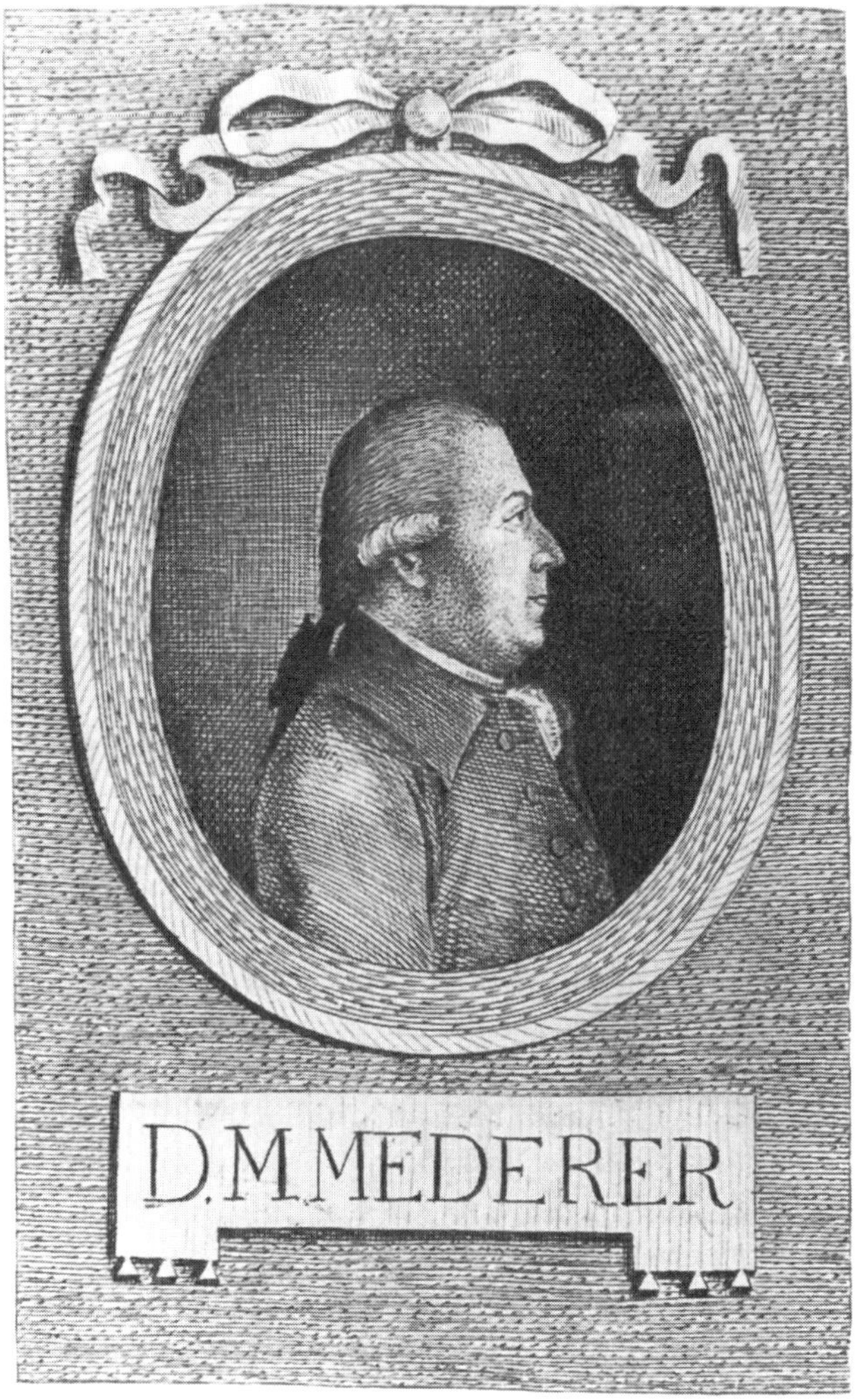

メーデラー・ヴァートヴェーアのマテーウス・メーデラー
「1787 年版医師・非医師年鑑」掲載の表紙銅版画

興奮、罵声、がたがた鳴る窓ガラス——いつも、どこでもこんなにひどいわけではなかったが、核心部分は一致しており、安んじて一般化することができる。医者は学問の人、大学人で、高い評価を受け、非常に威厳があった。それにひきかえ外科医は昔から——よくても——手職人で、する仕事は床屋で教わるたぐいのものだったから、医者より劣り、医者の監視にしたがわねばならなかった。たとえ何人かの外科医が仕事に必要な学問的知識を身につけようとつとめたところで、事態に変わりのあろうはずはなかった。とどのつまり、彼らは古代ギリシャ語はおろか、ラテン語もままならなかったからである。Chirurg（外科医）という語は古代ギリシャ語から借用されたものであり、その意味は手職人にほかならなかった。

ところで、一八世紀の状況は多様な様相を呈し、揺れ動いていた。これについて語るつもりであるが、それは後回しし、ここでの問題は、古い外科学と同時に外科医という職業の歴史における決定的な視点の特徴をはっきり示すことである。すなわち、治療の手仕事と時代時代の医学理論との関係である。この関係は外科学の歴史のきわめて長い時期にわたって、ごく控え目に言って、うまくいかなかったと言わざるをえない。とにかく、西洋の外科学とその根源を念頭におくならば。外科医はもとより治療にたずさわったが、その時代の医学理論に通じることはごくまれで、あっても不十分であった。両者のあいだには、メソポタミア文化に始まって一九世紀半ばまで、むろん重要性や影響の度合いは変わったが、かなりの齟齬があった。それどころか、理論は時に外科学にとって、たとえついて行っても益のない道をたどった。外科学と学問が接点を見いだした古代においてもその関係は透明ではなかったし、問題がないわけではなかった。

外科学の実践と医学理論とのあいだのこの「不仲な関係」の長い時期をえがくには、時代と内容についての取り決めが必要で、古い外科医の職業について述べるのであれば、ここでそれをしておかねばならない。この不仲な関係にあった長い期間がいわば、ぼやっとした不鮮明さとくっきりした輪郭、暗灰色と濃厚な色という印象をあたえ、しかもこれらすべてがたっぷりそなわっているために、ただ概略のみ幾許《いくばく》かの事例で語るしかないこの歴史的職業像を囲う枠をなしているのである。

バビロンの外科医

チグリス川とユーフラテス川のあいだの文化の遠い始まりから、ウルとウルク〔いずれもバビロニアの首都として栄えた町〕から紀元前六世紀のカルデア王国の没落までに、三千年以上の時が過ぎた――これはそのあとの全期間よりも長い。この事実を前にして、この時代にかんするわたしたちの知識は乏しい。治療術にいたっては、いくつかの断片以上のものは残存せず、せいぜいのところ治療術が神々の信仰と経験のはざまで呈した光景をおぼろに感じさせるのみである。かくも長い時間内で確実に起こったプロセスと発展を認識することは、ほとんど不可能である。しかしともかくも――ことによると別の仕事のかたわら――治療の手仕事、「外科学」にもたずさわったひとたちがいたようだ。残されている数少ない過去の報告を整理してみると、「バビロンの外科医」のおぼろげな像が浮かび上がる。それは医学史の影のような像である。なぜなら、像を構成するもろもろの部分がこの川に挟まれた国におけるいろいろな生活領域や時代のものであることからしても、それらが実際にひとつの全体をなしているのかどうかわからないからである。おまけに、わたしたちが――こんにちの考えをもとに――乏しい資料から引き出した結論が、数千年前の生活事情にほんとうに近づいているのかどうか、まったく不確かである。

バビロンの外科医――あくまでこの概念にこだわるならば――については答えよりも問いのほうが多い。彼は――患者に呼ばれて――器具や膏薬、軟膏のはいった袋を腰に下げて、埃っぽい、狭い道路を日陰で足をとめながら駆けたのだろうか。それとも――陶工、織工、鍛冶屋のように――ひょっとすると街路に向かって開け放しになっているかもしれない仕事場をかまえ、そこで仕事をしたのだろうか。また裕福な、名声もある治療師で、広い屋敷に住んで仕事をし、外科術にもたずさわり、それどころかひょっとするとそのスペシャリストだった可能性もある。それとも、寺院の一員だったのか。なぜなら、病気や（こんにちいうところの）病気の兆候は当時においては神罰だとか悪魔の所業だとか思われ、それゆえ治療は魔術的・宗教的勤行だったからである。バビロンの外科医は医僧、「外科医僧」だったのだろうか。

なんらかの意味で当時の魔術的・宗教的医術を内容とする数百の楔形文字板やその断片が時代のあとも生き残り、発掘されたが、多くは劣悪な状態であった。そうした陶土や石の板は書簡として送られたもので、時にはアーカイブに収集されることもあった。どうやら図書館に収蔵されたとおぼしきものもあり、またあるものは治療師の開業のためのテクスト集だったようだ。そして最後に、教材や学習者たちの作品とみられる文字板があった。したがって、わけても魔術的・医学的専門書や、養成や高等教育の場所が存在したと推測される。

この医療術の行使は根本的に見ればどうやら儀式行為から成り立ち、そのなかである種の経験知が適用されたようだ。その結果、寺院医学とか僧医とか言うことができる。少なくとも寺院や僧侶階級と密接なかかわりがあったと推定される。こんにちの視点から、こんにちの概念理解でもって「医学」というものを宗教から切り離して別個に考えようとするなら、おそらく魔術的・宗教的性格をもったメソポタミアの治療術を誤解することになるだろう。言うなれば神々の信仰と悪魔への怖れが魔術的診療の理論的基礎をなしていたのであり、それはまた経験知を用いた宗教的行為でもあった。

目立つのは、これらの楔形文字板には外科術といえるような医療活動にかんする記述がごくわずかしかないことである。これに関連する数少ないテクストのひとつにこう書かれている。「ひとの頭に液がたまっていたら、指で液のたまっている箇所を触診しなさい。耳が臭くにおい、頭蓋の液が流れ出るときには頭蓋を切り開きなさい。頭蓋の液を吸い取りなさい。……(2)」このあとさらに傷の治療と結紮《けっさつ》の指示が続く。

化膿箇所の切開――怪我の手当とならんで最も基礎的な、おそらく最も古い外科処置のひとつ――はほかにも若干のテクスト断片にみとめられる、あるいは少なくとも推測される。上記引用の例は耳の病気のことであろう。副鼻腔をつたって膿が漏出する化膿性中耳炎かもしれない。ここから、メソポタミアでは頭蓋開口術、開頭手術が実施されていたと断ずることはけっしてできない。この昔の外科の大手術はつとに新石器時代にあちこちで行なわれているが、メソポタミアについてはこれまで証明できていないのである。

　このように、古代メソポタミアの外科学にかんする魔術的・医学的テクストの情報は乏しく、そこからバビロンの外科医という職業、外科医の生活状況について知られるものはない。だが、一見期待できそうもないところ、かの有名なハムラビ王の法典に、比較的豊富な情報が含まれている。

　かつてこの支配者は神の手からうやうやしく法典を受け取ったが、自分自身も不死なる者の領域に属する人間と思っていた。「我こそは偉大なる神の御前で畏れ敬う者、恭順なる者、……王国の一粒種、強大な王、シュメールとアッカドの地を遍く照らすバビロンの太陽、……イシュタル〔バビロニアの愛の女神〕の寵児……。(3)」

　楔形文字の法典本文はこうした書き出しと太陽神と王の偶像のもとで始まる。鑿で彫られた節のいくつかは医療の手仕事とそれにたずさわる男たちを扱っているが、魔術的・宗教的医術はひと言も言及されない。瞬時、過去を被うとばりがあき、バビロンの外科医の輪郭がほの見える気がする。むろん、外科学は不明なままである。ハムラビは外科の専門書を刊行しようとしたのではなく、法律を布告したのだから。したがって、いろいろな処置や手術が挙げられるものの、それ以上の記述はない。ともかく最低限わかることは、外傷や骨折の治療、膿瘍の切開、またひょっとすると腸疾病の保存療法が、実際にあったことである。

外科的な医療活動をしていたひとたちにたいしてハムラビ法典はたとえば次のような規定を伝えているが、そこで問題になっているのは外科術そのものではなく、報酬である。「医師が重病人を青銅の器具で治療し、その者が治癒せしときは、……銀一〇シケルを受くべし。奴隷が自由民から治療を受けしときは、奴隷の主人はその医師に二シケル支払わねばならない。……医師が自由民に骨折した手足の治療を施せしとき、あるいは（外科手術の危険をおかさずに）患った内臓［？］を甦らせしとき、患者は医師に銀五シケル支払うべし。[4]」

これらすべてのばあいに、治療を行なう者は報酬を要求したのである。むろん無条件にというわけではなく、治療が首尾よくいったとき、彼の骨折りが成功を収めたときだけである。これは丁寧なよい仕事への励みになったことであろう。反面、成功がおぼつかないとき、治癒の見込みが薄いときには治療者が外科的治療を断る結果になったかもしれないが、これはいかなるばあいであれ、まったくもって無分別な振舞いだったわけではないだろう。しかし、治療の拒絶の理由が治療者の——さだめし法律の規定による——個人的営業上の利害にあり、当時の知識や技能の水準にあったのではないとすれば、疑わしいものとなる。

ハムラビ法典にはそのような思案の余地はなかったようだ。失敗のばあいには支払いがなされなかったばかりではない。むしろそれにたいして刑罰があたえられた。今の時代に三五〇〇年以上昔のテクストを読むと、わが眼が信じられない思いがする。「医師が重病人を青銅の器具で治療し、その者が死亡せしとき、……医師の両手を切断するものとする。」外科処置の結果患者が片目をうしなった

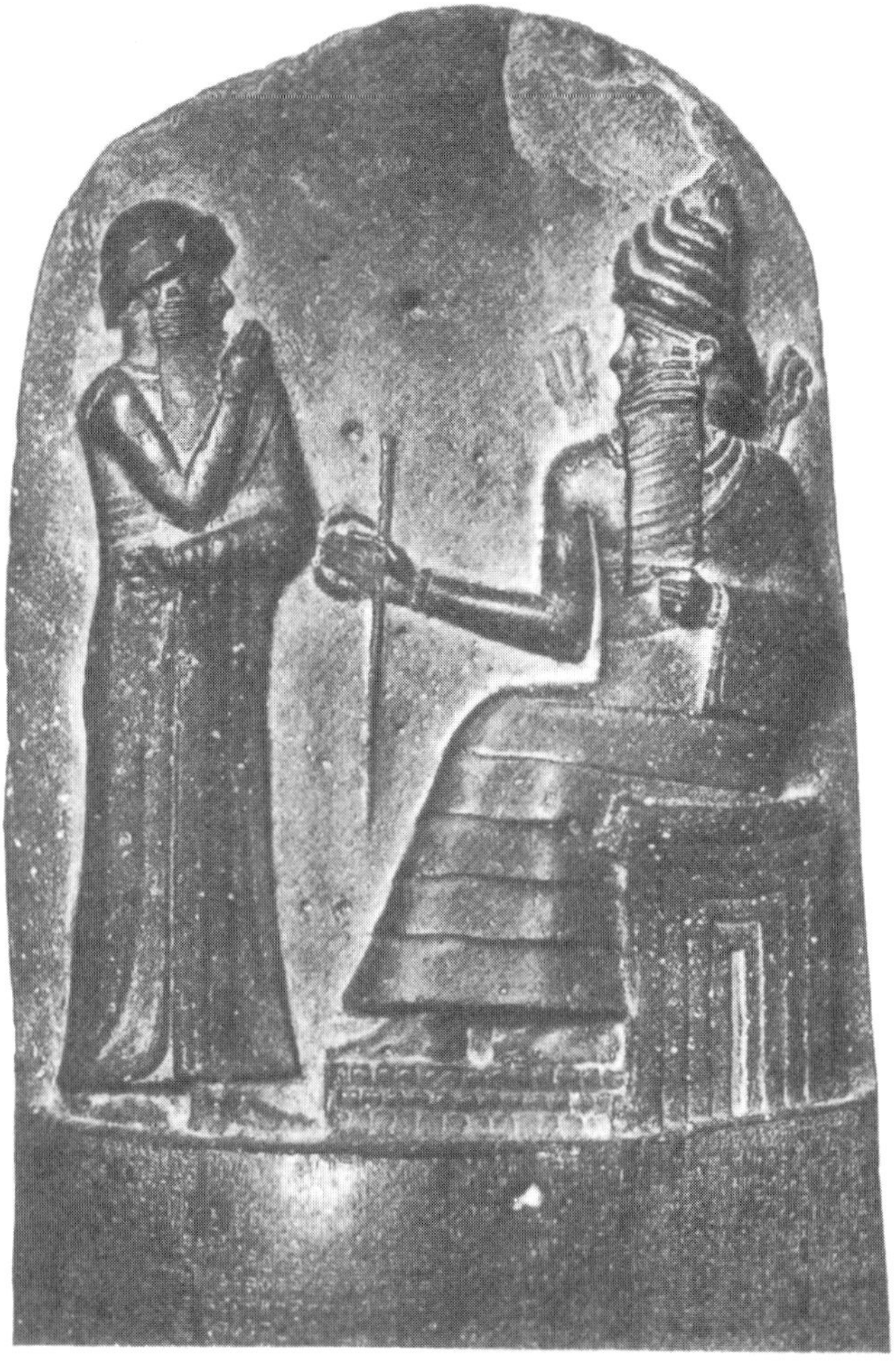

ハムラビ石碑の上部。神が立っている王に法文を告げている
ベルリン国立博物館－プロイセン文化財，西南アジア館
（複製，原物はルーブル美術館，パリ）

ときも、医師は同様の罰をこうむった。奴隷が死亡したら、医者はその埋め合わせをしなくてはならなかった(5)。

これは残忍な罰則規定だった。往古の「眼には眼を、歯には歯を」が手本になった可能性もある。刑が執行されるまえに、医者にたいして罪——つまり彼が治療をしたという事実のみならず、罪になるような欠陥治療をしたこと——の証明がなされねばならなかったかどうか、それはわからない。いずれにせよ、法典の条文には罪を問う問題は提起されていない。

手工業職の領域においてこの種の刑罰による嚇しはもとより異常なことではなかった。さらに数行先にはこう書かれている。「左官の親方が何者かの家を建てしが、その業がしっかりしていなかったために建てし家が倒壊し、かくして家の持主を死に至らしむるときは、この親方は死刑に処するものとする。もしその家の持主の子を死なせしときは、この親方の子を殺すべし。家の持主の奴隷を死なせしときは、その奴隷に代わる奴隷を家の持主にあたうべし(6)。」

左官の親方が死刑を念頭に置かねばならなかったり、外科医が両手を切り落とされ、それによって苦しみに満ちた寄るべない境涯にさらされることになったりした背景にはどんな事情が隠されていたのか、不明である。

しかしながら、ハムラビ法典からバビロンの外科医についていくつかの推論を引き出すことができる。たとえば現代においては時として、このように仮借ない刑罰による嚇しはメソポタミアにおける外科学の発展を、おおいに妨げたとまでは言わぬまでも、制限したことであろう、と考えられた。そ

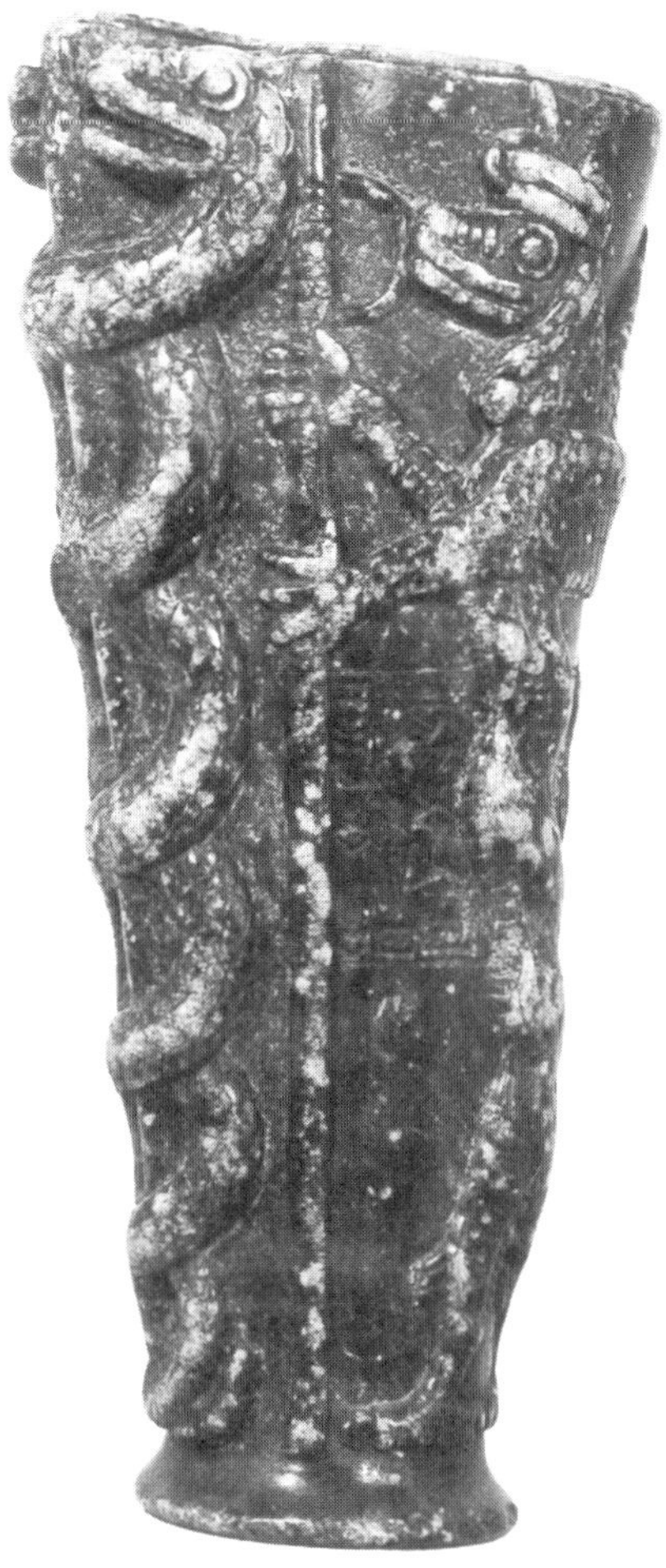

医療の神ニンギシュツィダに献げるラガシュのグデア王の奉献杯
紀元前 2200 年頃。蛇と，杖を持つグリフィン風の魔神が見える
ルーブル美術館，パリ

れを判断するには知識が少なすぎる。せいぜい疑問に思うのがいいところだ。いずれにせよ当時の王宮、神殿、都市の印象深い遺構は、建築工事が盛んだったことを示している。法典が大工の親方を——外科医同様——厳罰で嚇していたにもかかわらずだ。これらの規定はむしろ、よく心得のある、成功の自信のある者だけが仕事をするという結果をもたらしたのではないか。ともかくも、これは考えられることである。ことに——話を外科医にとどめるなら——これらの重い罰は、どうやらとくに難しい手術の失敗に関係して、つまり（何であれ）「重病」の際に「青銅製の器具」でもってする手術やとくに切迫した手術にたいしてのみ話題になるのだから。一連の簡単な治療、傷に包帯をするとか、骨折を副木で固定するとか、膿瘍の切開といった、危険が少ないと判断されたものについては、法典はまったく触れないか、触れてももっぱら成功したばあいの報酬にかんしてだけである。

ハムラビ——バビロンの太陽——はつまりこんなふうに王国の人びとの生活を、職人たちの、したがってまた外科医たちの活動も含めて、規整したのである。しかし魔術的・宗教的医術が属していた神々と悪魔の領域はそのような立法にはなじまず、人間界をはるか越えたところに——当時から見れば——そのずっと外側にあった。病気やその兆候は神々の怒りや罰のかたちでしか考えられなかった。だから医僧たちは神意を告げ、神々の怒りを鎮め、病魔を祓おうとした。それを規則で、いわんや報酬や刑罰でどうこうしようなんて大それた罪をだれがおかそうとしただろうか。

治療の手仕事、当時のプリミティブな外科術はまったく事情がちがっていた。外傷にせよ、骨折にせよ、また単純な膿瘍も、その原因、外観、そしてつまるところはその治療方法において、理解はさして困難ではなかった。ここでは祈禱やお祓いの儀式は不要で、医療手仕事の巧みさがあればよかった。包帯とか湿布のような簡単な処置は家や家畜小屋、舟などの修理と同じで、自分でやった。それで足りなければ、外科医のところへ行くか来てもらった。さすれば外科医はしっかり、きちんと手当をした――「治療をした」のである。そのまえに神のご加護を願ったことは考えられる。彼だって――みんなと同じように――その時代の魔術的・宗教的世界像のなかで生き、信心深い男だったのだから。うまくいかなかったら「イシュタルの寵児」の法律が彼にとって危険になるかもしれないことも少しは考えただろう。そして何より報酬のことも神に成功を祈る理由であったことは確かだ。報酬もどうやら悪くはなかったらしい。それは上等な貸家の年間家賃が銀五シケル、職人の日給が三〇分の一シケルであったことと比べれば容易に察しがつく。

バビロンの外科医が仕事にかかると、手を取って導いてくれるのは彼の器用さと経験であった。しかし当時の医学、神殿医学およびその理論的基礎、すなわち魔術的・宗教的世界像は、仕事をするための七つ道具を彼に提供することはできなかった。だれにせよ、ハムラビの時代にバビロンで外科術を施す者は、それをした瞬間に職人であり、そういうものとして扱われた。彼はあくまで職人だった。彼の教育やなんらかの職業生活に関連して神殿の影響力はあったかもしれないが。そういうこともあったろうと想像はできるが、しかしそれについてはなにもわからない。同時代の医学とその理論的基礎による根本的な行動の基礎づけをもたない高級職人としてのこの外科医の地位――バビロンにみとめられそうに思われるこの地位が、かくも遠いいにしえの外科医の曖昧な像をえがこうとするばあいに問題となる点である。というのも、のちの多くの時代にあっても外科医は似たり寄ったりの状況におかれたからである。その点に、意義と効用の一定しない「古い外科学」の歴史のライトモチーフのひとつを見ることができる。それについては――然るべき場所で――報じられるだろう。

バビロンの外科医の像は――影のようにぼんやり現れたかと思うと――素早く過去に埋もれて消えてしまう。注目すべき余韻がハリカルナッソスのヘロドトスに聞かれる。このギリシャの旅行家にして歴史家は、ハムラビから一三〇〇年後にバビロニアについてわけてもこんな一節を書き記している。「彼らは病人を市場へ運んだ。彼らのところには医者がいないからである。そこで病人のそばを通りかかった者が彼によいアドバイスをするのである。……病人を黙過したりしてはいけない、つねにまず、どこぞ具合が悪いのか、訊かなくてはならないのである。(7)」良心的なヘロドトスがうっかりミスをおかしたのか。それとも「彼らのところには医者がいない」ということばの正しさを証明する発展が実際にあったのだろうか。それはわからない。もちろん、ヘロドトスが医療の心得のある僧や職人を医者と言いたくなかったという可能性はある。なぜなら、ちょうどこの時期、ギリシャ人たちは新たな医者像を創造しはじめていたからだ。まず古代エジプトを瞥見してから、その話をしよう。

文字に語らせる者

古代エジプト文化の発展、人びとの生活の目に見えぬ変化や突然の変化、王朝の勝利と敗北のなかには、二本の不変の線が時世を通じてほとんど手つかずのまま残っていた。その一本を具現するのがナイル川である。エジプト人にとって原因不明なその定期的な氾濫は大地を肥やし、文明の存在と繁栄を創りだした。歴史の変遷をつらぬくもう一本の連続性の線は、宗教と知を——両者は世界像にふさわしく渾然一体となっていた——神殿の門の奥に蔵し、培っていた僧侶階級である。ファラオは神であった、もしくは、のちにはともかく神の子となった。僧侶の思いはちがっていたかもしれない。彼らはわけあって、それについては口を閉ざしていた。知と沈黙は、優越と影響力と背後で糸を引く能力を生みだしたのである。

神殿は祭祀と知の牙城として存在し、そこでは何百年にもわたって伝統が維持されていたが、その起源は次第に忘れられていった。こうして神官たちがかつて神々の手から受け取った秘密の伝説が生まれた。だが、労働や祈り、行動や思考のなかで現世の死後の生に向けられたエジプト人の生活の意義と目的は、神々のもとに、彼岸の世界にあった。イムヘテプは古代王国時代の僧の名である。彼はジェセル王〔古代エジプト第三王朝。統治期間紀元前二六〇九―二五九〇年。階段ピラミッドの創建者〕の顧問、進講者、サッカラの階段ピラミッドの設計者、治療の手練であった。死後も伝説のなかに生き続け、古代エジプトの医療の神に変じた。彼の最も重要な神殿はメンフィスに建っていた。ギリシャ人たちは彼こそわれらの奇蹟によって治療を行なう神に相違ないと思ったのだ。その名はイムテス・アスクレピオス。

エジプトの医師については名前の知られている者はわずかしかいない。彼らの生活事情についてはほとんどわかっていない。小さな立像や印章が若干残されている。個々人とその運命は依然として知られていない。

注目すべきことに、エジプトの初期においては治療の仕事は家族や共同体の成員によってなされ、魔術師や僧侶との密接な関係はなかったという印象を受ける。しかしやがて――ひょっとすると知識の増大や寺院制度の隆盛と関係して――僧侶が医学知識もそなえるようになり、それをさらに発展させて治療行為をするようになり、そのときに医学と宗教が融合した。民間療法は存在し続けたものの、意味を失ったのかもしれない。

僧侶医学は娩出儀式やその他の治療魔術のほかに、とくに治療の仕事にかんしてきわめて有意義な考えや有効な措置を含んでいた。もちろん、当時の比較的低い知識水準を考慮しなくてはならない。

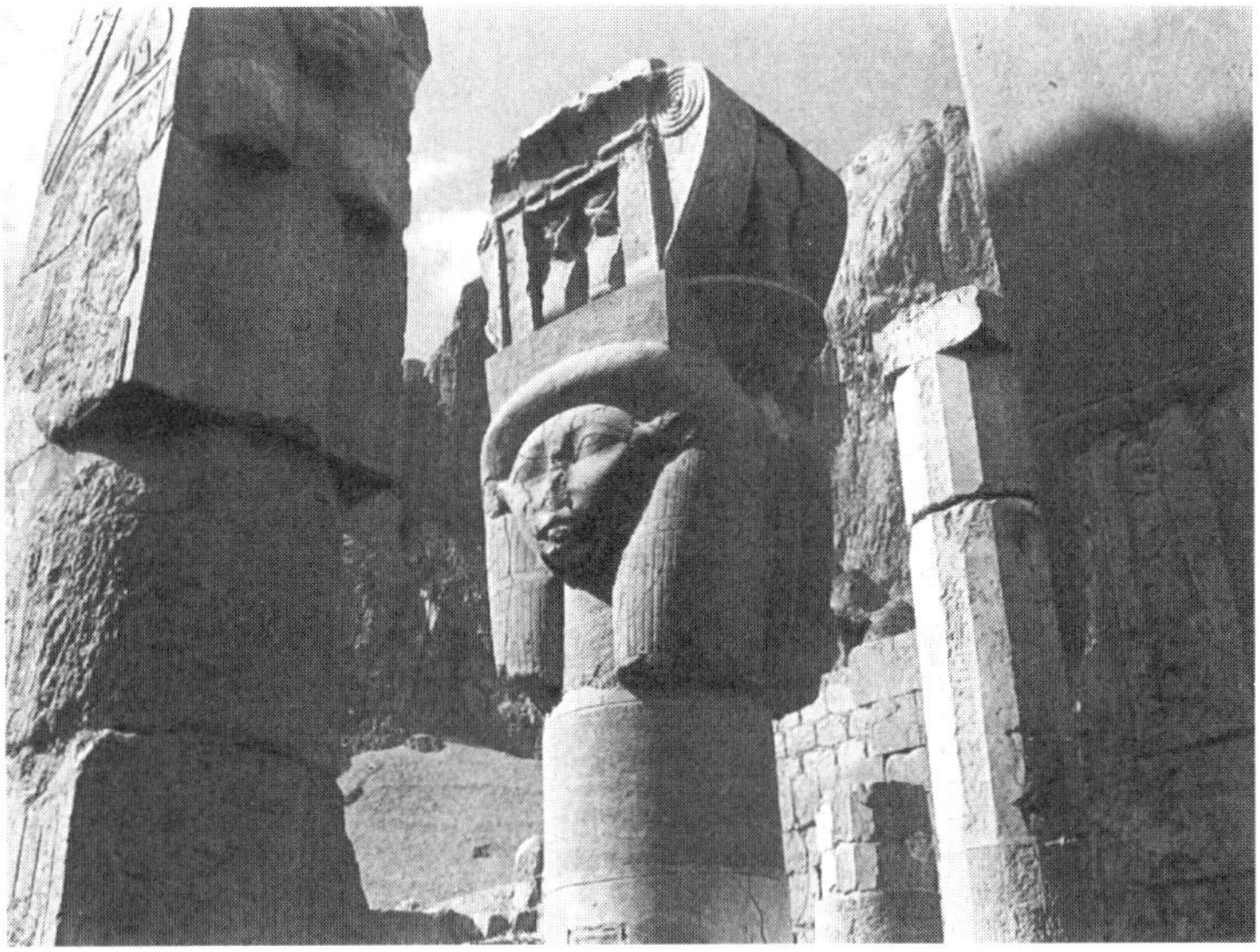

テーバイのハチェプスト神殿の遺跡のなか

エジプト文化の後期には魔術と儀式が僧侶医学の合理的な部分を覆い隠し、忘れさせてしまったと推測すべき理由がいくつかある。

テーバイとメンフィス、オン〔ヘリオポリスの旧約聖書名〕とサイス〔ナイル下流ロゼッタ支流沿いにあった古代都市〕に医神の重要な神殿があった。わけてもここで医学の知識が育まれ、広められた。エジプトの医師は使命を果たすべくここから出て行ったが、神殿との関係はもち続けた。彼らが僧侶階級とどの程度密接に結ばれていたか、はっきりとは言えない。もしかすると「低い叙階」しか受けていなかったかもしれない。段階もあったかもしれない。いずれにせよ、彼らは一定の機会、宗教的祭事のたびにいつも神殿に戻ってきたようだ。

われわれはエジプトの外科術を探し求め、その関連で外科医について何かわかればと期待する。いくつかのレリーフや碑銘、文字の刻まれた陶片、とりわけパピルスの巻物やその遺物が、空白だらけの、時には謎だらけの情報をあたえてくれる。

あるパピルスには医師についてこんな記述がある。「彼の導師はトート〔よく名ざされる神〕なり、書物に語らせ、備忘録を作り、学者たち、働いている医師たちに知識を授く。」(8)

わずかながらなお残存している医療にかんする内容のパピルスがそのような備忘録なのかもしれない。そのなかではしばしば、もっと古くからある儀式書が指し示され、その知識がそもそも非常に古い、神に由来するものであることなどが指摘される。このように書物は、「人間の役に立つものとして古い書き物のなか」とか「レトポリスのアヌビス神〔ジャッカルまたはジャッカルの頭を持つ人間の姿をした死の神。医学の守護神。レトポリスが信仰の中心地で、そこのアヌビス神殿は下エジプトにおける医療の中心地であった〕の立像の足元に発見」されたものであった。そして天から「ケムニス〔エジプト第四王朝の王。在位紀元前二五五一―二五二八〕の神殿の境内へ降ってきた」言葉が「奇蹟としてケオプス王〔ギリシャ名クフ。三大ピラミッドのなかで最大のピラミッドを造営〕のもとへもたらされた」。エジプトの神官たちの秘密を内容とした伝説的な「神秘の書」がこれであろうかと推測したい気持に駆られる。

こんにち知られている数少ない医学のパピルスはもしかするとなんらかのかたちでこれらの「神秘の書」に起源をもっているかもしれないが、けっしてそれと同一物ではない。それらはむしろ紀元前一九〇〇年から一一〇〇年のあいだになされた、もっと古い、これまた写しであったかもしれない原本の書写である。神殿の書記は備忘録のために抜粋を行なった。医僧やことによるとほかの神殿から頼まれたのであろう。原本で書記には読みにくかったりわかりにくかったりした言葉や文は空所のままにされ、必要とあれば「原文毀損」と記された。治療者が原本をすでに使用し、「するのが好ましい」とか「ほんとうに有益なこと」などと欄外に書き込みをしているばあい、書記も自動的にそれを書き写した。終りには「完」と書いた。

これらの古い著作の大部分は、医学と魔術が密接に絡み合っていることを示している。両者をいっしょにしたものがエジプトの医術であった。だから、眼病の治療に治療薬とおまじないの併用が薦められた。「おお、このホールス〔エジプト全土で敬われる神々の王。鷹の姿をした世界の支配者で、その両翼は天を被う。光の神として両目は太陽と月である〕の目、ヘリオポリスの霊たちがつくりしもの、トートがもたらせしもの……そにたいし物申す、ようこそ、このホールスの目、ホールスの目のなかにあるすばらしきもの、神の所為を、女神の所為を、仇の男、仇の女、死せる男、死せる女、敵する男、敵する女、わが指の下にあるこの男の両目に敵対するこれらの者たちの所為を取り除くためにもたらされしもの。後ろに隠れし護りよ、護りよ、出よ護り。——両目に治療薬をさしながら、このまじないが四度繰り返される。[9]」

現代の医学専門分野のルーツを探るのであれば、医療事情を魔術や宗教との絡みから切り離して別個に考察するのが有益かもしれない。しかし古代を理解したいのなら、いわんや当時の治療師たちの思考や行動を彼らの身になって考えようとするなら、この絡み合いを当時感じられていたように一体として認識したほうがよい。

これを念頭においたばあい、まず意外に思われるのは、外科医療行為について語っているパピルスの本文に、呪文がごくまれにしか出てこないことである。エジプトの医者はどうやら、血を流すことになりそうな重大問題にそれを使っていたからだ。もとより古代メソポタミアの印象を思い出せば、驚きもさほど大きくはないだろう。エジプトでもメソポタミアでも、比較的わかりやすい事態や行為をともなう治療の仕事では神信仰や悪魔信仰の助けをかりる必要はごくまれにしかなかったようだ。

エドウィン・スミス・パピルス——一八六二年にエジプトで或る業者からこれを入手したアメリカ人にちなんでこう呼ばれている——は素朴ではあるが、実情に即した治療術という印象をあたえる。すなわち、精確な診察、きわめて有意義な治療法、そしてできることの範囲が狭いことをはっきり感じていることなど。

たとえばこう言われている。「頭に骨まで達する裂傷のある人を診察するばあい、その傷を触ってみること。頭蓋骨をさぐり、そこに裂け目や穴があいてなければ、それについてこう言わねばならない。頭に裂傷がある。病気につき治療。それから最初の日に肉を綺麗にして裂傷を接合する。次ぎにそこへ二枚の包帯をあてがう。そのあと油脂、蜂蜜、繊維で毎日治療すれば、しだいに快方に向かう。……」あるいは複雑な、どうやら化膿しているらしい顎の骨折に関係して、「下顎が骨折した人を診察するときは、その上に手をあてがってみること。指の下で動けば骨折だとわかる。そうしたらそれについてこう言わねばならない。下顎が骨折している。その上に傷口がある。……そのため熱がある。つまり治療不能の病気である、と。」そして最後に、こんにちなお議論かまびすしい数少ない傷口縫合の記述のひとつ。「上唇に傷のある人を診察するときは……、その傷をイドル糸で縫合せねばならない……縫ったあとは包帯をしておくこと。……」「イドル」という語の意味はつまびらかではない(10)。——このパピルスの第四八節の途中で——このテーマはまだ論じつくされたとは到底言えないのに——著者はおよそ三五〇〇年まえに仕事を中断してしまった。その理由はわからない。

ほかのパピルスにもときどきこのような傷の治療の規則やいろいろな包帯の処方が含まれている。この素朴ながら、非常に有意義な救急治療術のほかに、化膿箇所の切開ならびに表層的な腫瘍の切除と解せる処置も書かれている。しかし注目すべきことに、きわめて頻繁に行なわれた手術、包皮切開は医者ではなく医僧によって行なわれている。この儀礼的な手術が行なわれた理由は、南方民族の忘れられた古い衛生上の経験だったのかもしれない。

エジプトの医師が外科治療も行なっていたことを——なかんずく——パピルスは伝えている。しかし外科学は専門分野としてあったのだろうか。たしかに古代エジプトの医術内で、ある種の事態が同質のものであると考えられはじめた印象がある。たとえば眼の病気や婦人病やエドウィン・スミス・パピルスに記されているような怪我など。ここにのちの医学分野発生の前段階がみとめられるのではないか。しかし、「古代エジプトの外科学」という専門分野を云々するのは間違いだろう。エジプトの治療術から切り離された個々の部分をこんにちの観念で組み立てようとでもしないかぎり。またそうしたところで、この形成物は生命を宿さないだろう。なぜなら、外科のスペシャリスト、外科医はいなかったからである。パピルスで「医者」という語は矢のしるしで表されているようだ。ということは、そのかみ医者は男で、矢じりで膿瘍を掻いたり——別の解釈——戦傷を治療したりしたことを指すのではないかと思われる。これが発端だったとしたら、それは急速に忘れられてしまったのである。というのも、その記号が意味しているのはとりもなおさず「医者」であり、「外科医」ではないからである。ちなみに医者の側でときおり、「薬草の秘薬」を作ったり、「医者の器具」から必要なものを取って包帯をあてがったりする「包帯師」のことが述べられる。この人物の地位を正確に定めることは困難である。

医者以外にもパピルスにはさらに治療を心得た別の人間像が出現する。サハメト僧〔サハメトは太陽を乗せたライオンの頭をもつエジプトの女神。病気を流行らせるとともに、それを治すこともできる。それゆえエジプトの医師はしばしばこの女神に仕える僧であった）と魔術師である。医者のほうが別の人間よりも治療の仕事に従事したと仮定しても、彼はけっしてこんにちの意味でのスペシャリスト、いわゆる外科医ではなかった。それでも専門化はあった。それどころかそれはエジプトの医療の特徴だったようだ。専門化といってもむろん、専門化ということにかんするこんにちの考えに沿っていたのではなく、むしろ個々の身体域というか身体部分に向けられていた。たとえば「腹部の医者」とか、「眼の医者」、「頭部の医者」、「下腹部の医者」などといわれる。いくつかのパピルスに表れているようなこの医者の専門化は、どうやら専門医療の諸部門の統合とはちがうルールにしたがっていたようだ。治療の仕事は――とりわけこんにち外科的といえるようなものも――多かれ少なかれ、エジプトの多くの医者たちのレパートリーに入っていた。彼らがどんなに細分化されていようと関係なかった。この仕事が、メソポタミアについて考えられるような、医学や医僧とは別個に手工芸職人のあいだに定着したという事実はみとめられない。

エジプトの医学は王国の国境を越えて広く輝かしい名声をかちえていた。「かの地ではだれもが医師で、経験においてすべての人を凌駕していた」とホメロスは驚きを表明している。(11) ヒッタイトでは――市中にも、王宮にも――紀元前一三〇〇年にはもうナイルの地から来た医師の姿が見られた。紀元前七世紀にプサメティコス一世軍のギリシャ人傭兵がエジプト軍サイドで闘ったとき、彼らはエジプト人の「奇跡の薬物学」を知り、高く評価するようになったことだろう。強大なペルシャのキュロスはアマシス王にエジプト人医師を寄越してほしいと懇願した。するとこの医師は遠国へ飛ばされた腹いせから、新しい主君の継承者に、アマシス王の愛娘を妻にくれと耳打ちした。これがいろいろ悶着を呼び、ついにはペルシャ王カンビュセスのエジプト遠征を惹き起こすこととなった。何にせよ、ヘロドトスはそう語っている。(12)

異国ではエジプトの医術と同時にその怪我治療にたいし、その宗教的絡み合いよりはむしろ実践的成果に、より多くの関心と敬意が払われたのだろう。

このことも触れずにおくことはなるまいが、エジプトの治療師はいつの頃か——およそ前三世紀から二世紀への転換期に——血管とその他の、血液、尿、空気を入れる臓器についての知識から出発して、標準的状態の人体像を作ろうとした。もとよりそこから実践に活用できる科学的な理論が生まれることはなかった。それはあくまで宗教と経験にとどまっていた。正しい敷居の一歩手前まで来たのだが、それからのちの時代になっておそらく宗教と儀式が優勢になり、ひょっとして可能だったかもしれない科学的医学への発展を窒息させてしまったのだろう。しかしこの敷居を越える決定的な歩みはギリシャの自然哲学者たちによってなされた。

ヒポクラテスと外科学　対立の調和

トロイアの城壁の下では剣戟の音がひびき、豪勇のヘクトールがアカイア人たちに恐れを思い知らせた。彼に一矢報いられたであろうアキレウスは戦乱から離れ、船陣にいた。ポダレイリオスとマカーオーン――ギリシャ軍の医者、神のようなアスクレピオスの後裔――も剣を振るい、手傷を負わせ、自らも負傷した。こうしたことすべてが、そしてさらに多くのことが起こった。このことはホメロスが歌っているが、そのとき忠義の士パトロクロスはエウリュピュロスが腿に矢を受け血まみれになって横たわり、助けを求めているのに気づいた。パトロクロスは負傷者を抱き起こし、陣屋のなかで敷き皮の床へ寝かせた。「……そして剣を取り、切っ先鋭い矢を腿からえぐり出し、ぬるま湯で浄め、黒い血を拭った。それから苦い草の根を両手で揉みつぶして、その上へ振りかけると、その草の根がすっかり痛みをやわらげ、鎮めてくれた。そして血は乾き、傷口が塞がった。[13]」

概括的な、漠然とした記述の大きな戦闘場面を数に入れなければ、ホメロスは英雄たちの個々の負傷を一四七件えがいている。それらはおそらくあの時代のすべての戦場で見られたような観察である。たとえば、矢が背後から骨盤をつらぬき、膀胱を傷つけ、恥骨から突き出しているとか、槍が心臓を刺し、その鼓動のリズムに合わせてふるえている。『イーリアス』と『オデュッセイア』の歌い手は盲目であったそうだが、信じがたい。戦場の英雄たちは傷の治療にかけても達者であったことがよくわかる。それどころかアキレウスは医神アスクレピオスの教師ケンタウロスのケイローンから教えられたという。他方傷の手当ができ、それで生計を立て、どうやら尊重されていたらしい医者たちも武器の扱いに長じていたようだ。彼らはみな負傷者から矢や槍を抜き取り、必要とあらばナイフによる切開手術も援用し、傷口から口で血を吸い出し、傷をぬるま湯で洗い、そこに包帯をあてがい、そのさいときには薬草を用いて血を止めたり、痛みをやわらげたりした。注目すべきことに、これらのギリシャの怪我治療師たちは――メソポタミアやエジプトの治療師たちと同様――仕事をするのに魔術や呪文を必要としなかった。一度だけ、『オデュッセイア』で傷の治療に呪文が使われている。このばあい問題になったのは出血であった。これは古代の外科術の大問題であって、とどのつまり、ほかに出血をとめる手だてを知らなかったようなのだ。このばあいには呪文が有効だったのだろう。もちろんホメロスは「外科の専門書」を書いたわけではないが、彼の正確な観察と具体的な描写は――外科学的な点においてのみならず――信用していいだろう。

全容は経験知に基づいた、限られた狭い可能性の範囲内での単純な「外傷治療」で、手職人のよう

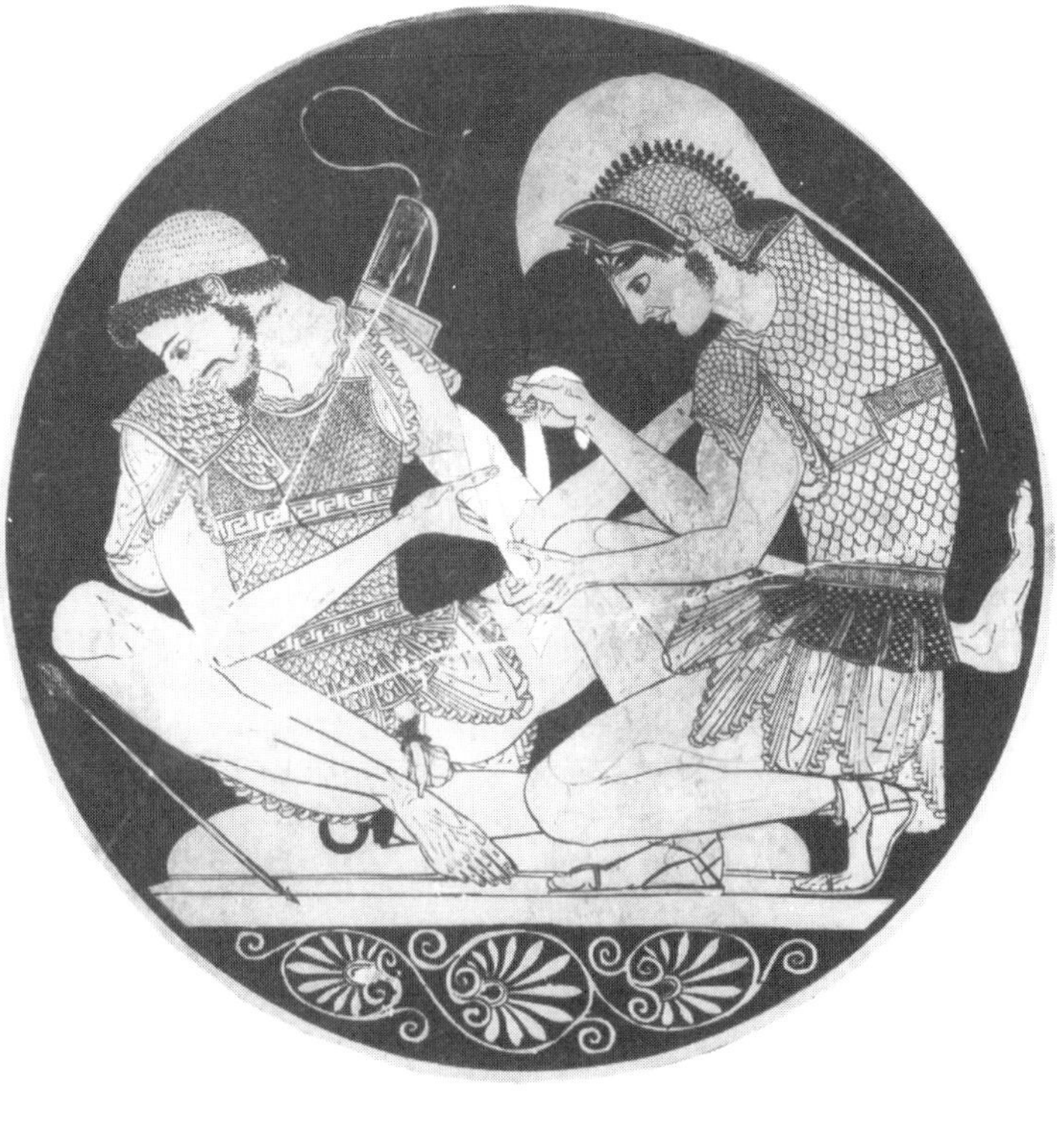

パトロクロスに包帯をするアキレウス
ソシアスの学校から出土した酒杯の内側，紀元前５世紀
ベルリン国立博物館－プロイセン文化財，古代館

に仕事のあるところに暮しの糧を求めた医者によってなされたのである。彼らはあちこち渡り歩いて、奉仕を申し出、軍について戦場へ赴いた。そしてまた比較的大きな町に――ひょっとすると暫くのあいだだけかもしれないが――住みつくこともあった。彼らは自分の知識とわざを家族集団のなかで護り、それを子らに伝えた。それが生活の基だったからである。察するに、こんにち知られている『イーリアス』と『オデュッセイア』の本文は紀元前八世紀か、それより少し遅くに生まれたもので、そこに書かれている外科術の印象はほぼこの時期のものといえよう。その数百年後、ギリシャの外科術は明瞭に変わったすがたを呈する。

紀元前六世紀にギリシャの文化圏で、かつて精神史・科学史上に起こった最も重要なもののひとつである、あるプロセスが始まった。ギリシャの自然哲学者たちが根本的に新しい世界像を創り出したのである。それは、自然の事象は自然の不変の法則にしたがって進行するのであって――何千年ものあいだなされてきた唯一想像のつく説明のように――神々や悪魔の意思に支配されているのではない、という確信に規定されていた。そこにはなお神々の活動する余地が残されていた。オリンポスをなくしてしまうのも惜しかったのだろう。しかし今後は世界を説明するために自然法則を究明することが肝要だった。この始まりには――驚くことでもあるまいが――思い違いと憶測がつきまとっていた。しかし、魔術と神話をあとにして、科学の長い道のりの第一歩となったこの決定的な歩みは未来をはらんでいた。

このかつてない新しい思想の自由のなかで、ギリシャの自然哲学者たちは健康とは何か、病気とは何かということについて考えをめぐらした。ギリシャ人がたびたび自然のなかにみとめたり推測したりした、対立の調和という大いなるイデーが出発点となった。「健康とはもろもろの力、湿、乾、冷、温、苦み、甘み……の均衡である。それらのひとつが単独支配すると病気の原因となる。[14]」これが――報告によれば――紀元前六世紀から五世紀への変わり目ごろ、こんにちの南イタリアにあったギリシャの一都市クロトーンに暮していたアルクマイオン〔医者、哲学者、ピタゴラスの弟子。彼は脳が感覚器官の中心であることをすでに知っていた。初めて眼の解剖をしたともいわれている〕の考えであった。

そしてこの自然哲学者の思想が行き渡った。それは実際の治療措置の基ともなりうる、科学的な医学理論の核心をなすものとなった。このようなかたちでは、史上初めてのことだった。人間の身体のなかの体液――血液、粘液、黄胆汁、黒胆汁――の調和は、およそ紀元前五世紀からギリシャの医者たちの思考と行動の要であった。いやそれどころか、この体液論は中世過ぎまでヨーロッパ医学を支配し続けた。そのことはもちろん、ほかの新しい道を進む歩みがもっぱらそれとの対決のなかで遅滞する結果となった。

紀元前五世紀と四世紀のギリシャの医学ととくに密接に結びついているひとりの医者の名前がある。コスのヒポクラテスで、こんにちでは医者のエートスの真髄のように思われているが、当人についでは根本的には紀元前四六〇年から三七〇年頃に生存した高名な医者であったということ以外、ほとんどわかっていない。しかし彼や他の者たちによって行なわれた医術については、当時の著作からいくらかわかっている。それらの著作はすでに古典古代において名だたるヒポクラテスの名と結びついていた。そしてこんにちでも「ヒポクラテス著作集《コルプス・ヒッポクラティクム》」という名称が、保存されていた原文や苦労して復元されたものにたいしてなお使用されている。それが実際にこの伝説につつまれた医者によって記されたものなのか、ひとつとしてたしかなものはないけれども。

これらの著作のいくつかには外科術、主に傷害医療のことも語られており、この外科術はヒポクラテス派の医者たちによって——好みに応じていろいろな規模で——実施された。これはこんにちにおいても当時にあっても全然異常なこととは思われない。しかしよく見ると、ヒポクラテス医学の枠内での外科学には、注目すべき特徴がみとめられる。

病気は体内の均衡が損なわれることであるという考えは、いろいろかたちを変えた粘液説に頼りに現れ、ほとんどすべての病変を説明し治療も可能にする、十分満足な理論的根拠を提供した。そのためヒポクラテス派の医者にとって、たとえば徹底的な解剖研究をしたり外科療法を考慮に入れたりするきっかけはあまりなかった。当時の条件下では外科医のメスは身体内部にとうてい入れないという認識が探究心や手術活動を抑えたわけではない。ひょっとすると、たとえば胆石とか虫垂炎といった病気の現象を体液の均衡の乱れとみとめ、それらは生活の仕方や栄養の取り方を変えたり、薬を使用したりすれば除去できると確信していたのかもしれない。ヒポクラテス派の医者たちはこれらの病気やその他多くの病気のほんとうの性質については、はっきりわかっていなかった。

したがって、体液説は外科の仕事をする医者の理論的基盤にほとんどならなかったことをみとめねばならないとすれば、メソポタミアやアスクレピオス崇拝のかたちでギリシャにもあったような外科と宗教の関係もそんなふうであったのではないかという考えが――むろん少し挑発的であるが――執拗に頭に浮かんでくる。宗教も初期の科学的医学理論も、外科医にとって有用な理論的基礎になりえなかった。ある意味で体液説は外科的理論と実践に代わるものであって、その欠陥にヒポクラテス派の医者はほとんど気づかなかった。外科はこれまでどおり治療の手仕事であり続けた。ヒポクラテス派の医者たちの、こんにちなら外科学、産婦人科学、眼科学に入れられるような職人わざには、当時科学的な専門分野はみとめられなかった。それでもなおヒポクラテス時代の外科について語るとすれば、それは顧みて、今の時代では外科的といえるようなあの技能を拾い出すことであるか、それとも経験豊かな一般医ではあるが外科医ではないヒポクラテス派の医者たちの手仕事全般――「外科学」――を意味する。

体液説は普遍妥当性の要求をかかげて解剖学的・生理学的研究も手術措置もいわば余計物にしたが、でもそれは外科活動のある分野ではほとんどまったく役立たなかった。すなわち、外傷や骨折や脱臼のばあい、それらを理解するにも治療するにも体液説は治療の手仕事の代わりをすることができなかったし、いわんや実際に役立つ理論的基盤になりえなかったのである。傷害医療が当時の治療仕事の重点であった理由はここにある。これについては間をおかずさらに話をすすめたい。

もちろん、「小外科」の手術のなかには体液説を念頭において行なわれたものもいくらかあったであろうことを看過してはならない。たとえば、瀉血をしたり、血を吸い出したり、膿瘍を裂開したりするばあいに、それらが体液の構成に影響をあたえる意図で行なわれたことも考えられる。

瀉血は怪我と同様、ヒポクラテス時代のギリシャの医者を古代の外科学の大きな問題のひとつである出血に少なからず直面させた。医者は止血の確実なテクニックを知らなかった。かさぶたをこしらえるのにたいてい焼きごてを用いるか、止血効果があるとうわさされる薬草を使った。解剖学や生理学の知識にうとかったから、出血の意味——事象と結果——についても、この先の治療方針に表れている覚束なさにみとめられるように、よくわかっていなかった。だから、出血箇所の上側と下側の血管を切断すれば負傷箇所の出血が止まるというのだった（あるいは止まらぬこともある）。また出血のばあい、血が止まるまでほかの身体箇所で患者に瀉血をするという考えもあった。それはほかでもない、患者に危害を加えかねない、血液循環の崩壊をもたらすことを意味した——ある意味で、出血による出血の治療である。(15) 特殊に普遍が表れている。科学的・理論的基本知識の欠如が、実践の問題を理解し解決する能力のなさを結果として招いているのである。

たしかに、紀元前五世紀と四世紀のヒポクラテス派の医者は外科学者ではなかったが、そのほかの点では傷害外科診療の押しも押されもせぬ達人、鋭い観察者、そして単純な手法に長け、考え深く適確に仕事をする外科医であった。

そんな彼らのひとりが、肩関節の脱臼と見られることを書いている。「……人間の身体は手足が一様に造られているのだから、正常なものを損傷したものの手本として利用し、損傷したものを正常なものと比べて見なくてはならない。……脱臼した上腕の先端は正常な腕のそれよりもあきらかにずっと深く腕窩にはいりこんでいる。それから上部の肩峰に低くなった箇所が見られる。肩峰の骨

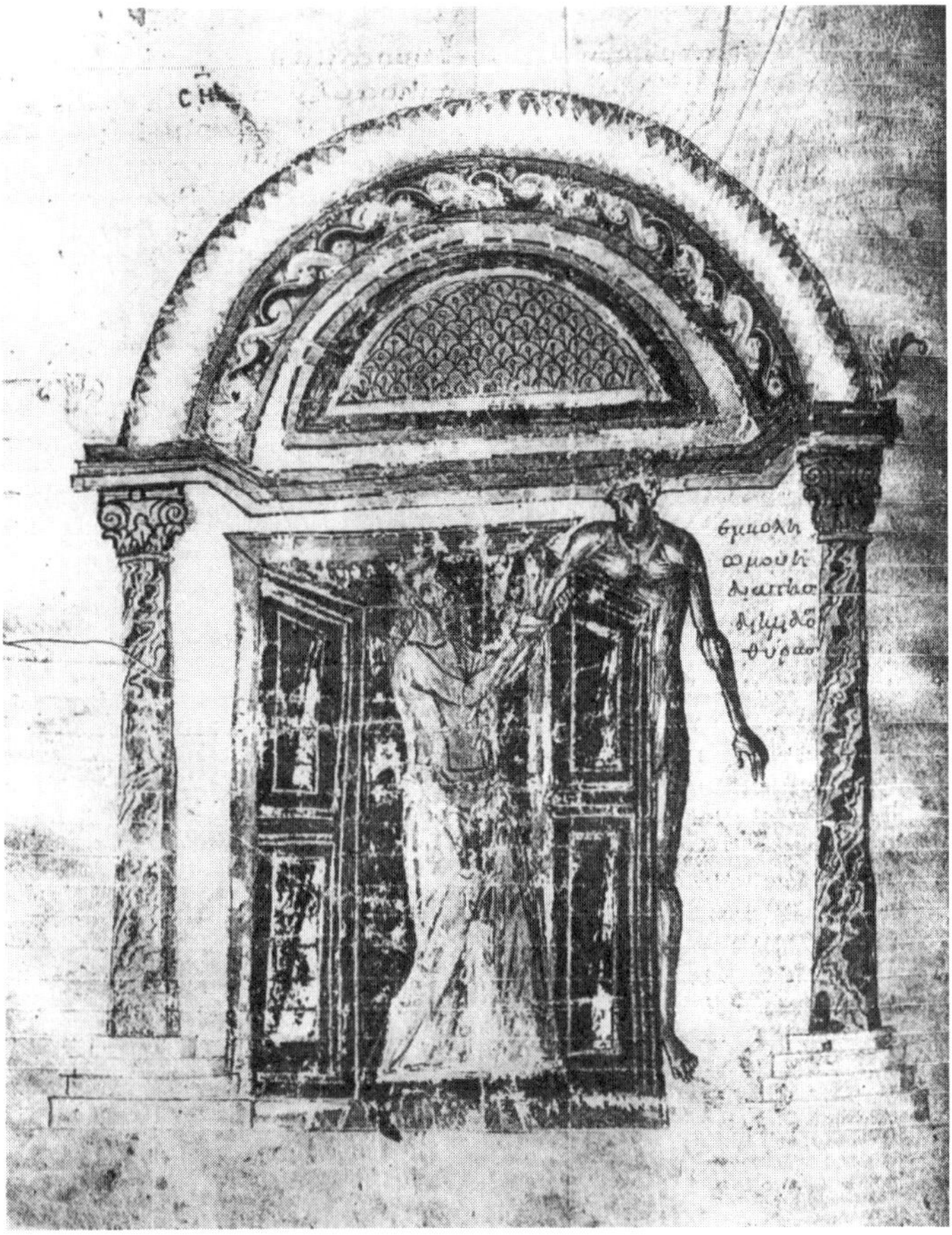

「半高扉越しにする」肩の脱臼の治療
キティウムのアポロニウス，ヒポクラテスの著作『関節炎』への注解から
9世紀のビザンチンの複写。メディチ家の図書館，フィレンツェ

が明らかに前に突き出ているのである。……さらに脱臼した腕の肘がほかのよりも目に見えて大きく肋骨から離れている。肘を押しつけると、もちろん動くが痛みを伴う。(16)」そのあとこの本文には、椅子の背、横棒、介助人の腕などの上へ上手に持ち上げながら引っ張ったり圧したりして肩関節を元通りにする手引きが載っている――こんにち用いられているのと同じ手法である。

ところで、「通常の半分の高さの扉」越しに引いたり押したりして脱臼を整復することもできるという指示は、数百年後、このテーマにかんする古文書の写しの挿絵画家を手こずらせた。彼は両開き戸の二枚の扉の一方を用いて脱臼の整復をするさまを、ややこしくえがいた。しかし本来意図されているのは、上半分と下半分を別々に開けることのできる扉なのであって、これなら下の部分を使って楽に整復ができたのである。

ヒポクラテス派の医者たちは彼らの原則を念頭において、どちらかというと保守的、「非観血的」立場を取っていた。だが、彼らの何人かは、特定のばあい鋭利な器具を手に取った。たとえば古代外科の大手術のひとつ、開頭手術、頭蓋開口術を行なうために。どういう理由でこの手術が行なわれたのかはまったくわからない。古い魔術的な考えがなお一役かっていたのかもしれない。しかしまた、ギリシャ人執刀医が頭蓋損傷のあと骨の下の血腫を除去したり、頭蓋円蓋のへこんだ部分を持ち上げたり、骨の損壊部分や炎症部分を取り除いたりするために、この手術を行なった可能性もある。魔術も経験知も頭蓋開口術の基礎になったことは考えられる。いずれにせよ、ギリシャの医者たちは脳の意味について完全にわかってはいなかった。

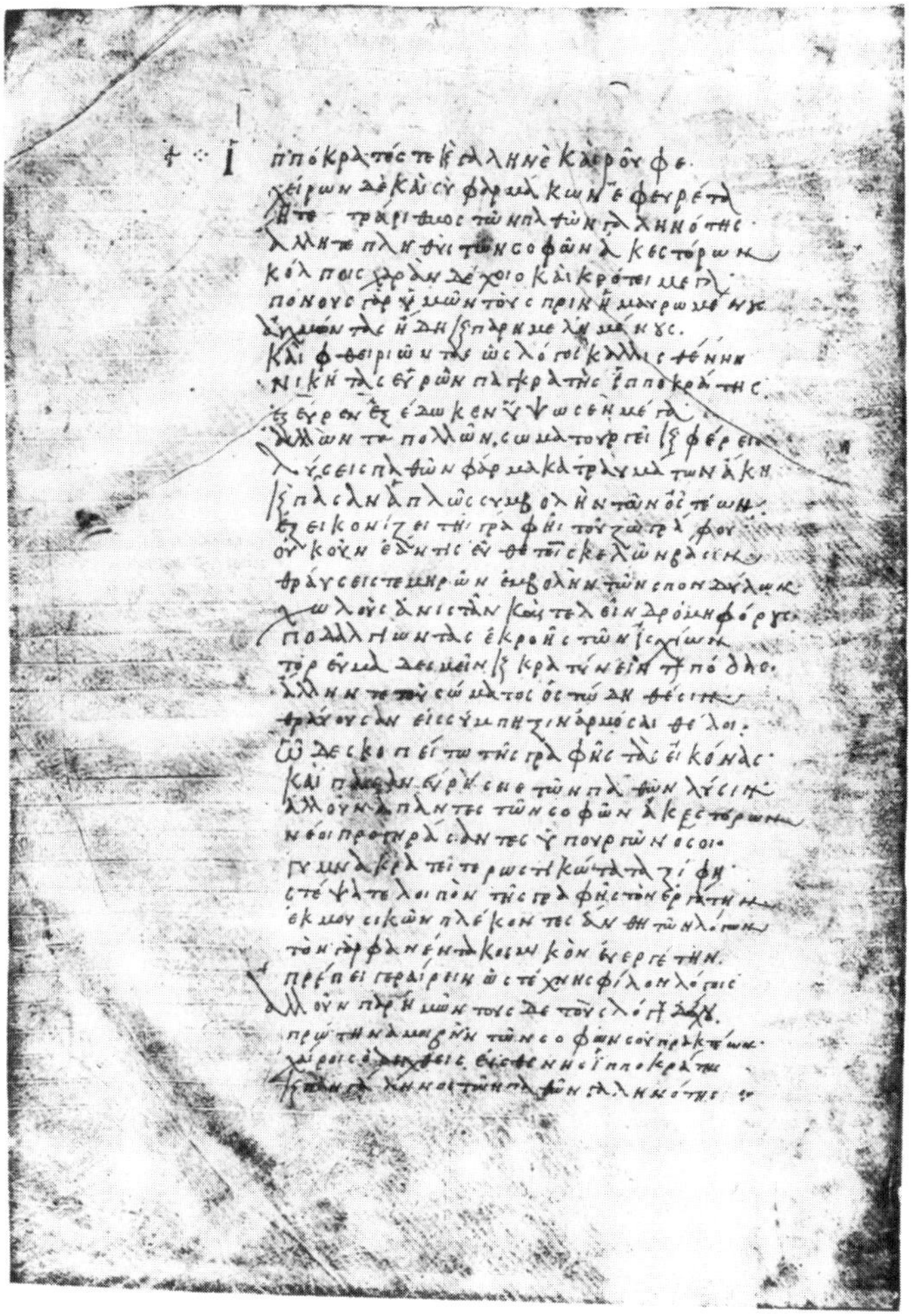

キティウムのアポロニウス，ヒポクラテスの著作『関節炎』への注解の一ページ
9世紀のビザンチンの複写。メディチ家の図書館，フィレンツェ

執刀医は頭蓋開口に通常ドリルを使用し、その間ときどき先端を水で冷やした。彼は骨に穴をあけて脳を傷つけぬように細心の注意を払った。そのため、脳の深部にたまった血や膿は、脳皮が損傷によってすでに裂開していないかぎり、彼には隠れて見えなかった。疑いなく、この手術は執刀医にきわめて高い手作業能力を要求し、患者にとってはむごたらしい拷問であった。それでも、彼は命を救うことができた。それが彼の正当性を証明したのである。

古代外科学の大手術はほかにも、むろん傷害治療とはまったく関係なかったが、当時の二、三の医者たちによって敢行されている。膀胱結石である。このばあい、執刀医は病人の広げた股のあいだの腸の辺りにメスを入れ、さらに膀胱まで突き刺し、切り口を広げて、鉗子で石をつかみ、引っ張り出した。傷口の手当についてはつまびらかではない。通常絆創膏で張り合わせるか、ただ包帯でカバーするだけだったようだ。患者が手術で死ななかったばあいだが、あとに瘻孔が残ることもまれではなかった。膀胱結石がどれほどの苦痛を惹き起こしたか、それは患者が痛みの発作と長患いを我慢するよりは、いつもこの拷問に身を委ねたことで推し量れよう。過去のそんな話を聞くたびに、わたしたちは、当時の条件下でそのような手術をやり遂げた執刀医たちに、敬意を払わずにはいられない。

瀉血、膿瘍切開、膏薬や煎じ薬、粉薬の調剤といった簡単な傷害治療はヒポクラテス派の医者たちの日常茶飯事だったかもしれないが、膀胱結石や手足の切断、頭蓋開口のような比較的大きな手術をこなせるのはごく少数の医者だけだったろう。いやそれどころか、手術、たとえば膀胱結石切開などに専従するスペシャリストがいたらしい。レベルの高い開業医にしても、多少とも明瞭な外科的野心をもった一般医であったヒポクラテス派の医者たちにしても、本来の意味での外科医、明確な、手術を特徴とする専門分野に従事する専門家たちとはいいがたい。さなきだに、そのような専門分野は、この時代にはまだ見あたらないのだ。にもかかわらず、彼らはみな——やり方や範囲はまちまちだが——実際に外科術も行なった。

そもそも古代ギリシャの医者たちは、統一的な、たとえばお上の規則にのっとって教育され、試験され、免許を受けた職業集団をなしてはいなかった。そのための国の規則などなかった。望めばだれでも医者を名乗り、医療行為で生計を確保することができた。だから素性や教育、職業道徳《エートス》や職務遂行の点でさまざまなひとたちがおり、彼らはギリシャ本国のみならず地中海、黒海沿岸を旅して回り、医療奉仕を提供した。彼らはまったく自由に務めを遂行したが、それは一様に大きなチャンスと高いリスクを意味した。

彼らの大多数はその知識を父から、あるいは金を払って年輩の医者から譲り受けたのだろう。そして真面目に仕事に励む開業医だったことだろう。彼らはたしかに新しいヒポクラテスの考え方の影響に必ずしも心を閉ざしていたわけではないが、たいていは思い切った、単純な経験医療を行なった。これらのひとたちにかんするわたしたちの知識は比較的少なく、ほかのひとたちの著作から——間接的に——出たものである。それというのも、彼ら自身が自分たちの職業の理論と実践をテクストとして書くことに大きな不安をもっていたからである。彼らは上流階級の出ではなかったし、当時出来つつあった名の通った医学校のひとつで教育を受けたわけでもなく、彼らの治療方法は単純で、往々にして手荒であった。そして競争相手がたくさんいた。彼らの収入が少なかったこと、彼らの遍歴の生活が家庭的な裕福な暮しをもたらすのはまれであったことは、これらすべてが原因だった。

ギリシャの医者たちが我が身を護るべき競争相手は、ほかの医者ばかりではなかった。いかさま師やにせ医者もいた。彼らはどうやらいつも——当時もその後も——貧乏人や金持、愚か者や賢い者たちをお客にし、たくみに、そして運も手伝ってたちまち治癒したように見せかけて、多額の報酬をかすめ取った。「というのもこの連中は」と当時の有名な医者が書いている、「ほんとうの医者ではない、ひとを愚弄するものであり……ごく運がよければ、病気の軽くなった二、三の金持の患者から喝采を送られるが、もしそのひとたちの病気が悪化したら、彼らはうまいことを言って、ちゃんとした医者なら……まさに腕を試すところで、医術の完璧な教えをなおざりにするからである[17]」。このように、えらい医者ですらにせ医者との競争を不快に思い、不利になると考えた。そして、有能で、医術の教えに精通し、よい仕事で評価と正当な報酬を受けて然るべき医者と比較して、インチキ医者の仮面を剝いだのである。

ギリシャ文化圏の多くの、ひょっとすると大半のひとたちにとって、病気と治癒はなお長いあいだ宗教と祭祀の領域にとどまっていた。かくしてまさにヒポクラテスの生きていた時代に、人びとの記憶のなかで神格にまで高められた伝説的な医師アスクレピオス崇拝がその頂点に達したのである。エピダウロス、コス、アテネ、その他多くの町に広壮な神殿施設が生まれた。紀元前二九一年にこの神は蛇のすがたで〔蛇は年ごとに脱皮を繰り返して若返ることから生の象徴とされた〕ペストの猖獗するローマに

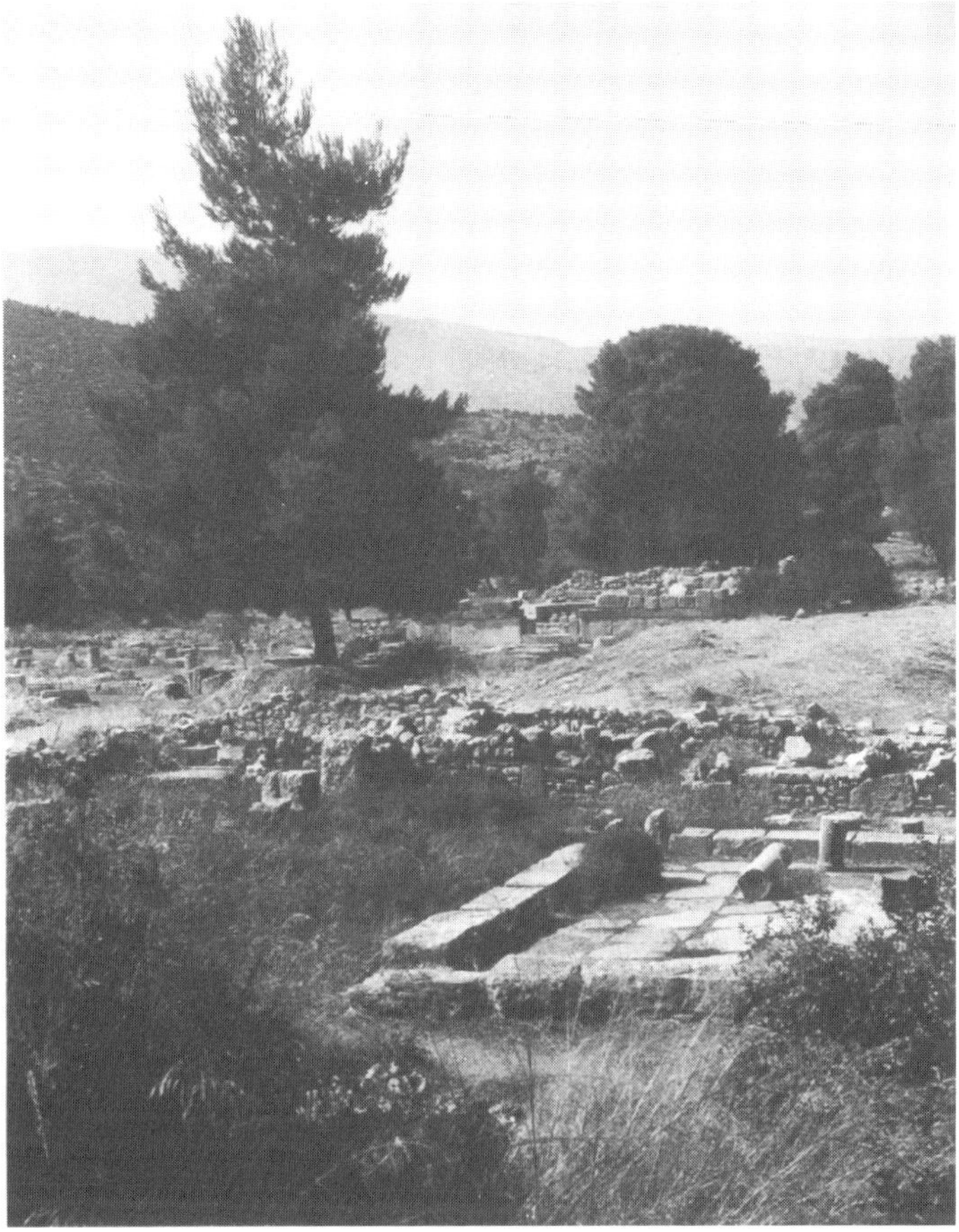

エピダウロスのアスクレピオス聖所の発掘の場

もたらされた。ローマ人はそれをアエスクラピウスと呼んだ〔ローマでは杖に巻きついた蛇のかたちで表された。以来これは医学のシンボルマークとなっている〕。そして初期キリスト教時代にもアスクレピオス崇拝は生き続けた。

治療祭祀の中心にあるのは神殿の眠りで、眠っているあいだに——報告によれば——神が患者に現れ、病気を治した。ばあいによっては、たとえば水症や寄生虫害を治すのに、アスクレピオスはとてつもない手術をも怖れなかった。彼は矢や槍を抜いて、傷口を塞ぐこともしたといわれる。アスクレピオス神殿で実際に何が行なわれたのかはわからない。伝統的な状況——宗教を理論的基礎とした治療術と経験を基盤にした治療仕事——がアスクレピオス崇拝の頂点と結びついて、神殿に生き続けたことは考えられよう。

一見すると、アスクレピオス崇拝との関連でヒポクラテス派の医者たちの名が挙げられるのは、矛盾のように思われる。彼らははっきり宗教に背を向けて医術を行なったのだから。しかし、彼らはその時代の敬虔な人間であった。神殿の献堂式に参列し、神々に献げ物をし、自分の職業のことでは、アスクレピオスとアポロンの祝福ならびに僧たちの好意を切に願った。

新しい科学的医学の代表者であるヒポクラテス派の医者たちは、医者のなかではたしかに少数派であった。しかし彼らは医学史に未来への展望をひらく刺激をあたえ、著作を著した。そのいくつかは今も遺されている。彼らは称賛と死後の名声をかちえた。その結果、彼らにかんするわたしたちの知識は比較的豊かなのだが、それでも不完全で、矛盾だらけである。

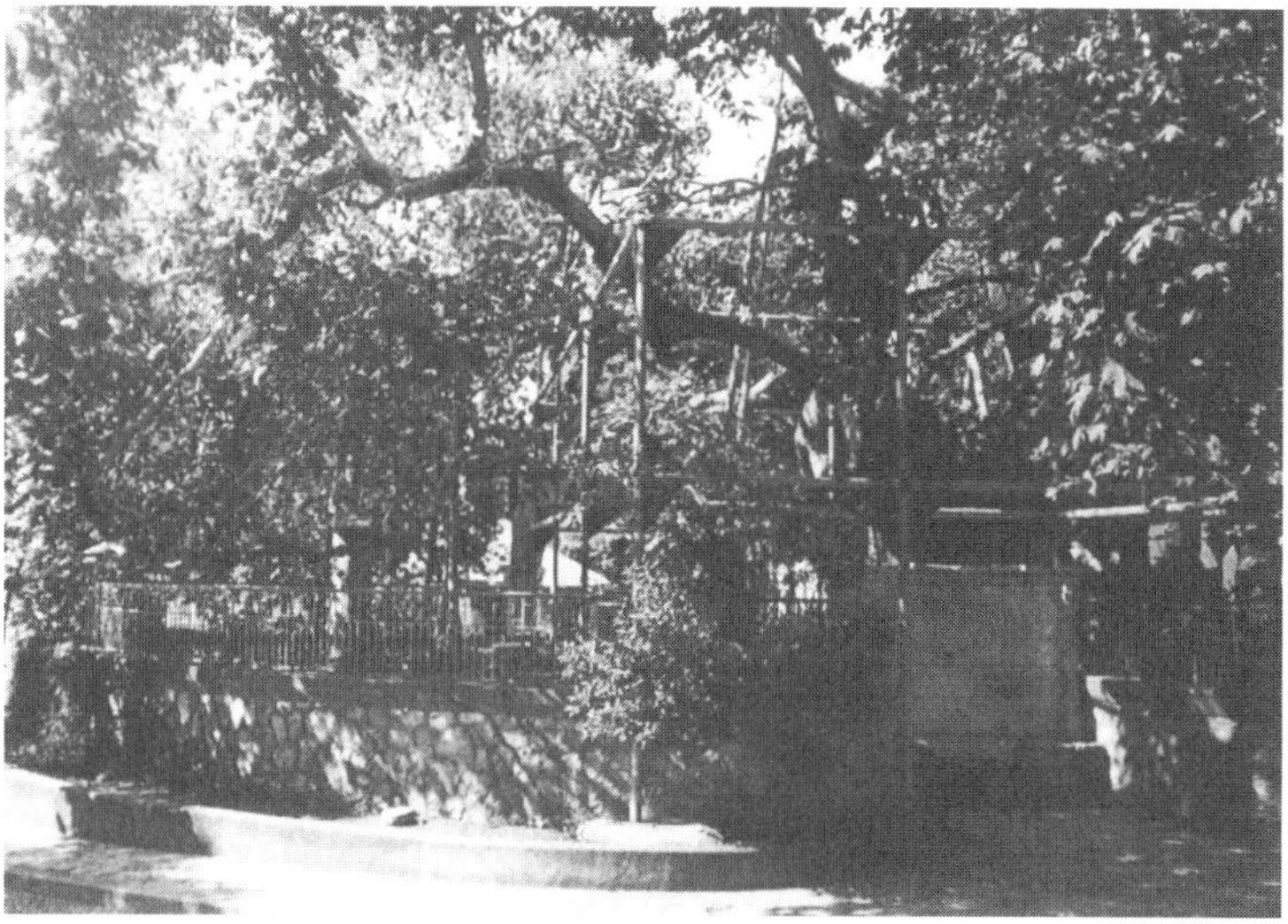

コス島の樹
かつてこの木陰でヒポクラテスが講義をしたと言われる

ヒポクラテス医学の大医師たちはたいてい、伝統豊かな名家に所属していた。そこでは昔から芸術や学問のセンスが育まれ、その影響範囲が黒海から南アフリカまでの全ギリシャ世界に及ぶこともまれではなかった。これらの医師たちは医学校に集まり、なかでもコスとクニドスの医学校がいち早く有名になった。

コス――小アジア海岸の沖合にある同名の島の一都市――に一本の古木が生えている。かつてその木陰にヒポクラテスが坐り、教えたといわれるが、ひょっとしたらそれは取木なのかもしれない。いずれにせよ、そこに――陽射しと土ぼこりをあびて――立てば、ここが体液説と高度な傷害治療が育まれたヒポクラテス医学の中心であったことを思い出させられるかもしれない。対岸の、有名なアフロディーテの聖所がある港町クニドスの医者たちは少しちがった考えをしていた。この聖所が、クニドスではとくに好まれた仕事の範囲に婦人科学と産科学がはいっていたこととなんらかの関係があるのかどうか、なんともいえない。クニドスの医者たちも体液説の影響下にあったことは疑いないが、彼らはいくつかの症例で、病因と病巣は特定の身体部位にあると推測し、それがのちに他の場所で外科の仕事をする医者たちに、人体を調べ、病気の箇所を手術して治すきっかけをあたえることとなった。

自分の知識や見解を著作で表明したそのような医者の集まりでは、知識はもはや秘密――一門の秘密――扱いされず、お互いに交換され、しばしば遠国からやってきた弟子たちに伝授された。このことは科学と教説の決定的な進歩であり、こんにち学術生活と呼ばれるものの始まりであった。こうして、今なお緑なす樹の下で教えを説くヒポクラテスの像は——たとえ逸話であろうと——まったく象徴的な意味を獲得する。

古代のアカデミーともいえる、そのような医者の集まりとその弟子たちの日常についてはなんとか推測できないことはない。医者たちは互いに見解を話し合い、ひとつの意見に固執して論争になるのを忌避しなかったかもしれない。話合いや講義のなかで、そして実践の場——「医者の仕事場」や往診——でも弟子たちの教育が行なわれたかもしれない。通常は弟子たちから授業料が払われたので、そのためにも医者にとって良き人気教師であることは意味のないことではなかった。医者のなかには生活をもっぱら教育活動によって守っていた者もいたと考えられる。

日常生活と金儲けの話ほど興醒めなものはなかろう。これを、おのれの生活と職業を「ヒポクラテスの誓い」の規則のような畏敬の念を起こさせる規則の下においたあの往時の不滅のオーラにつつまれた医師たちと関係づけては、神聖冒瀆のように思われるだろう。「アポロ、医師アスクレピオス、ヒュゲイア、パナケイア、そしてありとある神と女神にかけて誓います……わたしはわたしの生活と技術を清らかに敬虔に保ちます。……」とはいえ、彼らを神秘的な非現実の領域へ押しやろうとするなら、ヒポクラテス派の医者たちの生活の現実と彼らの偉大さをそれで覆い隠してしまうことになるだろう。

「ヒポクラテスの誓い」は往時の謎深い証言である。ヒポクラテスと無関係なことはたしかだが、だれに向けられたものなのか、かつて実際に古代の医者たちによって誓われたのか、依然不明である。

いずれにせよそれは、いくつかのヒポクラテスの著作とある種の内容的関係があることを示している。ヒポクラテスの著作は、「誓い」ほど重々しい調子でではないけれども、医者の教育と職業活動のための規則も含んでいるのである。ヒポクラテス派の医者たちの現実感覚と彼らの自負心を認識させるこれらの著作は当時のギリシャの医学にとって非常に重要なものであった。

治療行為がまったく自由に、なかんずく国の監視によってなんら規制されずに野放図に行なわれる状況にあって、ヒポクラテス派の医者たちは、その価値を認め誇りに思っている自分たちの「技術」と職業の営みを定義し、その範囲を定め、保護する必要性に迫られた。そのさい、彼らは美化されて崇高に見える自己目的を追求したりはしなかった。むしろ彼らの医学の斬新な卓抜した質は、これらの医者の社会的尊敬と成功と豊かさの基盤であった。とくにギリシャ人の生活と文化を根本的に創り出した上層階級は、彼らの教養と生活水準に基づいてこの医学の価値を評価し、その需要を喚起し、その代表者へ要求を掲げることができた。そこでヒポクラテス派の医者たち――彼ら自身しばしば裕福な教養ある家門の出であった――は教育、職業の営み、生き方についての規則をこと細かく定めはじめた。それはとどのつまり、社会的要請との相互作用で生まれたものであって、したがってそれを守ることが成功を約束したのである。ヒポクラテス派の医者たちにそのような規則をあたえたのは彼ら自身であって、ほかのだれでも――支配者でも、国の所轄部局でも――なかった。だが、それらは当時の生活の現実によって課せられたのである。このように医学が社会一般に根づいたことは、ヒポクラテス医学にとっておおいに促進作用をもたらした。規則や規定はその重要かつ特徴的なしるしであるが、それ以上のものではない。これらの医者たちと彼らの医学は――回顧的・歴史的に見ても――輝かしい成功をおさめた。

このように、「ヒポクラテスの誓い」は非常に古い、おそらく紀元前四世紀前半のそのような規定の集成である。医者は師を親のように尊び、彼をささえ、望まれればその子弟を無償で教えねばならなかった。誠心誠意患者につくし、患者を害してはならず、頼まれても致死性の薬をあたえてはならなかった。堕胎を施してはならず、患者の病気や私生活については黙秘しなければならなかった。それを守る医者には「誓い」は生活と「医術」の喜びを、いつでもだれからも尊敬されることを約束した。

その後もヒポクラテスの医者たちは、自分のテクストでこの種の規定をもうけた。そのうちのひとつは――またしても著者は不明だが――日常生活の細部にまで立ち入り、「医学の威信」にかけてそれらに注意するよう弟子たちに勧めている。医者は見るからに健康そうで、太っていなくてはならない、身だしなみを良くし、清潔に保たなくてはならない、「変ではない」匂いの香油を身体に塗らなくてはならない。「それというのも、病人がこういうことに接して気持よく感じるのは事実だからで、このことを心に留めておかなくてはならない。」医者というのは非の打ちどころのない性格で、思慮深いものであり、「性急な、早まった振舞いは、たとえそれがまったく適切なものであっても、とくに軽蔑される。……顔つきは考え深そうで、嫌な感じをあたえない。」婦人や若い娘さんたち、ならびに医師が患者宅で接触する高価な私物などにたいして、自制心を示さなくてはならない。……医療器具類は別として、青銅品を使ってはならない。なぜなら、そういうものを使うことは不相応な贅沢嗜好のような気がするからだ。……しかし医療器具はすべて大きさや重さや飾りが使用するのに手頃でなくてはならない[18]。」

自分の職業を誇りとし、自由に社会とともに仕事をしているという自身の認識から自分の医療の水準を高く保ち、それによって成功をおさめた医者たちは、並なみならぬ自負心を示した。彼らにとって、それはいわば前提であり結果であった。たとえばきっぱりした口調で「威厳のある態度」を論ずる著作にそれが感じ取れる。「われわれは……英知を医術に変え、医術を英知に変える。英知を愛する医者は神にも等しいからである。この両者と他のすべてのものとの隔たりは大きい。医術には英知に属するすべてが見いだされる。無私、思慮、羞恥心、慎み、名声、判断力、落ち着き、無心、純粋さ、含蓄のある言葉遣い、生活に役立つ必要なものの知識、きたないものを寄せつけぬこと、迷信をもたぬこと、神のような完全性……。」そして最後に「こんなふうに道を歩む者は親や子どもに信望をもたれる。十分に知識をもち合わせぬ者は事実そのものによって洞察へ導かれる[19]」。

ギリシャの医者はたいてい去就定まらぬ放浪生活を送っていたので、都市の市民たちは一人とか数人の医者を市壁のなかに住まわせ、長きにわたって彼らの奉仕を確保しようとした。当然、有名な医学校で教育を受けた医者に関心が集まった。それは家柄とかこれまでの職歴などと同じく、問い合せで明らかになった。どうやらそういう医者は、いつでもすべての市民の要請に――貧乏人にはおそらく低料金で――応えるよう、市と協定を結んでいたようだ。多くの場所で「公設医師」は市から支払

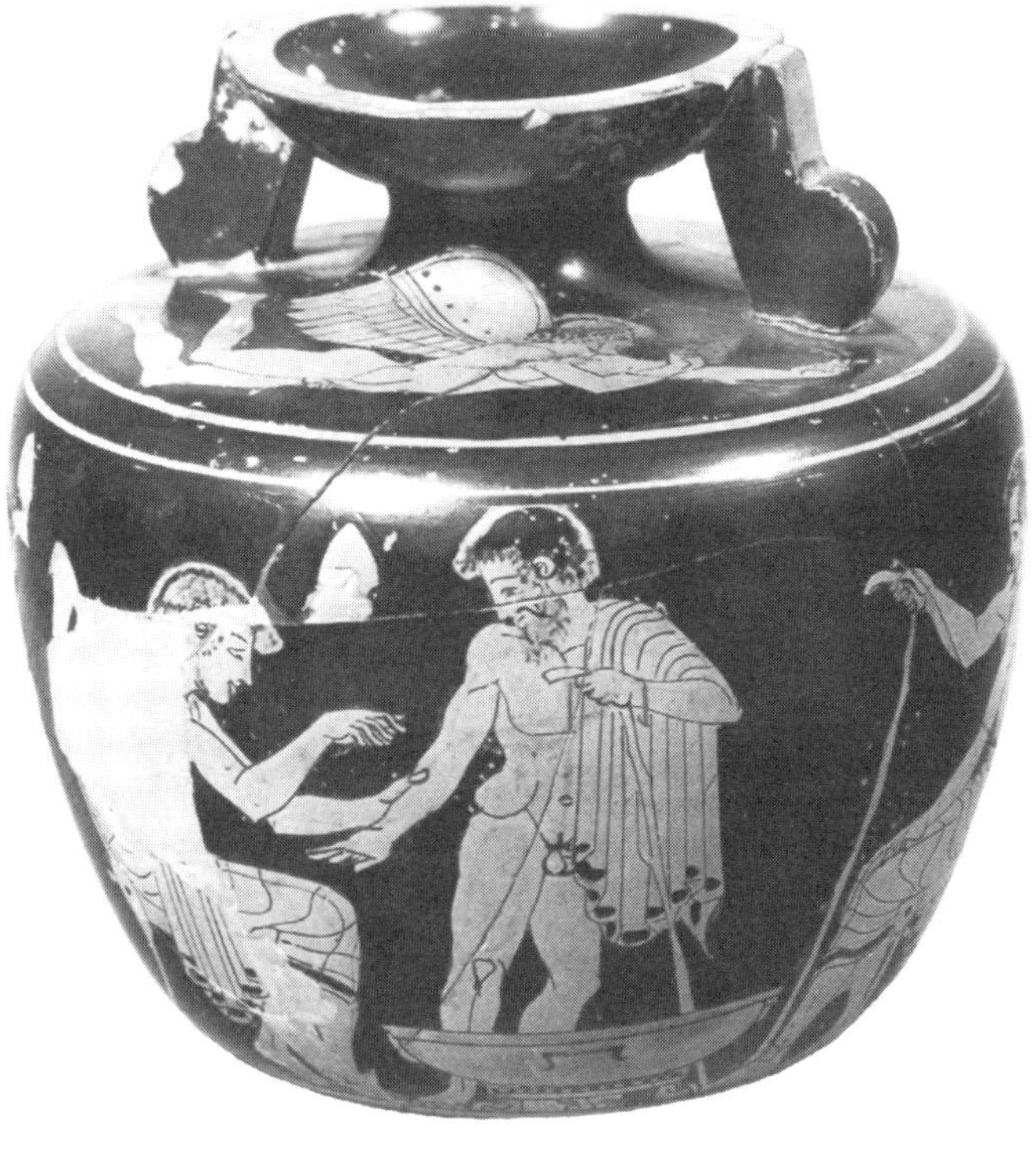

古代の医者の診療。いわゆる診療所画家の赤色の香油壺
紀元前 470 年頃。ルーブル美術館，パリ

いを受けた。どこでもというわけではなかったらしい。市とか町や村の医者というポジションはつねに特典が結びついていて、うまみがあった。医者は——他所者、転入者として——たいてい市民権を認められ、たとえば家屋土地を所有することが許された。それどころかあちこちでそれらは無償で提供された。おまけに医者は物入りな名誉職に就く市民の義務からしばしば解放された。

「公設医師」としての任務のかたわら私的に開業することは、自由裁量に任せられた。総じて市の雇用医師も大幅に独立性を留保されていた。デモケデス〔紀元前六〜五世紀のギリシャの有名な医者。ヘロドトス『歴史』巻三、一二九—一三八にくわしい記述がある〕については、いまだ完全な器具一式ももたぬ若年の頃にアイギーナ市に雇われ、一年後に町を去って、引き続き一年間アテネ市の医者をつとめ、その後サモス島の僭主ポリュクラテスの宮廷へ赴いたことが知られている。デモケデスの出身地でもあった南イタリアのクロトーンの医者たちは、当時評判が良かった。デモケデスのような男は市の雇用医師であっても、どこでいつまではたらくか、自分で勝手に決められたようだ。これももちろん、ポリュクラテスが従者とともにペルシャの将軍オロイテスの罠にかかり、デモケデスが奴隷の身分に陥ったとき事情が変わった。たしかに彼は遠いスサのダレイオス一世大王の宮廷で持ち前の医術、とくに外科術の技能のおかげで名声と富を得たが、いわば黄金の鎖につながれたようなものだった。策略に富んだ冒険的な逃亡によってようやくクロトーンに戻り、ギリシャの名医として独立した。

ギリシャ人たちは、しっかり修業を積んだ、実地の経験も豊かな医者の価値をよくわかっていた。ロドス島のアポロニオスの息子フェイディアスは「たえずアテネの市民のために」診療をし、なかんずく無報酬で市町村医としてはたらいた。アテネの市民はアスクレピオスの聖所において月桂樹の冠と石板で彼の名誉を称えた。そしてコスの市民はこう決議した。「供儀伝令使は次のことを告げるべし。市民はティモクセノスの子クセノティモスに、彼がその医術において市に示した好意と配慮にたいして……法律上市議会が自由に使える最高額の値打ちの冠を授与する。[20]」ギリシャ人たちが医師を敬うさまをこんにちに伝えるこれらの著作は、紀元前四世紀終りからおよそ紀元前三世紀半ばにかけてのものである。

この期間にギリシャの都市国家の秩序立った世界に根本的な変化が起こった。アリストテレスがマケドニアの王宮で一三歳のアレクサンドロス王子にまみえた。王子はこの放浪するギリシャ人哲学者の言葉にしばしば耳を傾けた。そして数年後、遠征でこの変化に決定的貢献をした。アレクサンドロスがバビロンで病死したあと、ヘレニズムの大きなディアドコイ〔アレクサンドロス大王の死後帝国を分割して支配した後継者たち〕帝国が生まれた。そのなかで多くのギリシャの都市がその独立性を失い、新しい条件が新しい考え方、生き方を促進した。インド、そしてさらに先まで届いた新しい、より大きな世界は、思考と行動の思いもよらぬ自由と危険で人びとを誘った。生の領域が狭まろうと広まろうと、生き続けようとするなら、変わる用意がなくてはならなかった。

ダモクレスの剣の下の外科学

アレクサンドロスがいわば怒濤の進軍中に築き、己が名で飾った都市のひとつがナイル川デルタのアレクサンドリアであった。彼は死後ここから——伝説が語るように——ガラスの柩にはいって連れ戻されたのである。

魅力的な、せわしない首都アレクサンドリアは古代世界の人間と思想のるつぼとなった。わけても成功が期待されたこの町には古い境界を無視し、新しい考えと活動を敢行する自由がひらけていた——チャンスとリスクが同時にあったのである。こうした雰囲気のなかで生の営みが栄えた。学問と技術にとってアレクサンドリアはじきに、そして永きにわたって創造的役割を果たした。多くの国々から学者や学生がこの町へ来た。町は霊感をあたえる精神的な雰囲気をかもしていたばかりか、当時比類のないムセイオン〔芸術・学問の女神ムーサの神殿。教育・研究機関の名となった。プラトンの学園アカデメイアの哲学者やアレクサンドリア図書館の文献学者たちがここに集った〕もその市壁の内に蔵していた。有名な、エジプトのプトレマイオス王家の支配者たちの研究教育の地であり、広大な図書館と、学者たちにとってきわめて恵まれた労働・生活条件をそなえていた。

多種多様な出自、能力の医者もアレクサンドリアへやって来た。奇跡で治す医者、いかさま師、香具師が出没、一旗揚げようともくろむ。オリエントや地中海地域の医者、簡単な治療を行なう者、医僧たちがなりわいをし、相争ったり学び合ったりした。ヒポクラテス医学の影響を受けた学者や医者たちも来たが、そのなかにはすでに体液説の普遍妥当性を疑いはじめた者もいた。彼らは人体器官の構造とはたらきを究明し、そのような知識に基づいて治療を行なう必要性をひしひしと感じていた――もちろん有益な結果をもたらす対立の調和の原理は捨てないで。その後彼らから外科的思考と行動の推進力となる重要な刺激が発したのである。これらのひとたちが歴史記述の視野にはいるのはそのためでもある。しかし、大多数の医者は依然としてあのエリートに属する者ではなく、彼らの考え方に多少とも影響を受けた、もしくはまったく影響を受けていない一般医であったことは無視してはならない。

アレクサンドリア医学の草創期の名医のひとり、カルヘードンのヘロフィロスは、彼の師で――おそらくはじめて――癌腫瘍をくわしく調べたコスのプラクサゴラスの影響のもとにアレクサンドリアへ来た。プラクサゴラスのもとでこの若いヘロフィロスは古代外科学の驚くべき手術のひとつも目にしたかもしれない。大腿ヘルニアとか鼠蹊ヘルニアで腸がぎゅっと締めつけられ、それによって腸閉塞が生じたとき、プラクサゴラスは腹壁を切開し、腹壁を通して人工肛門を装着したのである。[21] このような手術が考えられるのはこんにちではせいぜい極端な例外状況にたいしてである。しかし当時はそれによって患者は無残な死をまぬがれていたのかもしれない。そのうえ注目すべきことに、プラクサゴラスはそのような手術のために胃腸路の形とはたらきについて、ヒポクラテス派の医者たちが通常そうであったよりも正確な考えをもっていたようだ。

アレクサンドリアの雰囲気のなかで人体器官の解剖学的研究を気の向くままに、思う存分やれることは、ヘロフィロスにとって人質解放の冒険のようなものであったに相違ない。彼はそれをした。それどころか彼は知識欲に駆られて、プトレマイオス家の王たちの許しを得て——その立ち会いのもとに——重罪人のからだを、形ばかりかはたらきも観察できるように、生きながらに切り開いたという。そう報告されている。とにかく、アレクサンドリアの研究者による人間の生体解剖への非難は、おまけにほどなく解剖そのものの評判を悪くする根拠となった。そもそも、古代ギリシャ・ローマの時代には——あのアレクサンドリアの草創期は例外として——そのような調査は倫理観・宗教観と相容れなかったのである。

ヘロフィロスは腹腔の内臓を調べ、脈を観察し、脳、脊髄、神経をむき出しにして、それらの解剖学的・機能的一体性を認識した。彼にとって重要だったのはもろもろの関係、人体器官の形状と機能の全体像であった。しかしながら、それには新しい知識とそこから出た推論ではとうてい事足りないことがわかった。そのような全体像を実際の医療活動のはかりしれない多様性の説明に役立てる、大きな恒久的な難しさはまったく別として。ヘロフィロスは、古いヒポクラテスの思想も新しい思弁も放棄することができなかった。

アレクサンドリアの草創期のもう一人の重要な研究者・医者はケオス島のエラシストラトスである。彼はクニドスの医者たちの考えをナイル・デルタの首都へもって来た。たとえば、いろいろな病変は一定の身体部位ないし器官に病巣があるという見解。彼の主たる仕事の範囲は神経と脈管で、彼はそれらのいろいろな性質を最後には認識した。神経には二種類——感覚神経と運動神経——あること、両者が脳と関係があることも彼は知った。彼は肝臓を胆管とともにえがき、心臓の図もきわめて正確にえがいた。彼はたしかに血液の循環のことを知らず、むしろほかの人たちがしたように、血液と呼吸をプネウマ概念を用いて憶測で結びつけたが、血液は生命にとって重要な物質であり——瀉血でよくやるように——無駄にしてはいけないことを理解していた。これは大変重要な認識であった。

エラシストラトスは研究結果を実際の医療活動に役立てようとし、多くの病気や症候を、血液その他の体液が局部的に——肺や腹腔、関節内で——とどこおることで説明した。ともかくにもここに、局部的に治療する、したがってまた外科的処置をするという考察の糸口があった。

ちなみにエラシストラトスは後年アレクサンドリアを去り、アンティオヘイア〔アレクサンドロス大王の将軍セレウコス一世（前三五八頃—前二八一）によって建設されたシリア王国の帝都〕の王宮で仕事をし、最後は不治の病にかかりサモス島で生涯を終えた。

アレクサンドリアの勃興は古代の外科的志向をもった医師たちに新しい空間をひらいた。そして彼らの多くはためらわずそこに足を踏み入れた。

　こうして血液の理解が変わった結果、瀉血、手術、怪我のさいに血液を無駄にせず、素早く血止めをする努力がなされるようになったが、もとよりこれはしばしば、言うは易く、行うは難しだった。出血箇所への血液の流入を減らすために四肢を一時的に結紮するという考えはすでにエラシストラトスによって表明され、実行されていた。しかし、そのばあい彼の意図は、腹部や胸部の出血の際に腕や脚の血流を抑えることにあったようで、そこには結局、事実関係の誤認と血液循環の無知とが反映していた。ついにある医者が、その名はとうに忘れられてしまったが、手術の執刀医にとって救いとなる着想を得た。彼は出血している血管に糸を巻きつけ、それを堅く縛った。数日後に傷口から糸をほどくか、引き抜けばよかったのである。この方法——結紮——はたとえば手足の切断をするばあいなど、手術の安全性を著しく高め、外科の活動範囲を広げた。手術が喜ばれるようになった。

　ヒポクラテス派の医者たちがしたような非観血の傷害治療も、新しい解剖学的知識——とくに関節にかんする——によってさらなる発展の刺激を受けた。それにまったく別の分野からの触発も加わった。同時代の技術と機械工学の進歩は医者にも利用され、骨折や脱臼を整復し安定させるために、また畸形——内反足など——を治療するために、一連の器具が製作された。

　外科活動への衝迫は痛みをやわらげようという努力を強めることとなったが、そのさいエジプト人の毒草薬草にかんする古い知識と植物療法の新たな勃興が出発点となった。こうしてマンドラゴラの根の調合が利用され、それによって効果が得られた。時にはもしかすると麻酔性の催眠効果すらあったかもしれない。しかしながら、期待された効果がなかったり、反面中毒作用さえ現れたりすることが、それ以上に多かったかもしれない。なぜなら、作用物質を規格化する能力の不十分さや用いられた物質の適性の低さが、麻酔の習慣的な安全利用などありえないように思わせるからである。いずれにせよ、古い外科学の限界を示す標柱が認識され、それを揺さぶろうという決心がなされた。

アレクサンドリアに根本的に特徴づけられるヘレニズムの医術は、きちっとした組織と迅速な交通路をもって拡大し続けるローマ帝国のなかに疑いなく伝播の好条件を見いだした。つとに紀元前二一九年、最初のギリシャの医師がローマへ来て、非常に温かく迎えられた。あっさり市民権があたえられ、国費で「店」が開設された。医師の名はアルハガトス、「幸先《さいさき》の良い始まり」の謂である——名は予兆《ノーメン・エスト・オーメン》、そう思われた。ところが情勢が一変、ローマ人が彼の見慣れぬ手術行為に驚き、まもなく彼を「虐待者」とののしったのである。とにかくのちに、ガイウス・プリニウス・セクンドゥス（大）〔二三頃—七九。ローマの作家、博物学者。三七巻の百科事典『博物誌』が遺っている〕がちょっと意地の悪い口調で一件をそう語っている。「ギリシャっぽ」の文化の軟弱な影響を恐れ、それといっしょにヘレニズム医学をも拒否したローマ人がいた——頑固な「監察官」M・ポルキウス・カトー〔前二三四—前一四九。ギリシャ文化の浸透にローマの危機を見て、古いローマの生活形式を取り戻すべく、上層部の道徳的退廃に断固たる処置でのぞもうとした〕がそのひとりである。

それでもヘレニズム医学はその卓越した質のおかげで徐々に浸透し、古代ローマの唯一ではないけれども特徴的な医術となった。ガイウス・ユーリウス・カエサルが紀元前四八年にこの町を征服し、そのあとクレオパトラのかぐわしい寝間から軍団へ急行せねばならなくなり、炎上する図書館のもうもうたる煙につつまれて反乱軍を打ち倒したとき、学術都市アレクサンドリアと穀倉地帯エジプトはローマの勢力範囲に組み込まれた。アレクサンドリアはその波乱の運命にもかかわらず、何百年間も古代医学の中心であり続け、その発展全体のなかでひとつの役割を演じた。そのさい、たしかにこの発展は外科という専門分野と外科医の職をもたらしはしたが、しかしまさにこの文脈できわめて内的葛藤をはらんだ性格をおびたのである。

アレクサンドリア医学の第一段階の研究と考え方は、外科治療にすこぶる意欲的な医師たちに手術への多大の刺激をあたえた。そのさい彼らは、全体的な、でも外科治療にはあまり役立たない体液説よりも、解剖学的・局部的な考えから出発した。エラシストラトスはこの点でも先鞭をつけた。彼はたまった膿を排出したり、病んだ肝臓に薬を塗ったりするために、もくろみどおり腹部切開を敢行した。さらなる手術の革新をもってほかの医者たちがそれに続いた。そのなかにはアレクサンドリア派の医者の狭いサークルには属していないが、その姿勢から触発を受けた医者もいた。

二、三の医者は、患者が窒息しそうになったとき、肺に空気の通り道を開けるために喉や気管を切開した。もちろん古代においてこの手術は評価が一定しなかった。必ずしも期待通りの成功をもたらさなかったからだ。というのも、手術が意味をもつのは、通気の傷害が咽頭上部にあるときだけだからである。

新しい精巧な器具の製作に、医者の知識と職人の技能が結集した。それによって手術の方法が改良され、拡大された。

アレクサンドリアのアンモニオスは大きな膀胱結石を粉砕した。切開して棒状の鉤で結石を固定し、棒の上からそれをハンマーで叩いて、そのあと破片を引っ張り出したのである。シドンのメゲスは特製のメスを使って膀胱結石切開をよりたしかなものにしようとした。患者のことを思えば、いわば当時にさかのぼって、この二人の名医が「催眠飲料」の使用にもいささかの自信をもっていたことを期待したい。

ちなみに、砕石術は初めてこの時代に専門的な開業医の手から科学的医学の代表者たちの手術のレパートリーにはいったように見える。これは外科治療の重要性が増したことと、手術の安全性が高まったことのしるしであり結果であるだろう。

アンテュロスについてはわずかしか伝えられていない。せいぜいほかの著者のテクストに彼の著作の引用がいくつかあるくらいである。しかし二世紀初頭に生きた彼が古代のきわめて重要な外科医であったことを推測するにはこのわずかなもので十分である。この人の手がけた手術は幅広く、経験と解剖学的知識の持主であることをさとらせる。アンテュロスは正確なテクニックでいろいろな種類の瘻孔を手術した。そのさい彼はその原因――たとえば骨の患部――を取り除かねばならぬことをよく心得ていた。彼は瘢痕化が目立たないようにするためにはどのように切開したらいいかを正確に知っていた。彼は、首や関節の上で萎縮によって機能障害を惹き起こした古い瘢痕を取り除いた。いやそれどころか、アンテュロスは損傷した目蓋《まぶた》、鼻、耳、唇を形成外科的に矯正する術を心得ていた。膀胱結石手術のさい、彼は腸の辺りを中心線の脇から切開し、そこから膀胱に到達した。この側部切開（セクツィオ・ラテラリス）によって彼は尿管を傷つける危険を減らし、創傷も治りやすくした。だが最も印象的なのは、血管の手術をしたことである。彼は——知られているかぎりでは——病的な、時には損傷によっても生ずる血管の膨張（動脈瘤）を、それが目視可能な、手の届く場所、すなわち皮下の近くにあったときに、手術によって治療した最初の人である。彼は動脈瘤の前後で血管を結紮し、切り開いて、排液した。

これら「氷山の一角」は、古代の外科学が到達した比較的高い水準を説明しているかもしれない。一般にそれらは——根本的にアレクサンドリアの刺激がきっかけとなった——科学的・医学的専門科目としての外科学の発生を既成事実と受けとめるに足るものである。外科という仕事の領域と医者としての外科医の職がすでに紀元前二世紀頃からヘレニズム医学の枠内にあったことは疑いない。しかし、どのような発展が実際にこのような結果にいたったのか。そして外科学を眺めて発展と結果をどう評価したらいいか。

アレクサンドリア科学の初期の思考と行動の自由——無頓着な、知識欲に飢えた冒険——は、やがて思弁と理論化に変わった。草創期の偉大な人たちの精神で解剖学的、生理学的、さらには病理学的研究を行なうかわりに、古い考えを維持しつつ、その人たちの推論からいろいろな思考体系がつくり上げられた。それらの支持者たちは、グループを形成して反目し合った。こうして発展は始まるやいなや行き詰まった。新旧の知識や部分的に誤った推論とそこから出た一般化は、整理統合された外科

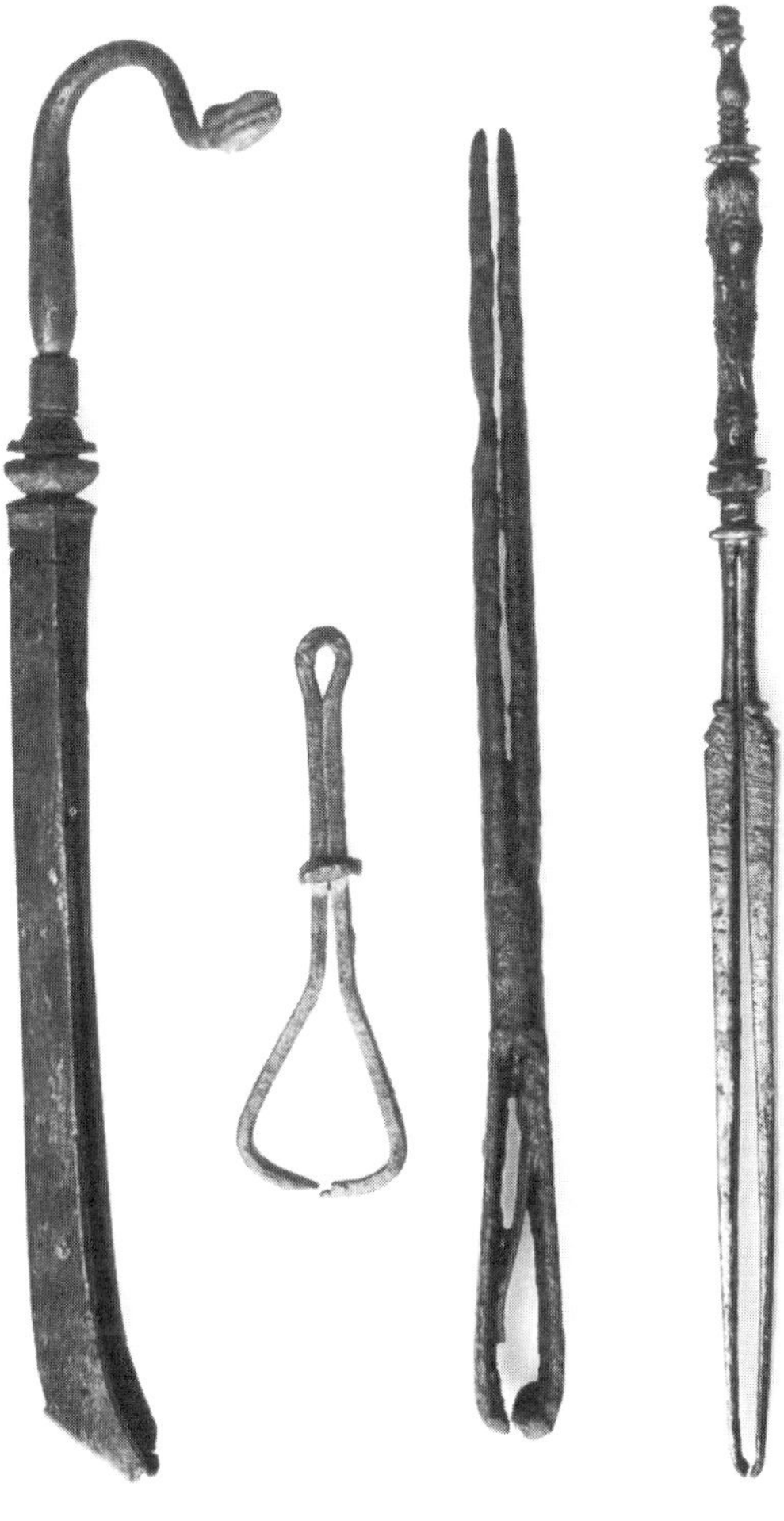

ローマ時代の外科医の鉗子類，骨製，青銅製，鉄製
トリーア州立博物館

学の礎になりえたかもしれない新しい包括的な医学理論となるには不十分だった。普遍妥当な科学理論としての体液説をあきらめきれなかったのである。それはいろいろな医者グループによってちがったやり方で維持され、さらに押し進められた。それにより依然として医学――「内科学」――は広範囲に受け入れられた科学的基礎を意のままに利用できた。しかし、外科学、さらには眼科学、婦人科学、産科学にも入れられる医者の仕事の領域は医学理論の端にとどまっていた。したがって、それらにはまだ医学の新しい、有効な知識はほとんどはいってこなかった。

おまけに、外科学についていえば、相争う医者グループがアレクサンドリアの草創期から選び取った新しい知識は非常にまちまちで、したがってそこから発展させた作業方法や手術方法もいろいろであった。そのさいに生ずるレパートリーの空隙が古い、ヒポクラテスの考えに帰する技能によって埋められることもまれではなかった。こうした不完全なばらばらな情勢は多少なりとも整理統合された医学の専門分野とはあまり似ていなかった。

もちろん、手術や「非観血的」傷害治療がそうこうするうちに実際の場で重要性をもつようになった結果、紀元前二世紀のあいだにアレクサンドリアの医学が少なくともある種のまとまりをもたらした。さしあたって外科にたずさわる医者の二つのグループがはっきり認められた。手術活動に専念する「外科医」がいた。それとある時期「オルガニコイ」と呼ばれる骨折や脱臼の治療を専門とする医者のグループがあった。この状態はかりそめのもので、あまり熱がこもっていないように思われる。事実そうであった。その原因はアレクサンドリア医学がばらばらであったことと、体液説が幅を利かす医学のなかで外科医の理論的解釈がぱっとしない脇役の地位に置かれたことにあった。したがって続く時代に、いろいろな、でも根本的には性質の似ている外科活動をひとつに融合させ、多かれ少なかれそれに特化されたタイプの医者の手に渡したのは、この医学よりもむしろ地中海域に広がるヘレニズム医学の日常的実践であった。その後である、外科学や外科医が——実践から生まれて——存在するようになったのは！

そのような外科医の理想的な性格描写で、こんにち知られている最も古いものは、ローマ人アウルス・コルネリユス・ケルススのものである。彼は世紀転換の直後に、ある百科事典に当時の医学であったヘレニズム医学についても書いている。ローマ人であったことはローマにとっては得であった。「外科医は」とケルススは書く、「男盛りの人であるか、もしくはこの年齢から離れすぎていない人でなければならない。けっして震えることのない、しなやかな、しっかりした手。右手も左手も器用であること。鋭い澄んだ眼。動じない心。思いやりをもち、自分のところへ来る人に治ってほしいと願う反面、その人の悲鳴にせっつかれて、事態が要する以上に急いだり、切り方が必要以下になったりしないこと。むしろ医者は、いくら患者が泣きわめいても平気なふりをすべきである。[22]」

古代においてーーそして一九世紀にはいってもーー身体的苦痛は疑いなく、睡眠や目覚め、空腹や渇きといった基本的な生活経験のひとつであり、そういうものとして一般にほとんど問題にされなかった。この経験を、それが少しでも現れたら、どうやら問題なく回避させられるらしい錠剤入りの小容器がナイトテーブルの上に見いだされるようになったのは昨今のことである。それでも痛みは、ほにとっては、昔の人間にとって耐えがたいものだった。今もそうだが、ただ昔の人にはほとんど逃げ道がなかった。ケルススが理想的な外科医の描写のなかで、外科医は救うために苦痛をあたえざるをえないという点に比較的大きなスペースをさいているのは、それによって、この問題が外科医にとって重要であることを指摘したのである。かなり昔に外科医を志した者はみな、この問題をうまく処理しなければならなかった。それはたしかに簡単なことではなかった。

「医者は男盛りの人」でなくてはならぬというケルススの言葉は、あの医者たちの生活の別の面をはっきり浮かび上がらせている。もし手が覚束なくなったり、眼が曇ったり、そのため患者が来なくなりでもしたら、彼らの運命はどうなったのだろうか。そうなったら外科医はほかの医療分野に手を染めたのだろうか。彼にとって社会的下降が始まり、果ては——偉大なガレノスが伝えるところによれば——ローマにいた「あまたの貧乏医者」の仲間入りをしたのだろうか。老いてゆく医者には、とくに遍歴しながら職務を遂行していたばあい、家庭という庇護圏があったのだろうか（老齢年金保険などというものはなかったのだから）。

かつてその時代の名医のひとりであったと思われる外科医の名前がいくつか知られている。わたしたちは彼らの思考と行動について何がしかのことを知っている。それでも、彼らの生涯についてはほとんど情報がない。ましてあまたの「名も無き」外科医の運命については何もわからない。ただ、ここで投げかけられた疑問には個々人の能力、成功、運に応じていろんなふうに答えが見つかっただろうと推測されるのみである。

悲劇的にして尋常ならざる外科医の最後と、それに伴うドラマチックな光景は、とある場所にいざなう。おまけにそこは、外科医の日常生活を幾許かうかがわせてくれる。

「雲が立ち昇りました——どの山からか、遠くからではっきりわかりませんでした。ヴェスヴィオであったことはあとからわかりました。……雲は土を巻き上げるか、灰を巻き上げるかで、あるときは白く、あるときは黒ずんで、まだらでした。」紀元前七九年に二つの都市——ポンペイとヘルクラネウム——と村々、農家の屋敷、田舎の別荘をそこに住む数知れぬ住民もろとも犠牲にした古代の大惨事について、若いガイウス・プリニウスはタキトゥスに宛ててこう書いている。そしてそのとき彼は養父大プリニウスの死を描写した。ちなみにローマとローマ人にかんするわたしたちの知識の多くはこの人の著作の賜物である。「それから炎と大火事の先触れ、硫黄の臭いにほかの者たちは逃げ出しました。彼は驚いて飛び起きました。二人の奴隷にささえられて立ち上がりましたが、すぐくずおれました。濃い煙に息を奪われ、気道がふさがれたのだと思います。」[23]

海辺でこれが起こっているあいだに、ポンペイは火山爆発の地獄に沈んだ。八人の人間が円形劇場と格闘競技場のあいだの広場の上をヨロヨロ歩いていた。そのうちのひとり——男——は外科医療具をしっかり抱いていた、いくつかは小箱に入れて、そのほかは慌ただしく布にくるんで。そして彼とほかの者たち、広場と町の上に、灰と軽石と土の分厚い絨毯がかぶさった——何百年ものあいだ。

新しい時代になって発掘者たちは古代のスポーツ施設——格闘競技場——も掘り出し、その近くで大惨事に瀕したあの光景の跡にぶつかった。彼らは格闘競技場に診療所が付置されていたことを確認した。壁に医者の名前が読めた。P・テレンティウス・ケラドゥス。彼だったのか、大事な器具を取りに陥落する町の混乱のなかを走り、そのため生きのびるのに必要な時を逸して、かろうじて数歩しか進めなかった人は。それはわからない。しかし、この男が医者、それも外科医であったことは、おおいにありうることである。

ポンペイではこれまでに、医者が住んでいたとおぼしき一二戸が灰のなかから掘り出された。いくつかの家には外科の医療器具が見つかった。別の家は壁画、彫像、医療箱、軟膏を塗るへらなどでそれらしいと推測された。スタビアエ〔イタリア南西部カンパーニア地方の海辺の町。温泉の湧くリゾート地であったが紀元七九年のヴェスヴィオ噴火でポンペイなどとともに埋没した〕の市門の脇にはそのうえ外科の医療器具を拵えたり修繕したりする仕事場が発見された。家々のひとつは「剣闘士の宿舎《カセルナ・ディ・グラディアトーリ》」に属していた。負傷した剣闘士を治療するために、どうやら医者――たぶん外科医だろう――が雇われていたらしい。すぐ近くの、斜め後方に広い医者の家が建っていた。ポンペイの人口が八千人から一万人と仮定し、これまでにおよそ市の面積の三分の二が発掘されたことを考えれば、平均して六〇〇人にたいして一人の医者が町に住んでいたと見積もられる。これがまったく不確かな見積りであることは疑いない。しかし、ポンペイにはかなりたくさんの医者がいて、きっと周辺からも患者が押し寄せて、結構繁盛していたようだという印象を抱いても、あながち見当違いではあるまい。

これらの家はみな、そこに医者が住み、仕事をしていたと考えられる。通りに面した――店か仕事場のような――部屋は簡単な手術か薬の販売に使われていたのかもしれない。医者が外科医だったの

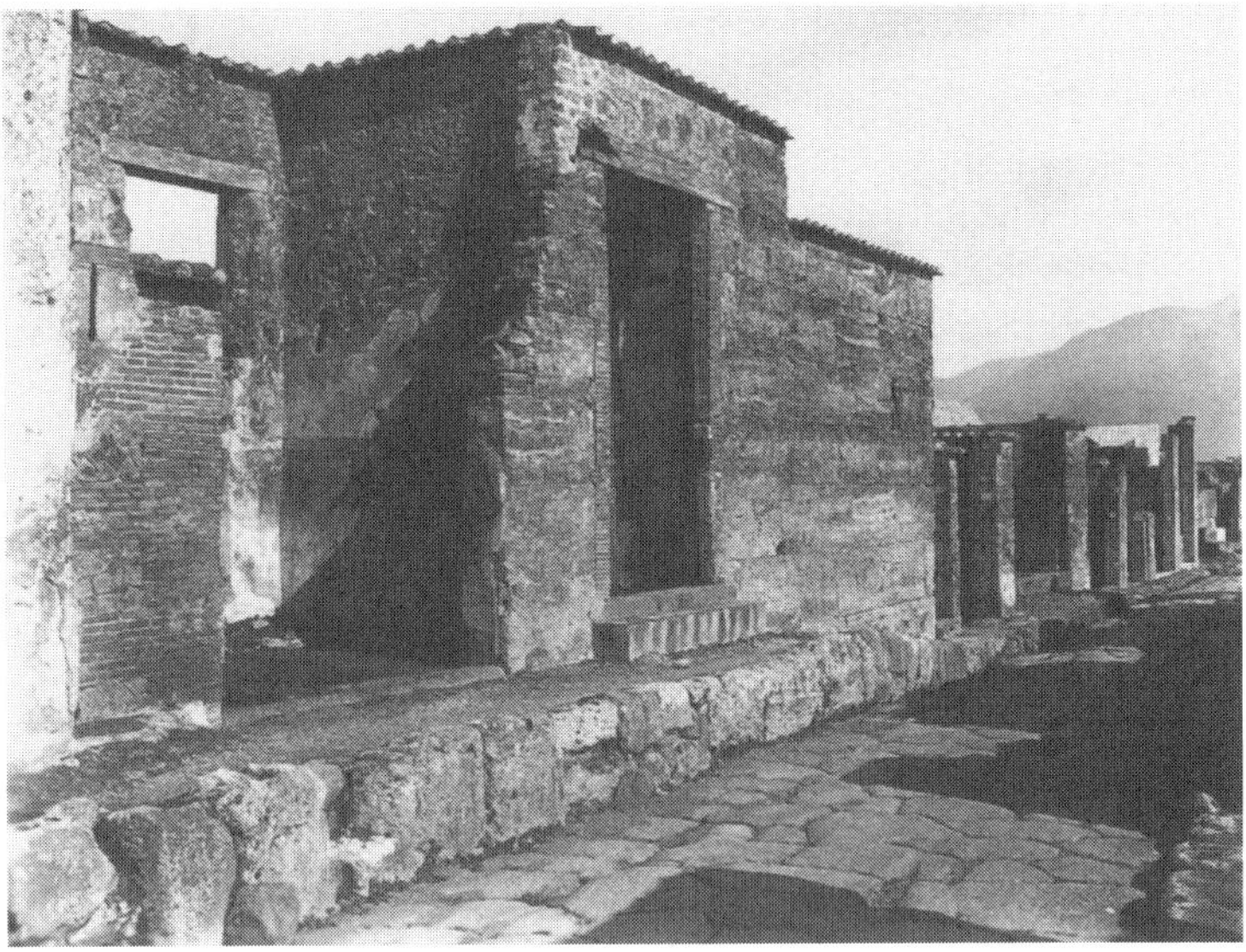

ポンペイの「外科治療師の家」
この建物の一室に布にくるまれていたと思われる
40個の外科器具が見つかった

なら、手術は家のもっと奥の、別の部屋でしたのだろう。器具は小さな戸棚のなかに整然と並べられていた。緊急用の品々はそのとなりの小さな箱のなかにしまわれていた。器具類の手入れは助手の仕事だったろう。助手は診療中も手術のときも外科医の手助けをし、自身の医者教育の一部をこうして修めることができた。いくつかの家には患者を一定期間収容し、養い、治療するための場所もあっただろう。ことによると個々の医者はそうした入院加療の前形式みたいなものを行なっていたかもしれない。しかし、どの家にも医者の家と見られる特別な建築上の特徴はみとめられない。同様に商人、芸術家、それとも職人がそこに住んでいた可能性も十分ある。家は、医者がそこに住んで仕事をしていれば医者の家になる。考古学者はこのように発掘品や出土品の関係から結論を引き出さねばならないが、それは時として不確かさを伴う。医療器具は、だれかそれを携えていた者が、ポンペイが没したとき一軒の建物のなかへ避難したことによってそこに到達した可能性もありはしないか。

ローマ、永遠の都——こんにちでは老いの威厳、すなわち過去に向けられた概念であるが、もしそれがローマ帝政時代の現在につくられていたら、それは当時あくまでも生きた、現実に即した正当性をもっていたであろう。ローマは世界の支配的・決定的中心地であった。当時知られ、体験されていた世界、その秩序のなかで、ローマはだれしもが認める中心的な場所を占めていた。ローマと対決した者もまた、この世界秩序の枠内でそれをした。ローマは永遠であった。

炎が蛾をおびき寄せるように、この「無限の可能性の都」は世界帝国のあらゆる地方の人びとを、そしてまたいろんな色合いの医者たちを引きつけた。医者たちはここでしあわせと名声、成功を求め、

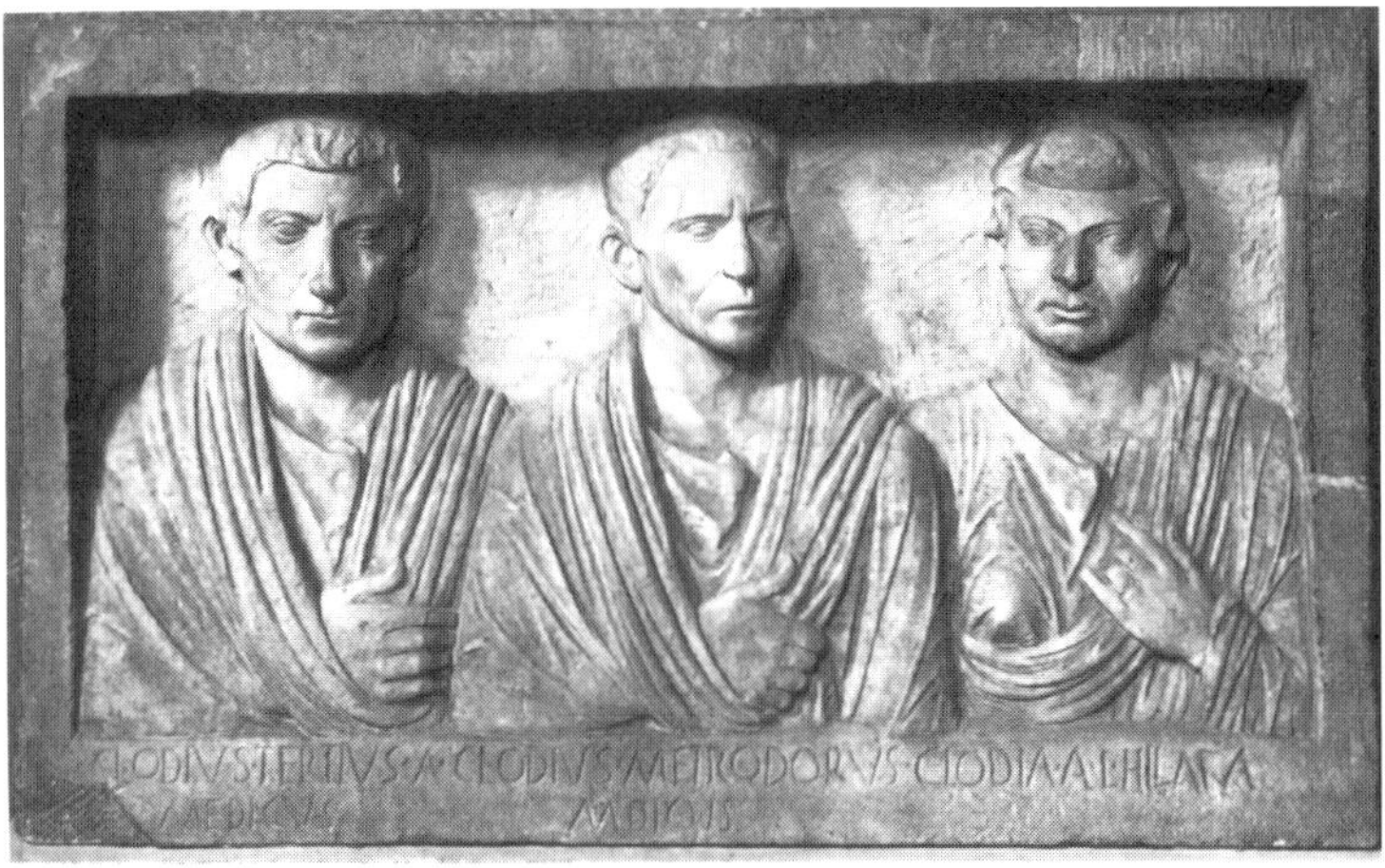

医師クロディウス・メトロドルスと家族の墓碑
もしかすると彼は解放奴隷の身分だったかもしれない
彼の妻はたしかにそうである。ルーブル美術館，パリたちまちのうちに競争の渦中におかれた。その多くはギリシャ人であったが、アラブ人、エジプト人、シリア人、ユダヤ人、ポエニ人、ガリア人、スペイン人も来た。生粋のローマ市民にさえ医術に専念する者がいた。彼らすべてがなんらかの方法で医学にたずさわっていたことを考えないとしたら、彼らを統一的に特徴づける視点はほとんど見つからない。彼らの医学的見解や知識がさまざまであったように、彼らの社会における地位や生活条件もいろいろであった。

奴隷市場では、男女の奴隷の医者やそれ相応の教育を受けた奴隷は売り手にいい稼ぎをもたらした。都会の大所帯や広大な所領では、主、使用人、奴隷たちの医療介護は奴隷医の手に任せられることがまれではなかったのである。そんな奴隷医たちは時には運に恵まれて、身代金を払って自由の身となるのに十分な金を稼ぐことができた。ほかの奴隷医は何年かのち、よい仕事をしていれば解放された。彼らはもとより元の主人には無料奉仕する義務があったが、それ以外は自由な医者としてはたらくことが許された。彼らがかなり裕福な身分になったこと、そのなかにはローマの貴族仲間内で、それどころか皇帝の宮廷ではたらく者すらいたことを示す根拠はあるものの、社会的価値評価の階梯では大方の解放された奴隷医はむしろ中流域にはいると見なければならない。奴隷の身から解放された医者の生活事情の幅は、非常に広かった。商売熱心なにせ医者や奇蹟療法者にもどうやらヘレニズム医学の学識ある医者と同じように富と名声を獲得するチャンスがあったらしい。成功の土台をかたちづくったのは理論的知識、実践の腕前、ある程度専門化されていることばかりではない、それ以上に運、引き立て、自分のよさを見せる技倆もあった。莫大な富を築いた医者もいた。(ポンペイで死んだ)

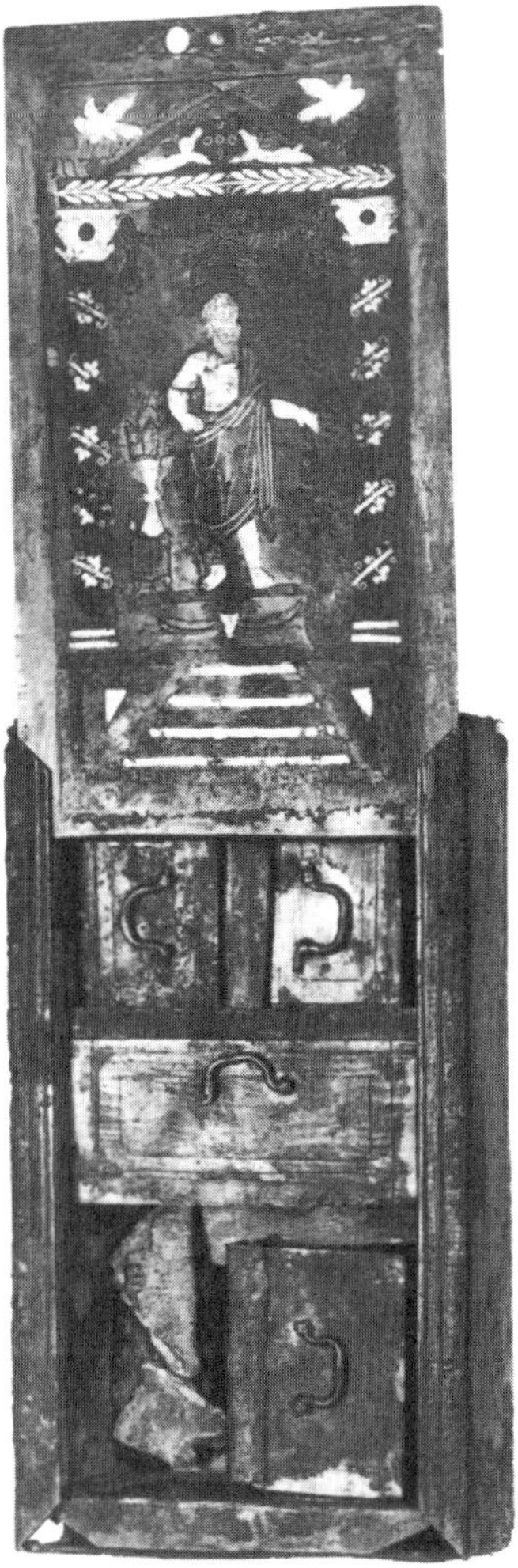

蓋にアスクレピオスが描かれている医療箱，1世紀。クサンテンで発見
ベルリン国立博物館－プロイセン文化財，古代館

プリニウスは彼らのことを辛辣な嘲りのこもった口調で報告している。ある者は五〇万セーステルティウス〔古代ローマの銀貨、のちには黄銅製。四分の一デナリウス〕くれるなら皇帝の宮廷ではたらいてもよいと売り込んだ。自分で開業すればもっと稼げるのだから、と。またある者は豪邸でナポリを美しくし、そのうえさらに子孫が食うに困らないほどの財産を遺した。墓標で「医者の覇者」を名乗った三人目はこれまで見たこともないほど大勢の付き人をしたがえて広場に現れた。彼の上をいったもうひとりの医者は、星の運行で治療をした。次の医者は普通行なわれている温浴を非難し、元老院クラスの威厳のある爺さんを氷のように冷たい水で凍えさせ、それで大金持ちになった。「このことは疑いない」とプリニウスは述べている、「これらの医者はみな、何か新しいことをして名声を得ることに汲々とし、いつも人の命で商売をしているのである。(24)」

貧しい医者もいた。それも、ガレノスが書くところによれば、非常に多かったようだ。彼らについては名前も、生存年月日もわからない。彼らには、著作や記念になるものでも遺さぬかぎり、何も足跡がないからだ。貧乏の主因は、成功しなかったことである。それは——成功と富の理由の裏返しで——不運、商売下手、弱肉強食の競争に勝ち抜く能力の欠如の然らしめるところであった。低い社会的水準での非情な、良心のとがめを感じないことも珍しくはない生存競争に明け暮れるこれらの貧乏医者たちにかんするわたしたちの知識の一部は、ローマの風刺家や喜劇作家のテクストに依拠するものである。そこにはたとえば、ある医者集団は「たいそうな飢えと貧困に支配されていた」といわれている。別の二人の医者については、職業で失敗し、葬儀屋や剣闘士で糊口を凌いだと語られている

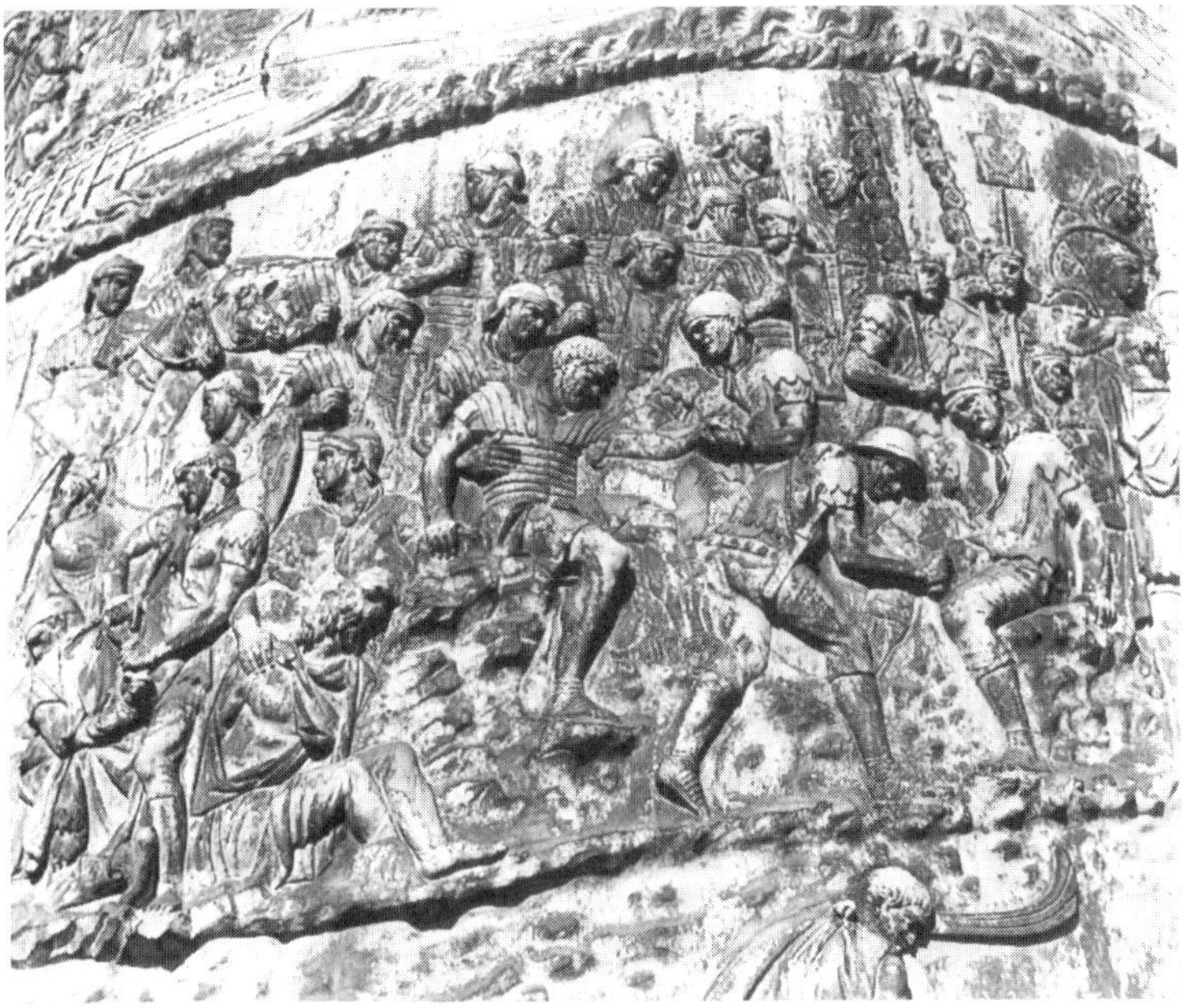

ローマのトラヤヌス柱のレリーフ飾り帯
負傷したローマ兵が戦闘中に包帯をされている——
ローマ軍に軍事医療ないし外科医の勤務があったことを示す証拠
2世紀初頭

――「おまえは医者としてしたことを今もやっている」というのが、それをあてこする風刺的な標語であった(25)。明らかにこの種のテクストは大衆うけを狙ったものであるが、現実を反映していることは疑うべくもない。

このように両極端のあいだは大きくかけ離れ、そのなかでローマをはじめとする古代の大都市の医者たちは暮らし、仕事をし、そのなかで上昇運動や下降運動が行なわれたのである。下積みの境遇から急速に出世した例や、社会的没落の例も知られている。外科医はこれらすべての社会層にいた。医者の専門化は彼らの社会的地位にさほど意味をもたなかったからである。

社会構成で中間的地位を占める医者は――外科医も――都市の市民にとって、患者にとって標準的な医者像を呈していたかもしれない。ローマの著者たちがせずにはおれなかった多かれ少なかれ正当な批判にもかかわらず、これらの医者たち、たとえばポンペイの診療所で出会えたであろうような医者たちは、非常に高い評価を受けていた。このことはオスティア出身のある夫婦からも推測できる。この夫婦は彼らの墓石の堅牢にして簡素なレリーフで自分たちのことを後世に知らせている。医師と助産婦。古代の医学に女性が一役買っていたという示唆を看過してはならない。医療の心得のある女性が婦人科学や産科学に従事したことはうなずける。古い文献や碑銘を見ると女性が産婆だったり、学問的知識のある女医だったりすることがわかり、このことは資格やことによると社会的地位もまちまちであったことを示している。

規制なしに、自由に職業を営む、専門的にも社会的にもきわめて異なる性格をもった比較的大人数の医者――これがローマをはじめとする古代の大都市の状況であった。この状況が医者の職業像の発展を左右し、外科学にとくべつな影響を及ぼした。

かつてカエサルがローマに定住するすべての医者に市民権を確約し、皇帝アウグストゥスとハドリアヌスがさらなる特権――たとえば免税とか役職免除など――によってそれを補足したとすれば、のちの皇帝は非常に質の異なる医者があまたいる現状にこれらの特権を制限せざるをえなかった。まず特権をあたえられる医者の数が都市の大きさに応じて五人から一〇人に限定された。そして最後には最初の「軍人皇帝」セプティミウス・セヴェルスのもとで試験による官許制が導入された。これらの免許をあたえたのは市会議員たちで、したがって専門試験はあまり問題にされず、むしろ出自、教育、それまでの経歴がより重視されたようだ。のちの帝政時代にセヴェルス・アレクサンドロスは医者の卵を教える講義室までつくらせ、有給の教師を雇用させた。これはつまり、医者の職業教育や職業従事はもはや自由気儘な私事ではないという状態がはっきりみとめられるということである。見通しがたい医者の多様さのなかに初めて、国の決定と規制下にある医者の職業像の輪郭がみとめられるようになった。医者を名乗れる者と名乗れない者とが、はっきりしはじめた。この文脈でギリシャ語の「Archiatros」(「大医師」とでも訳せようか)という概念が「ほんとうの医者」を表すのにふたたび使用されるようになった。ドイツ語のArzt〔医者〕はそれから出たものである。

この発展が古代ローマの時代にどのあたりまで普遍妥当性をもつことができたか、それを言うのは難しい。ローマや、もしかするとほかのいくつかの大都市では、少なくとも部分的になしとげられたかもしれない。いずれにせよ、それとはかかわりなくだれにせよ関心のある者は、免許がなくても、医療活動を任せられた。しかしそのような医者は一般に特権をあきらめ、低い信望に甘んじなければならなかった。彼の生活が公認の医者のそれよりも不安定だったことはたしかである。

それでも医療行為で暮しが立てられただろう。何せあの手この手で活路を見いだしたのだから。たとえば染髪や占いや化粧品販売で成功が得られなかった者は、ひょっとすると昔医者の助手として瀉血やヘルニア焼灼を、いやそれどころか砕石術をちょっと、あるいはいくらか、かじったことを思い出したかもしれない。さすれば彼は、この「特技」のひとつで運試しをした。なぜなら医学の全域で真っ先にあるのが手仕事だったからである。いささかの器用さをもち、手で習い覚えた手術のみにかぎるなら、それ以上の理論的知識がなくても医療活動に従事することは可能だったのである。

かくしてローマをはじめ、帝政時代のその他の大都市には、そうしたヘルニア手術者、抜歯人、砕石術者、その他似たような手仕事のスペシャリストが続々と現れたが、彼らのする仕事は、時にはまともなものもあっただろうが、大半はひどいものだったろう。彼らのなかには、疣《いぼ》や汚らしい毛や奴隷の焼印を取り除くことに方針を切り換えた者もいた。彼らはみな、お互いのあいだでばかりか、ヘレニズム派の外科医とも激しい競争をくり広げた。それどころか、彼らは粗野な振舞い、無教養、無資格の低レベルな仕事によって、手術行為そのものの評判を悪くしたのである。

手工芸職人のあいだに外科業を専門とする者が増えた主たる原因は、人口稠密なローマの町々の状況にあった。そこの社会的・経済的事情のなかで、多くのひとたちはなんとかして生存競争をしのご

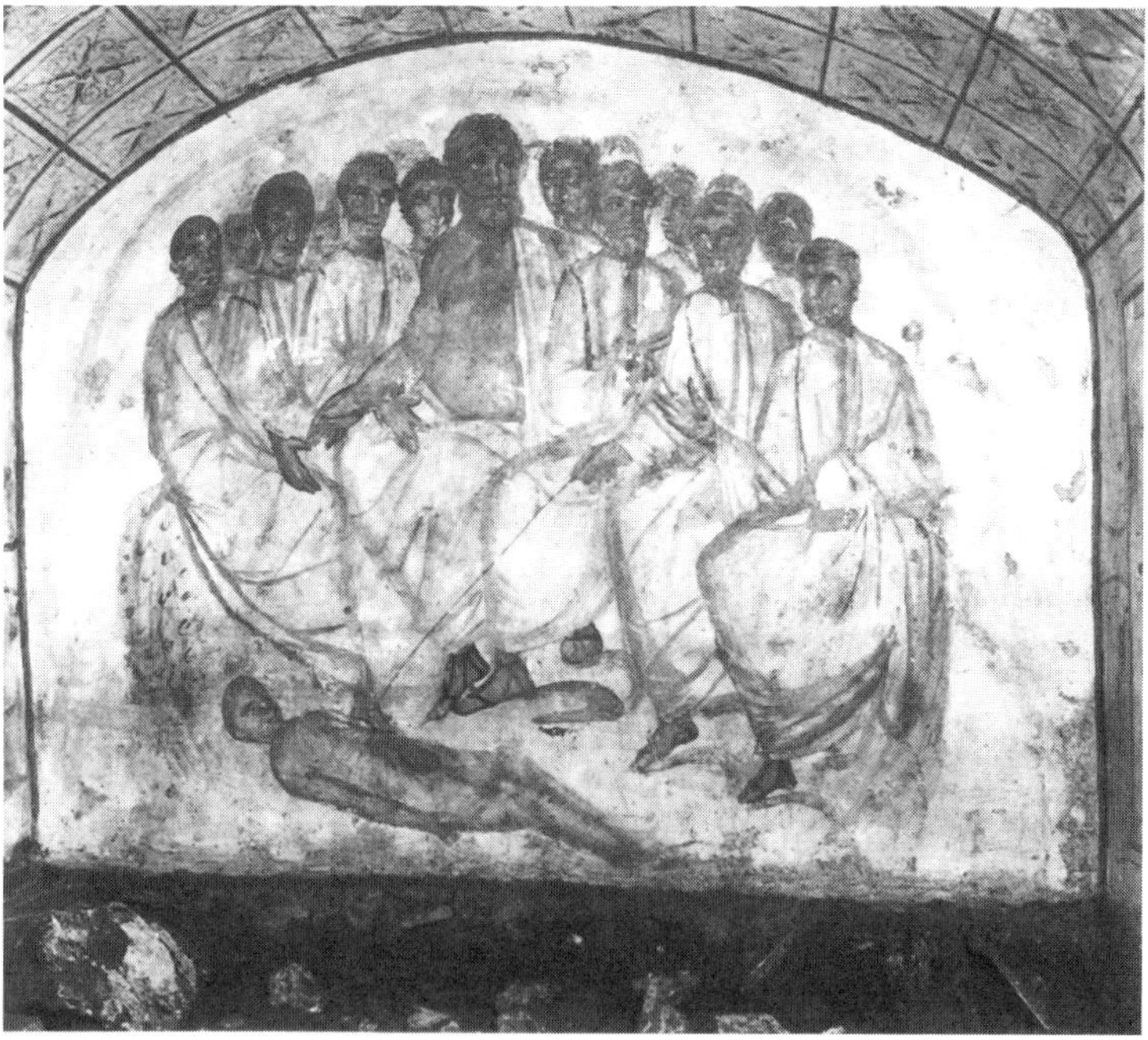

医学の授業
ローマのローマ通りにあるカタコンベの壁画，4世紀半ば

うとし、まさにその方策のひとつとして外科の手仕事をしたのである。このばあい――「市況」と自分の能力に応じて――最も成功の見込みがあるものに目をつけたのだった。ちなみに、この事象も、先にざっと描いた医者の職業像の輪郭も、古代の大都市の社会的条件に根本的な共通の根をもっていることは注目に値する。

ちなみに、多くの医者たちも競合の重圧のもとで狭い専門化に活路を見いだし、その方向に舵を取ったのかもしれない。

外科業の手仕事の専門化は、外科という医学的・科学的専門領域とは大きく離れる経過を辿ったが、後者のほうはそのような分裂を経験することはなかった。外科という専門領域は理論的・実践的統一体として、ヘレニズム医学の構成要素であり続けた。優勢な体液説によって異物のように端っこに追いやられてはいたけれども。

しかし、これは「どっちに転ぶかきわどい」状況であった。理論的イメージがいまだ不確かな基盤に立つ、医学と相和していない外科という専門領域と、一般の人びとによって本来の外科と取り違えられるおそれのある低レベルな手仕事にますます占められてゆく外科医療の場。

外科学史のこの瞬間に、古代の医者たちのなかに巨人が現れた。ペルガモンのガレノスである。学問的水準の高い、闘争心旺盛な、エネルギッシュな男ガレノスは、偉大な、驚嘆すべきライフワークをしたことによって、何百年も続いた外科術を衰退に追い込むことに決定的に貢献した。このことを確認し、強調しないわけにはいかない。ここで問題にしているのは外科学であり、それにかかわりのある視点なのだから。

ガレノスはいや増した――彼自身の研究結果によっても豊かになった――古代の医学知識をヒポクラテスの思想の統一的原理で整理して全般的に叙述することを、畢生の課題とした。これは彼の次元だけではまさにシシュフォスの仕事であったが、彼は全エネルギーをそれに傾けた。しかしそれは、科学的知識とそれに基づいた、体液説の原理に逆らう行動方式を前にしても、なおほとんど解決しえない課題であった。またしてもこの問題の中心に――案の定――外科学があった。ガレノスは彼の医学のヒポクラテス的統一を非常に危うくしたくないなら、相異なる理論的基盤をもつ外科学という自立的な専門分野を許容してはならなかった[26]。したがって、ガレノスがそのような科学的外科学の代表者たち、とくにエラシストラトスとその信奉者たちに論駁・論難して一歩も譲らなかったこと、彼が外科職人を軽蔑したことはもちろんだが、ヘレニズム派の外科医に対してもよそよそしかったことは、怪しむに足りない。つまるところ、学問的教育を受けたヒポクラテス派の医者が必要と思い指示した数少ない外科的処置を行なうのをベテランの医師に任せることが、ガレノスの意図にかなっていたのだろう。

ガレノスが多くの世代の外科医から称賛をかちえたあの有名な手術は、このようにして行なわれたのだろう。レスリング学校で負傷した若者の化膿した胸骨の除去に成功したことである。少なくともガレノスが自ら執刀したということには疑いを禁じえない。彼の関心はむしろ、手術のあいだ目視できる鼓動する心臓にあった――人間（遺体）の解剖調査が大分まえからふたたび禁止されていた時代にあって、研究意欲をもっぱら動物解剖で満足させねばならなかったガレノスのような学者にとって、千載一遇の機会であった。ガレノスは若い頃ペルガモンで剣闘士医をしていて、外科の経験に富んでいたことはたしかだが、この手術の場面における彼を執刀する外科医というより、指導監督する教導者精神《スピリトゥス・レクトル》と見たほうが、しばしば激越な口調で表明された彼の考えにはむしろふさわしいだろう。

すでにローマに暮らしていた頃から、ガレノスは並なみならぬ権威のオーラにつつまれていた。しかしこのペルガモン市民は中世になって、医学の時代全体の、だれもが認める、いやそれどころか無条件に崇拝される王となった。中世においてはこの卓越した知識に驚嘆し、それを無条件で習得しようとつとめるほかなかったのである。だがその結果、外科と外科医にとって壊滅的な作用が生じた。ガレノスが古代においてもともとあった発展を強めたからには、向後彼の強大な影響力に鑑みて、ダモクレスの剣を落下させて外科学を発育不全の二つの部分に断ち割ってしまうにはわずかな一般的前提を付け加えればよかった。外科の理論は孤立した医学の余計物として干涸び、いっぽう、外科の実践は低劣な手仕事として荒れ放題になるだろう。そんな状態に、自他を高い基準で評価したペルガモンの偉大な医師はむろん、心底からショックを受けたことだろう。

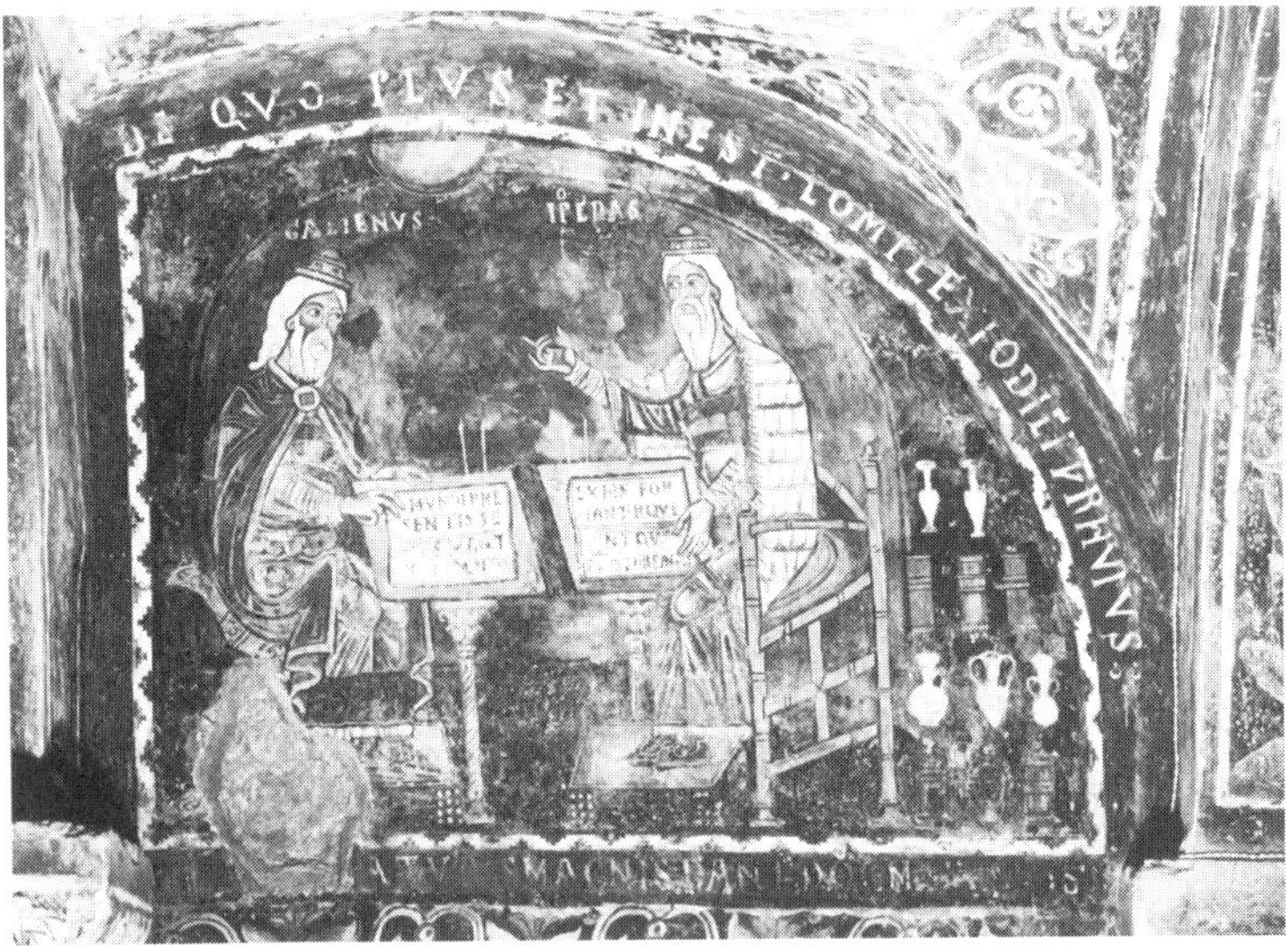

ヒポクラテスとガレノス
ヴァン・アナニ大聖堂の地下聖堂のフレスコ画，13 世紀

時代のはざまで

アドリア海沿岸の町スプリットの郊外にある工業地帯の真ん中、海岸へと下る傾斜地に古代都市の遺跡がある。そのかみ発掘されたが、とっくにまた草木が生い茂り、寺院や劇場を道路が横切っている。ごみの山の横に円形競技場の楕円を囲むどっしりした擁壁。崩落した碑銘 SPQR ――ローマの元老院と市民〔Senatus Populusque Romanus〕――の破片。

サロナといわれたこの町は、ダルマティア地方のローマ人入植地の中心であったが、めったにひとの口の端に登ることのない田舎町であった。ディオクレティアヌスがそこから南へ数千歩しか離れていないところに宮殿を造営させたとき、皇帝の威光が少しサロナへも差したが、やがて民族大移動の嵐のなかで潰え、生き残った住民たちは近くの、のちに新しい町――スプリット――の核となる主なき城塞の壁のなかへ逃げ込んだ。

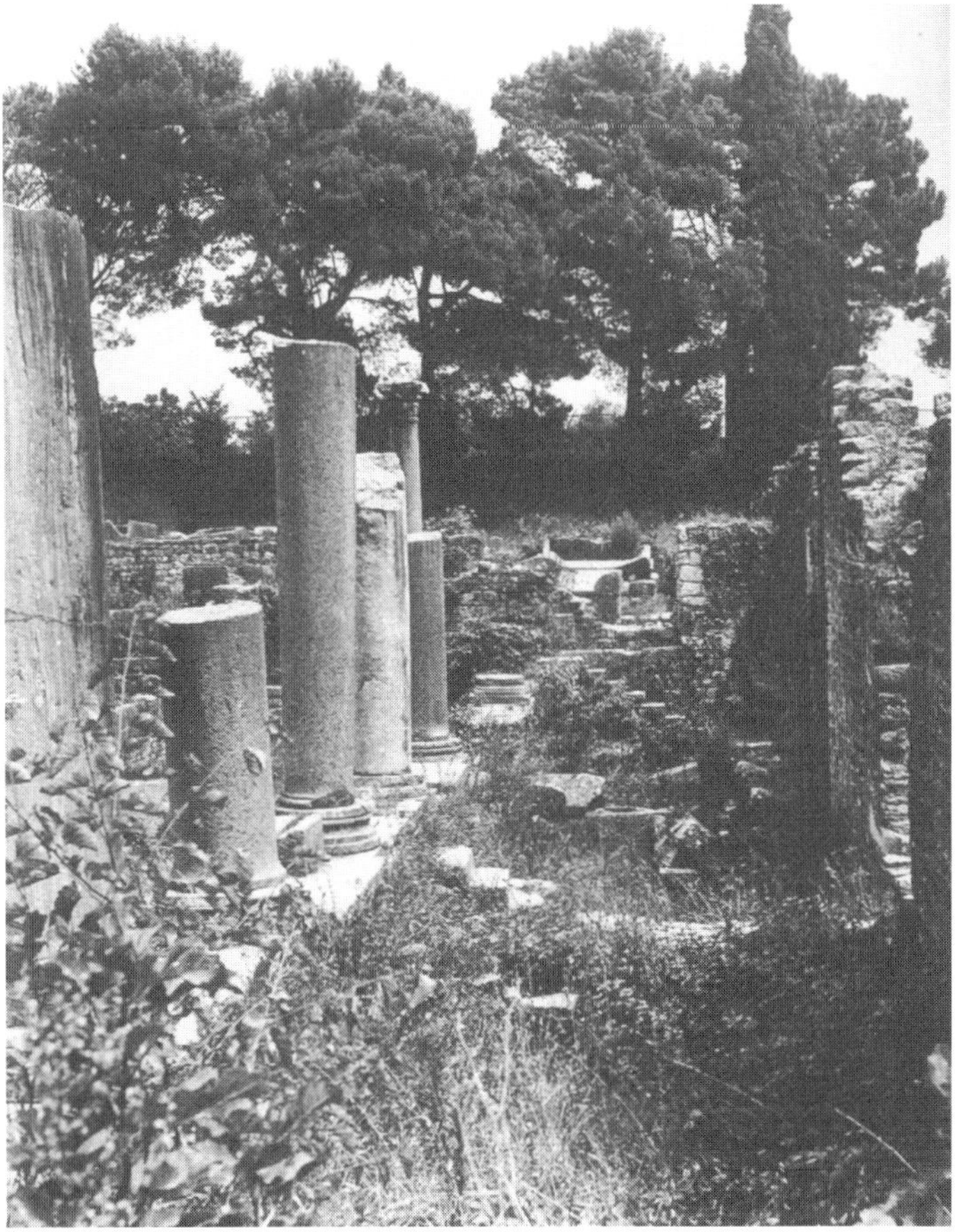

サロナの廃墟

サロナ市の囲壁の上を通って斜面を登り、さらに糸杉の下をくぐって「トゥスクルム」へと向かう、午後の炎暑につつまれた道はもの寂しい――建物の基礎の輪郭、水路の一部、列柱の基礎、熱い石の上の蜥蜴。

ここに立つと、西ローマ帝国が根本的な経済危機によって衰弱し、民族大移動の激震に屈したあとの文化的、経済的、わけても学術的損失がいかなる程度のものであったか、うすうす察せられる。

ここで付け加えておかねばなるまいが、かつて西ローマ帝国に属していた地域に主として注意を払うのは明らかに視野を狭めるものである。とはいえ、「赤い糸」〔かつて英国艦艇のすべての索具には一本の赤い糸が織り込まれ、それを抜き取ると全体がバラバラになってしまうところから、全体に一貫して流れるモチーフ、主題の比喩として用いられる〕をひどくもつれさせることなく外科医の職業史を説明するのに格好の出来事がこの空間にあるので、それを利用しない手はない。もちろん、医学史にとってビザンチン帝国やアラビア文化にみとめられる大きな意味は看過できない。とにかくそれらが外科医の日常に影響力をもっているかぎりは。

町々は存在意味を失った。地図上からすっかり消えた町もある。それでもなお役割を果たし続けた町々や新しい役割を見いだした町々の生活はより不安定に、より無秩序に、そしてより貧しくなった。人間、商品、思想のためにかつてブリタニアやアフリカ、スペインやメソポタミアのあいだにあった結びつきはもはやほとんどない。しょっちゅうある人びとの触れ合いの機会といえば、小競り合い、戦闘、遠征であったろう。こうして刃が交えられ、しかしまたこうして征服者と被征服民の文化が接触した。少なからずこの接触は、移動をはじめた部族がローマの勢力範囲の周辺に在住していたばあい、新しい接触ではなく、変化した接触であった。

　古代の没落後、あの時代の日常の現実は消え去り、忘れられた――そんな印象をサロナの廃墟は伝えており、外科医の日常生活の痕を探ろうとすると、その感は深まる。古代後期のいくつかの遺跡は遺されていた。たとえばローマとラヴェンナの医学校。そこと南ガリアでは、町医者がまだ医療活動に従事していた。征服者である王の侍医は医長《アルヒアトル》と呼ばれ、たいてい学問教育を受けていたが、非合理と暴力に満ち満ちた世界では彼らの学問の輝きも色褪せてしまった。ブルグンド族の女王アウストリギルディスは五八〇年頃大病を患ったとき、もし自分が死ぬようなことになったら二人の侍医を処刑せよと定め、そのとおりになった。奇蹟による治療がはやり、それには故意のまやかしもあったようで、医学と医者の評判は下がるいっぽうだった。依然として古代の伝統を引いていた医者たちは外科治療もしたと考えられる。とにかくなかにはそういう者もいたと思われるが、それにかんする情報は乏しい。こういうことはすべて大幅に低下した水準の遺物であって、新しい始まりではなかった。

　医学の衰退にあたって、専門化した開業医の外科の仕事はさぞかし荒っぽいものであったろう。ただでさえこれらの人たちは科学にほとんど注意を払わなかったのだから。彼らは職業に従事すべく国じゅうを渡り歩き、兵士の隊伍や、移動する人間集団に加わったかもしれない。彼らのための仕事はいつでもあった。こういう職人たちはあちこちでたいていの医療をやってのけ、そのさい、科学的医学の衰退によって空いたスペースを民間療法ばかりか迷信やいんちきで埋め尽くし、医師はおろか、医術の心得のある職人というよりはむしろ、呪医に似ていたと考えられる。

どうやらこういう展開は、多くのひとたちの感覚や信仰にかなっていたようである。如何んともしがたい底知れぬ危険の時代にあって、人びとはキリスト教の観念で不幸や病のなかに神意のしるしをみとめ、それがためにてきぱき動く手術の手よりも、治癒を約束する恵みの手を求めたのである。

衰退、四分五裂、不確かさのなかにあってぼろぼろになった科学の網が完全に裂けてしまうことがなかったとしたら、それはこの時代において教会、とくに修道院の存在と、ひとりの男、ひとりのローマ人のはたらきのおかげである。フラウィウス・マグヌス・アウレリウス・カッシオドルスという名のこの学識教養のある貴族は、東ゴート王テオーデリヒ大王に仕え、宰相として能力と賢さを兼ね備えていた。

カッシオドルスは医者の教育と活動の整備のためにテオーデリヒの宮廷の医師会に重要な役割をあたえたらしい。この医師会は古代後期の伝統にしたがっていたが、東ゴートの没落とともにおそらくなくなったのだろう。カッシオドルスが科学史にたいして彼本来の重要性を獲得したのは、彼がふたたび私人となって、南イタリアにある自分の所領に育成場《ヴィヴァーリウム》を設けたときであった。

この人は古代ならびに中世初期の諸対立を将来に役立てるべく知的かつ平和的に統一することに生涯をささげた。政治家カッシオドルスは、東ゴート人とローマ人をひとつの国家に結びつけようとしたとき、このことを試みていたのである。教養と学問の人カッシオドルスは、スキッラーチェ湾を望む山腹に位置する、古代のアカデミーと中世の修道院の特徴を兼ね備えた育成場でこれをしたのだった。ここで当時手にしうるかぎりの古代の書物が学ばれたという事実には、けっして過小評価できない意義があった。さしあたって入手できる文書は乏しかったけれども、この育成場で教養の衰退を食い止める画期的な第一歩が踏み出された。そしてまもなく、カッシオドルスが親しくしていたベネディクト派の修道僧やほかの修道会士たちが続いた。

中世の第一段階において、教会は学問に関心を抱き、学問を振興することのできた、ヨーロッパ的影響力を有する唯一の機関であった。なにしろ教会にとっては、比較的日の浅い宗教を伝統的な知識で基礎固めし、両者を調和させることが大事だったのだから（顧みて、この点に明らかに根本的な矛盾が現れている）。しかしながら、あの卓越した知識——その豊富さは今のところ感じ取るのが精一杯だが——を生み出した古代の学問の方法は、忘れられてしまっていた。そういうものを必要としなかったからであり、そのため、然るべき古代の著作物がまだほとんど再発見されていなかったという事実も、それを探そうという気をそそらなかったからである。とにかく、この発展におそらくどんな精神史的発展にもつきもののアンビバレンスが内在していたにもかかわらず、学問は——医学もそのひとつであった——さしあたって支持力のある、未来を確約する土台を見いだした。（アンビバレンスや内的矛盾も、概してそのような発展の本質のひとつに数えられるのではないだろうか。）この学問は、研究室や図書室の読書机で行なわれた。それは医学にもおおいにあてはまることであるが、そのばあい外科学、とくにその実践はほとんど役割を果たしていなかった。

しかし、医学は修道士たちによって学ばれたばかりでなく、実際に行なわれもした。なかには、領主の宮廷で侍医としてはたらいた者もいた。ほかの者は修道院の病室や宿坊で病気の同僚や近隣の病人、助けや看護の必要な人たちの世話をした。キリスト教のカリタスの原則が、ここで実践された医術と触れたのである——これこそ、未来をはらんだ重要な視点であった。不治の病に罹った人や死に瀕している人たちが、ますます医術の視野にはいってきた。さらには、飢えている人たち、凍えている人たち、宿のない人たちまでもが。中世初期の修道院では、仕事の重点は養護や司牧にあった。それに加えて——必要なばあいには——簡単な、もっぱら旧来の治療処置が行なわれた。しばしば文化的、経済的、そして行政的中心として地域的・超地域的重要性を獲得した修道院は、こうして住民の医療の一端も引き受けることとなったのだが、時代の水準は比較的低く、しばしばその範囲も不十分だったことだろう。医者は修道士か、さなくばそれに非常に近い人間であった。中世初期の医学は、理論においても実践においても大部分、教会や修道院の領域に属していたのである。

この時代、これらの条件の下で外科学はどうであったかという問いには、せいぜい推測で答えるしかない。遍歴する外科の開業医のことはすでに話した。いろいろな修道院が瀉血をしたり、浣腸をしたりする場所を用意していた。そこでは膿瘍を切開したり、傷に包帯をしたり、骨折を副子《ふくし》で固定したりすることも行なわれていただろう。これらの処置の多くは助手や下僕に任せられていたと考えられる。概して、これは簡単な治療の手仕事以上のものではなかったようだ。科学的・理論的背景——たとえば古代の重要な外科文書流の——は、あの早い時期には修道院に存在しなかった。とにかくそれを示唆するものはない。

しかしのちになって——一〇〇〇年頃——ナポリ北方のベネディクト修道院モンテ・カッシーノで、一躍有名になったある手術が行なわれた。のちのドイツ皇帝ハインリヒ二世の膀胱結石切開手術である。このことから、いくつかの修道院では外科学がかなり高い水準にあったとか、この間に然るべき発展があったなどと推測するのは、もちろん非常に不確かなことである。むしろ、修道士かほかのベテラン外科医が、この時まで南イタリアに消え残っていた古代の医学を念頭において執刀したと考えられる。

この手術の情報は、聖人ベネディクト自身が皇帝に施した奇蹟の伝説として言い伝えられた。それはとくべつな輝き、選ばれし者のオーラで支配者をつつんだが、しかしそれはそうした手術について報告する、最も信憑性のあるやり方でもあったようだ。無知と不安と無気力のなかで奇蹟を切望していた人間にとって、手術とその成功はほかにどう受けとめようがあっただろうか。

おそらく最も有名な外科の奇蹟は、聖人コスマスとダミアヌス〔ローマ皇帝ディオクレティアヌスによるキリスト教徒迫害の殉教者。伝説によれば二人は兄弟で、奇跡を起こす能力をもった医者。そのため医者と薬剤師の守護聖人とされ、ひとりは尿瓶を、もうひとりは塩壺を手にする医者としてえがかれる〕の名に結びついたものだろう。この二人の医師は三世紀にギリシャ人の入植地小アジアの南東海岸に住んでいたが、キリスト教徒として迫害され、水も火も彼らの命を絶つことはできなかったので、首を刎ねられた。言い伝えはパレスチナのある村に住む男のことも報じている。男は「傷めた」脚のことで二人の聖人に助けを求めた。彼らは初め疾患の重さに尻込みしたが、その後天使ラファエルの介添えで救護した。男が修道院で眠っているあいだに、彼らは傷んだ脚を切り落とし、若枝を木に接ぐように、四日まえに死んだ人の脚を胴につないだ。そのさい天使は、復活の日に必ずもとの脚に戻すことを抜かりなく示唆した。

時代と、おそらくはまた歴史を語るさまざまな意図は、伝説をいろんなふうに書き変えた。その最も目を惹く変更は、病人に片脚を献上したのは「黒いムーア人」だという噂があとで流れたというものである。しかし話の核心は変わっていない。病人はその後ふたたび丈夫な二本の脚で歩き回り、人びとは共に喜んで「神と親愛なる聖コスマスとダミアヌスに感謝した。……」[27]──人間の夢見た空想的な外科術と絶望的な時代における希望の予感である。

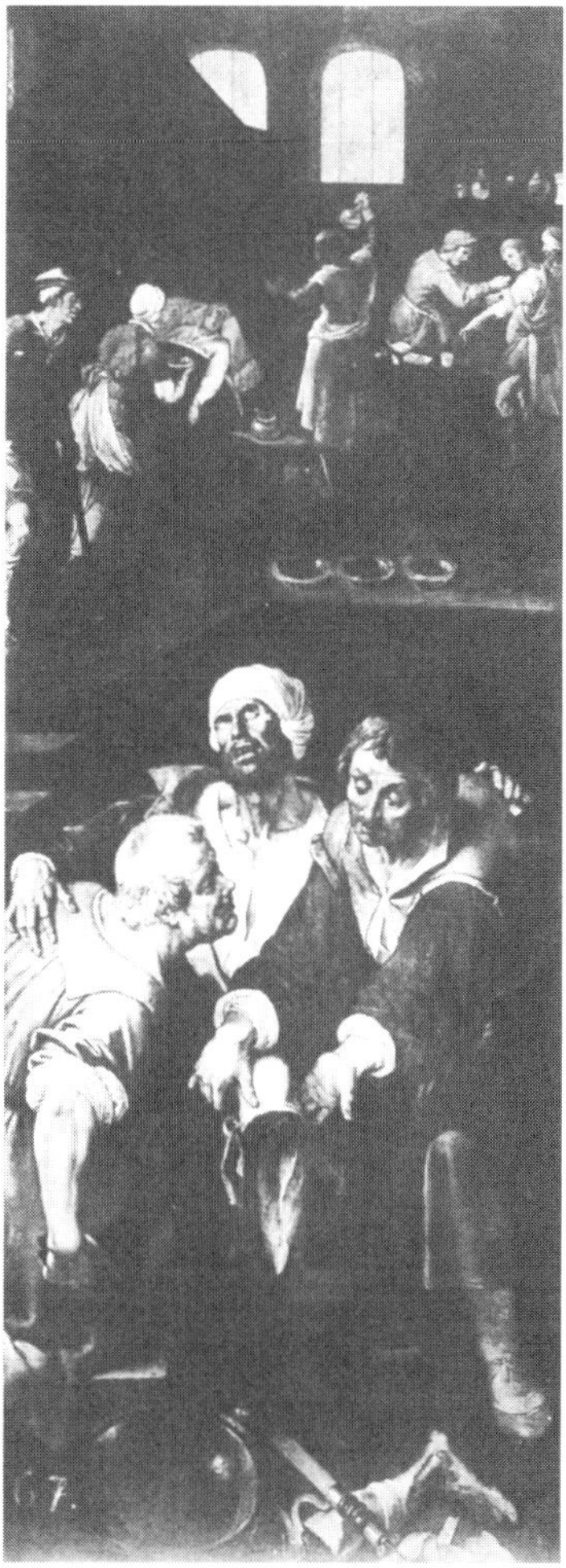

モール人の脚を移植する聖コスマスとダミアヌス
背景は床屋の店内。アンブロシウス・フランケン兄の絵，1610 年以前
王立美術館，アントワープ

外科の崩壊

ハインリヒ二世に膀胱結石摘出手術を施した男が、中世から――少なくとも間接的に――情報の伝わっている、多少なりとも重要な最初の外科医である。ほかの者たちは、あの初期の時代にいたとしても、すっかり忘れ去られている。

それからちょうど一五〇年後にひとりの外科医が現れた。その人については名前以外にも今少しわかっていることがある。ロジェ・フルガルディ、またの名をサレルノのロジェという。ナポリ湾沿いにあるこの町ではたらき、教えていたからである。

この二人の外科医は、かつてギリシャの文化圏に属していた南イタリアへ目を向けさせる。ここでは、実際に行なわれていた古代医学の残滓が時代の嵐を乗り越え、ほかの場所でのように中世初期の経過のなかで衰退してしまうことがなかったのかもしれない。いずれにせよ、サレルノに医師会が生まれ、さながらモットーのように「ヒポクラテスの市民」を自称し、学問的仕事のために教会の公準からの独立性を守りとおした。しかし「ヒポクラテスの市民」が彼らの掲げる高い要求に少し近づくことができたのは、一一世紀に地中海を渡っていくつかの古代の文書が多くはアラビア語訳のかたちで南イタリアに達し、苦労のすえラテン語に翻訳されたときであった。またしてもここで少なからず解釈による変更が生じた。しかし、こうした古代ならびにアラビアの知識との散発的な接触でもサレルノの医学に活力と影響をあたえるには十分であった。この医学の特徴を担った著作はフランスやバイエルンの修道院にまで達した。逆に、学生ばかりか熟練した医者までもがこの地で学ぶために遠くからやって来た。外科医ロジェ・フルガルディはサレルノ市の医者のひとりで、講義をした。手術のあいだもしたようだ。生徒たちのメモが書物にまとめられ、筆写され、改変され、補足され、他の外科医によって手を加えられ、おおいに広まった。外科の専門書の需要は大きかった。そしてサレルノのロジェの活動は中世において外科専門書が再興する初期の刺激となったのである。

これら一連の著作に反映されている経験はたしかに称賛に値するものであるが、これはつねにすぐれた外科学だったわけではない。いくつか知られた手術もあるようだが、手術をするのはきわめてまれか、まったく行なわれなかった印象を受ける。その時その時の外科医によってちがっていたのかもしれない。そこには実際の手順がほとんど思い浮かばないほど混乱した内臓のヘルニア手術の記述が見られる。たとえば、立っている患者の頭部の手術——頭蓋開口術かもしれない——を示す図解も、そんな著作の著者と挿絵画家が手術の正確な知識をもたずに、完璧を期すために引用したことをうかがわせる。そしていくつかの図に見られる額への十字形の切り込みは、いまわしいことに、重病の女に治療と称してこんな切り込みを入れ、悪魔を追い出すためにそこへ塩をすり込んだ十字軍の医師を思い出させる。可哀想な女はそれで死んだ。傍らに立つアラビアの医師は恐怖で顔を背けている(28)。

もちろんロジェ自身については、この初期の時代にしては驚異的なことをなしとげたと考えずにはいられない。彼は脈管の結紮や周絡結紮法、いろいろな縫合・結節技術、骨折を固定する包帯法を知っていた。ロジェは久々に腸の傷の縫合を再開した最初の人であった。甲状腺腫の手術もしたらしい。そのさい、出血の危険が大きすぎるように思われると、彼は毛髪製のひもを挿入し、化膿した炎症とその後に形成される瘡蓋によって甲状腺を小さくした。彼は頭蓋開口術を古代の達人の手法で脳皮を保護しながら技法通りに行なったが、月が満ちている折りにはこの手術をしないよう注意した。この期間は脳も増大するからである。

サレルノのロジェの感化を受け、イタリアや南仏にまで広まった外科学は、およそこんなふうであった。ロジェの影響を受けた著書はボローニャやモンペリエのような町々にも達し、それらの地で外科学は、サレルノの相変わらずぱっとしない状態をやがて凌ぐことになる。重要な外科医が現れ、もともとロジェのものである文書の内容を自身の経験や知識で豊かにし、しまいには自筆の著作を書いた。それらは彼らが優秀な執刀医の育成に本腰を入れたことを――一に――感じさせる。

しかしここでは、よく知られた個別の現象よりもむしろ、大部分名前を忘れられてしまった、それでも外科医の一般像をかたちづくっている外科医たちの職業と日常について話をすべきだろう。この関連でもサレルノの学校を挙げねばならない。

かつてノルマン人ルッジェーロ二世が自国シチリアのために定めた、医者に職業訓練の認可をあたえるのは「我が国の役人と判事」による審査後にすべしという決定を、ホーエンシュタウフェン家の皇帝フリードリヒ二世が再び取り上げた。フリードリヒ――「アプリア〔イタリア半島南東部の地方。ノルマン人が東ローマ帝国から奪い取ったのち、シュタウフェン家のもとで繁栄した。フリードリヒ二世はフォッジャに居城を置き、アンドリアにデルモンテ城を築いた。イタリア語名ではプリア〕の子」、行動力のある、カリスマ的な支配者、考え深い、腹の底の知れない懐疑家――は、あくまでも国内の学識ある医者の価値を認め、そういう医者の教育と認可の、斬新な、未来指向の法的規制を押し進める人であった。余、フリードリヒ、成功者、勝利者は法を定め……。

かくして一二四〇年以降、深い一般教養が医学の勉強の前提とみなされた。そのために古典古代の教育プログラム、自由芸術《アルテス・リベラレス》、すなわちかつてローマの自由人にその人格形成の一部としてふさわしかったあの学問が基礎におかれた。たとえば文法、修辞学、弁証法などがそのなかにはいっていた。それに続く医学の勉強は自由芸術とは反対に職業教育で、これは――フリードリヒの規定では――サレルノで行なわれ、五年続いて、ベテラン医師のもとでの一年間の実習で終了することになっていた。

高い水準の一般教育と専門教育、加えて実技。科学者としての医師像は中身も形式も国家によって普遍性をあたえられたのである。これは医者の職業教育と職業活動を整備しようとする以前の国家的試みにくらべて新しい、指標となるべき事態であった。ここで非常に注目すべき視点は、皇帝にして教皇の敵対者フリードリヒが自ら法律で定めた教育の任務を、教会と国家から完全に独立した機関——サレルノの学校——に任せたことである。いっぽうで彼は、国家行政機関の認可権を留保した。

一三二一年のある記録が遺っているが、これはこの文脈で説明として用いるにうってつけであるばかりか、そのなかに外科学と、ある女性——フランツィスカ、サレルノのマテウス・デ・ロマノの細君——のことが語られているという理由で、注目に値する。カラブリア公によって交付された文書である。「このたびの措置は一般国民のために人倫の尊さを守るものである。……フランツィスカは今王国の役所において、彼女が外科術を行なうにあたっての基本的なことにかんして、このような案件に慎重を期す判定を基に十分やれるとみなしうることを自ら示した。それゆえ、彼女はかしこくもこの術を行なう許可をたまわるよう、お上に切に願い出た。このフランツィスカはお上に忠実で、忠義な一族の出である。そしてわれらが父ならびにわれらが外科医たちの王国医師たちによる試験のすえ、外科術にいわば素人として十分［通暁している］と判明した。ただ女性にとっては、男たちの集まりに参加することは夫婦間の習いを損ない、ご法度である領分侵害の責めを背負い込まぬようにするには適当ではないかもしれない。しかしながら、法のお触れによれば治療術を行なうことは女性にも許されており、女性患者の治療には、人倫の尊さを慮れば、男よりも女のほうがもっと適していると当然考えられるので、ここに医術を行なう許可を彼女にあたえるものである。(29)」

女性が医学、とくにサレルノの外科学においてどのような役割を実際に果たしたのか、はっきりとは言えない。しかし、少なくとも「このフランツィスカ」のばあい、あらゆる留保にもかかわらず結

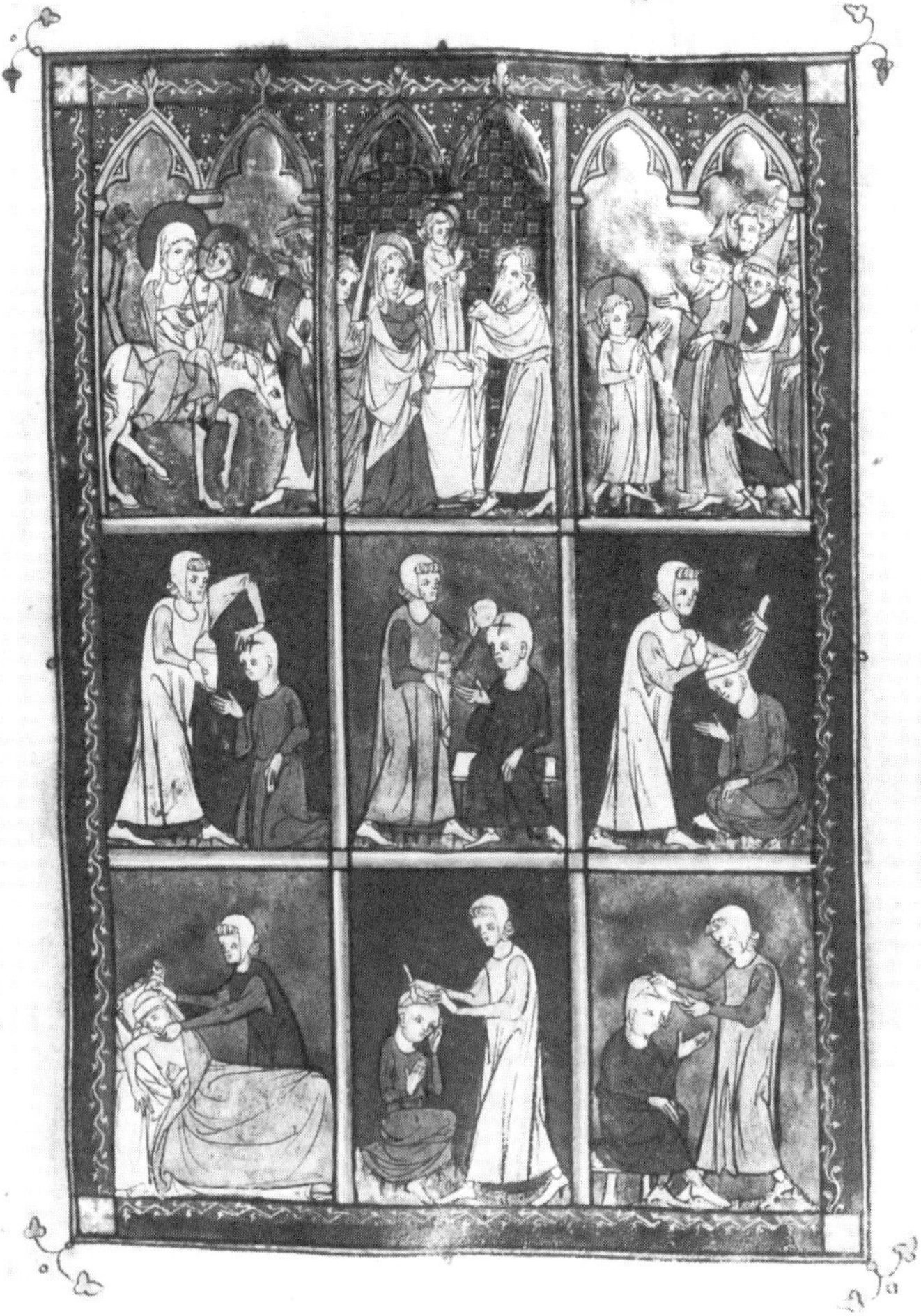

頭部手術
「外科術　ロジェ・ド・サレルヌ」, Sloane MS, 1977, fol. 3 から
英国図書館, ロンドン

局証明された知識と技能が決め手になったという事実は、なんといってもそのような立法に適度な理性と客観性があることを認識させる。それらもまた疑いなくあの時代の特質のひとつだったのであり、「暗黒の中世」などと軽々しく言われる言葉は、事実を正しくとらえるにはいかにも概括的すぎる。注目すべき印象をここで付け加えておこう。すなわち、過去においては外科術と女性の運命はどうやらある意味で比較可能な面をもっているようだということである。客観性と理性を特徴とする場所と時代はどちらにとっても有利だが、狂信と無分別は不幸だということがわかった。これはひとつの印象であり、それ以上ではない。議論の余地はあるかもしれない。

外科学にとっての来たるべき不幸の兆候は、もちろんホーエンシュタウフェン皇帝の医学立法のなかにもあった。営業をもっぱら外科術だけに限るつもりの者は、もっと短期間の教育を修了すればよかった。これはいわば、国公認の中間の道であった。外科医は完全な教育を受けた医師であるという原則がふたたび揺らぐいっぽうで、専門的な手職人の水準よりもあきらかに高い外科の水準が求められたのである。

国による試験と認可は、医療行為がもっぱら学問教育を受けた医者によってのみ行なわれることを確実にするはずであった。原則は明文化されたが、続く数百年間、その実施はきわめて不完全なかたちでしかなされなかった。(一八世紀に繰り返し問題が取り上げられ、そのときはかなりの成功をおさめた。)しかし、サレルノのために見いだされた研究体制は、その根本的特徴が時の経過とともにすべての名だたるヨーロッパの大学に引き継がれ、それは――幾分割引して――こんにちもなお認められる。

古い外科術の中心問題――水準の低い無理論の手仕事と「医術のお手伝いさん」か、それとも手術を旨とする科学的医学の専門分野か――は新たに、衝撃的に現れる。医学と医者の教育が、初期の大学で行なわれるようになったときである。これらの大学は修道院やカテドラルの付属学校から生まれた。その最初のものはすでにカール大帝によって、フランク王国の若い貴族を教育するために築かれていた。彼がそれを設けたのは科学のお膝元、教会の勢力範囲のなかにだった。一〇世紀のあいだにブルグンドのクリュニー・ベネディクト会大修道院から発した修道院生活の文化改革の枠内で、このような学校がさらに、聖職者の教養水準を広い基礎の上に立って高めるために生まれた。知識は、時の移り変りのなかで長く成功をおさめるための前提であった（し、いまもそうである）。

パリのノートルダム寺院の隣にそのような、なおもカール大帝に由来する学校のひとつがあった。そこの教師と生徒たちは一二世紀に司教の職権から離れ、セーヌ川西岸で自己責任による学校経営を始めた。もちろんそのさい、教会の枠内から出ることはなかった。彼ら――敬虔な者たち――は聖職者階級に属していたからである。教皇は結局こうした成り行きを承認した。この成り行きはヨーロッパ最初の大学の誕生を意味するものにほかならなかった。この大学の最も有名な教授団のひとつは、パリの司教座聖堂参事会員にして聖ルイ九世の聴聞司祭であるロベール・ド・ソルボンによって築かれた神学校で、それはのちにソルボンヌと呼ばれ、その名を冠した有名な大学となった。

同様の発展から誕生したパリやその他のヨーロッパの中世の大学は、聖職者階級の圏内に属していた。したがって、学問研究や教育において、神学的伝統の礎を学問的伝統によって固めることに主たる課題を見いだした。これは相変わらず理論的課題であり、その解決のために、なお手に入る古い、主に古典古代の著作が研究され、解釈され、それによってひとつの大きな仕事がなしとげられたが、もちろん、しばしば細かいことにこだわる間違った道も進んだ――重要であると同時に問題も多い科学史の一段階、スコラ学である。

スコラ学では実践は重要でない、価値の低いものとされ、大学では育まれなかった。必要とされなかったからである。このことは医学と外科学にとって、古い文献とその解釈について論争が起き、たとえばアダムには臍があったかなかったかということまで議論されるとか、瀉血の時は星座にしたがうとか、ペストの疑いのある者の隔離期間を、モーセやキリストが四〇年間荒野で心を浄めようとしたというので、それと同じ年数にするとか（フランス語の quarantaine〔40。検疫のための隔離〕はこれからきている）、尿観察が最も重要な診断措置のひとつとされる等々の結果をもたらした。いっぽう、実践的外科学はカリキュラムや医学者の関心領域からまったく消えた。

このプロセスのもうひとつ別の視点を等閑視してはならない。一二一五年、教皇インノケンティウス三世はローマのラテラノ公会議で、聖職者階級に「血なまぐさい」外科術を禁ずる決議を行なった。血を流すことはキリスト教に反するからである。ecclesia abhorret a sanguine ――教会は血を嫌う。以前の教皇たちも同様の指令を出したが、あまり功を奏さなかった。最後にインノケンティウスが主張を押し通したわけは、彼がこの時点で有していた絶大な権力というよりはむしろ、公会議の決議がスコラ学全盛の時代にあって豊饒な土壌の上でなされたという点にあったのだろう。生まれつつある大学は聖職者階級の機関であると同時に、スコラ学の牙城であった。インノケンティウスは公会議の決議によって教会のカノンに沿う以上のことをしたわけではないが、それによって、さなきだに進行していた発展を強めたのだった。

ダモクレスの剣は落下し、古代末期からあらかじめ指示されていた箇所に命中して、外科学を打ち砕いた。あとに残ったのは、外科学がおおいに必要としながら、外科学にとってからきし役に立たない道や間違った道に踏み込んでいた医学と――いわばまったく主がいなくて――ほぼ完全に医者や科学者ではない者たちの手にゆだねられた外科業であった。分離は医学と外科学のあいだに起こったのではなく、外科学を横断して――理論と実践のあいだに――起きたのである！

すでに常時存在していたあの専門化した外科業者らが勢いづいた。彼らの前途には、治療の手仕事がほとんど際限なくひらけていた。ここに生活費を稼ぐチャンスがあると見た浮浪者、落ちぶれた拷問吏、羊飼い、ペテン師、自堕落な仕立屋、堕落僧、脱走兵がいたことはたしかだ。彼らは落ち着きなく、好んで放浪生活をしながら、そのチャンスを利用した。彼らの仕事は無能と粗っぽさが特徴であったと思わざるをえない。これらの男たちはいかさまやいんちき療法をさえ恐れなかったろう。治療職人がますます悪評をこうむる羽目になった理由は、主としてこれらの連中にあったかもしれない。

しかし、治療術を心得た実践家のなかには誠実に、手堅く仕事をする人たちもいた。彼らはこの悪評と戦わねばならなかった。そして職人としてほかの職人たちのなかに居場所を求め、秩序ある暮しと定住地を得ようと努めた。中世諸都市におけるインヌング、ヴェルク、アムト、ギルド、ツンフト（一部意味の違いをもつこれらの名称がどうであれ〔いずれも「手工業者の同業組合」のこと〕）の誕生とともに外科職人たちは、自分たちも自分の生活や仕事、後継者の育成等々のために同様の組織形態を、社会に受け入れられ尊重される地位をいよいよ見いださねばならない状況におかれたのである。

中世には別の職人グループが生まれた。彼らもじきに外科業にたずさわるようになり、同じような状況におかれた。ここでも——このことは言っておかねばなるまい——教会と皇帝は完全には無視できない存在であった。問題は髭であった。一〇九二年、ルーアンで公会議がひらかれ、その結果のひとつに髭を生やしてはならぬという修道士への禁止があった。これは言うは行なうよりも易しだった。しかし時とともに、規則正しく髭を剃ることが聖職者のあいだに浸透し、それがさらに手本となって広まったのかもしれない。違った見方もある。伝説が語るには、キフホイザー〔チューリンゲン州とザクセンアンハルト州の境界にある森林の多い山地。伝説によれば、ここには多くの皇帝、わけてもフリードリヒ一世バルバロッサが住んでいた。ハルツ山地南部で最大のカルスト洞窟、バルバロッサ洞窟がある〕の地下深く、皇帝バルバロッサが大理石のテーブルの象牙の椅子に座して眠っている。そしてコクマルカラスが山の周りを飛んで、彼に「帝国の統治権」をもって地上界へ戻る合図をするのを待っている。これは信じたいところだろう。しかし、そのあいだにバルバロッサの髭がのびてテーブルを突き抜けたというのはいささか眉唾である。なぜなら、皇帝フリードリヒ一世バルバロッサは「帝国の威信のために」理髪師が彼の赤い頭髪と髭をせっせと刈り、縮らせるよう気遣っていたからである。——全体が意味するのはこのこと

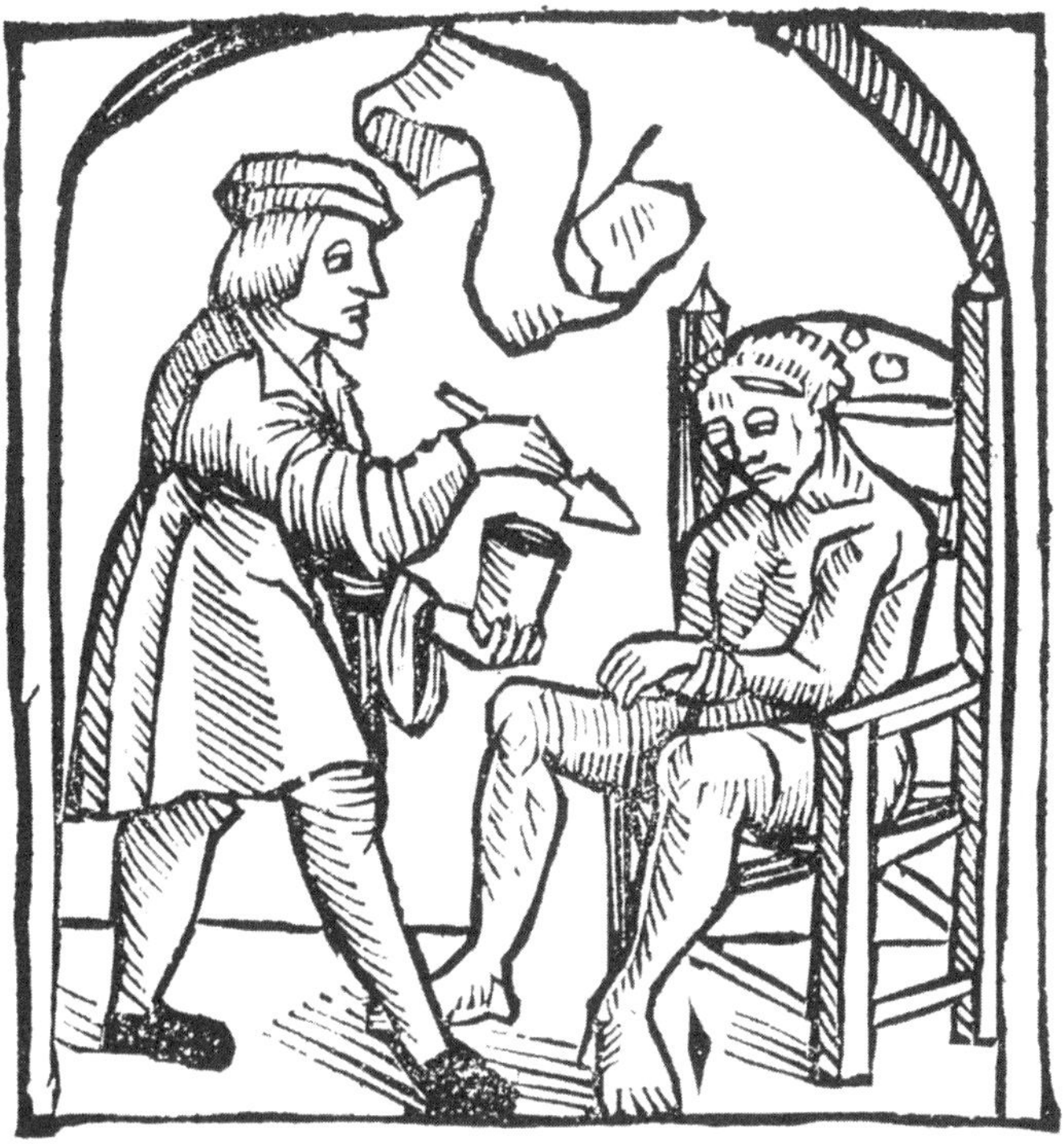

外科医
木版画，16 世紀初め

である。およそ一二世紀から一三世紀にかけて、髭剃り、散髪、髭と髪の手入れが流行し、それにともないこの仕事を引き受けて、それで金を稼ぐ連中が現れた。床屋である。

客の顔に鋏と剃刀を使うこと、時にはあごにできた小さな切り傷の手当をしなくてはならないこと、さらにはほかの身体の部分にできた疣を取り除いてほしいとか、膿瘍を切開してほしいとかいう要望は床屋にとって、外科の技能も身につけてそれを利用しようという元気づけになったかもしれない。少なくとも床屋は早くから、骨折や脱臼の処置までかなり手広く治療の仕事も引き受けた。もちろん彼らの多くは危険を伴う大きな手術——たとえば砕石術とか内臓のヘルニア手術など——はいやがった。理由の一部は手術の腕前が不十分だったためであり、一部は評判を傷つけ、生活を危うくするかもしれない失敗を恐れたためである。そういうものは遍歴する手術師に任せられた。この連中はそそくさと報酬を懐にするや、すばやく姿をくらましたのだった。

ちなみに湯屋も治療の仕事にたずさわった。湯浴みの風習は帰還する十字軍によってヨーロッパへもたらされたのかもしれない。しかしまた市民の住宅地や軍の駐屯地に印象深い入浴施設をつくったローマ人のことを思い出してふたたび広まったのかもしれない。湯浴みははじめは皮膚病を減らすために利用されたが、やがて男女の楽しい娯楽になった。湯屋の「外科術」は通常は吸血法や膏薬を煮たり塗ったりすることに、時とばあいによっては、なお瀉血法に限られていた。

これらいろいろな治療職人たちの仕事の面での解放はどこでも同じように進んだわけではない。自立した同業組合と認められるためには、職人たちはお上——通常は市当局——の保護を受け、その裁

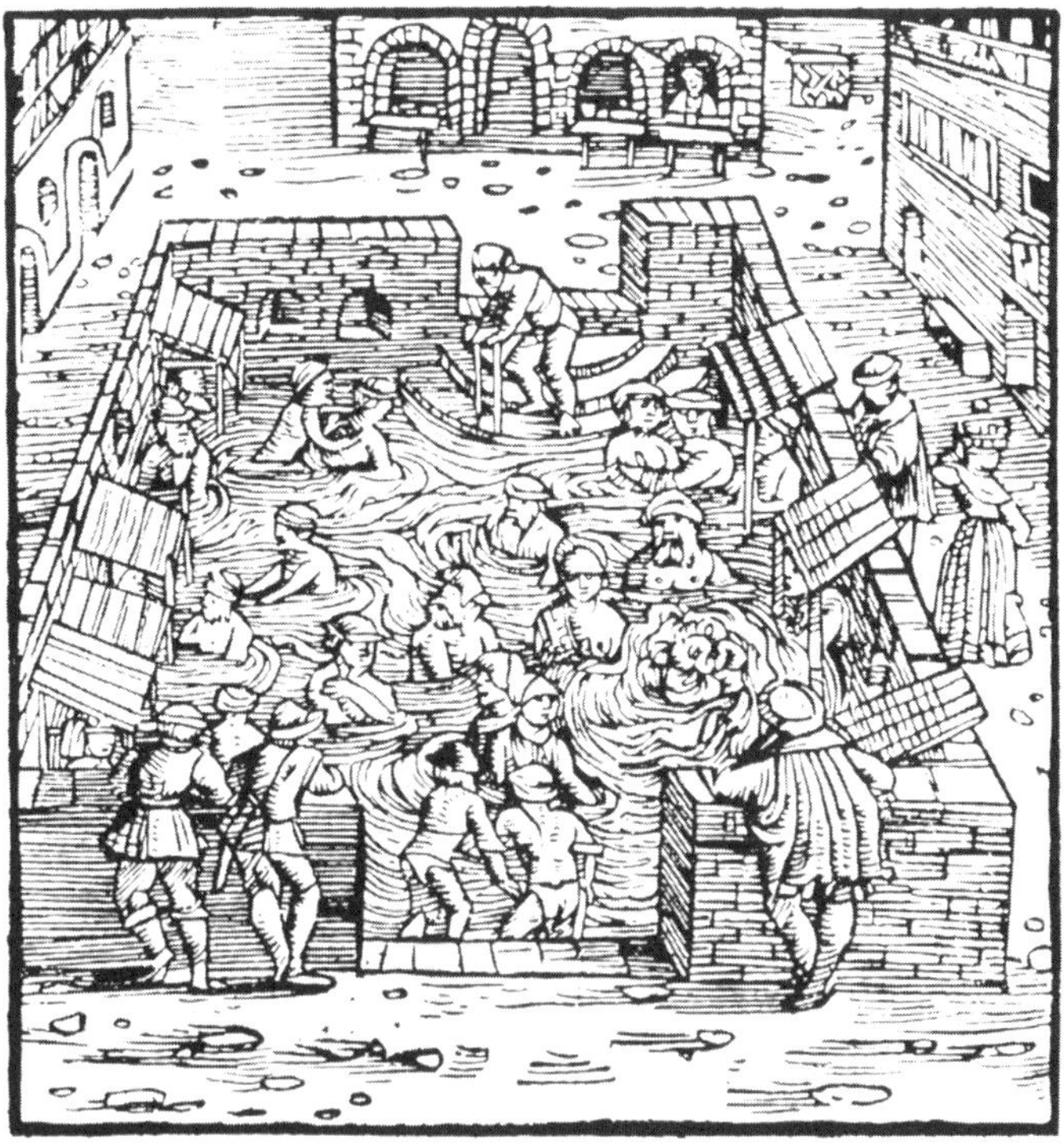

中世の浴場シーン。木版画
J. シュトゥンプ『スイス年代記』，チューリヒ，1548 年から

判権にしたがわねばならなかった。おそらく最古の外科医組合は一二六〇年にパリで生まれた聖コスマスと聖ダミアヌス組合《コレージュ・ド・サン・コーム・エ・サン・ダミアン》であろう。この二人の聖人はその後多くの外科医団体の守護聖人になることとなる。モンペリエにも、定住し、見たところ組織化された外科職人たちがすでに一三世紀に現れた。それどころか、ここではやがて大学と実り多いコンタクトをもつようになった。

ドイツの町々では古い職匠組合が新しい外科医団体の発生を嫉妬深く阻止しようとしたようだ。そこで職人の出生届にはこう記された。「提出者は嫡出子であり、農奴の身分とはまったく無縁で、床屋でも、湯屋でも、ヴェンド人〔ドイツ中東部と東部アルプス地方に住むスラヴ人〕でもなく、真正なるドイツ国民である。[30]」一五三四年にはまだシュテッテンの居酒屋政論家は町の下っ端役人、羊飼い、遍歴楽師、鋳掛け屋、税官吏を「信用ならぬ」、はっきり言って恥ずべき職業だときめつけたばかりでなく、床屋も同断だと言っている。床屋はそうこうするあいだに自分たちでちゃんと組合をつくっていたけれども。そういう職業をもつ父の子は、「まっとうな」職人の組合に受け入れてもらえなかった。しかしこれは遅れた例外だったようだ。一四世紀と主に一五世紀には、大多数の都市で外科職人の組合は、とくに評価が高いというわけではないけれども公認の組合のひとつだった。ギルドやツンフトの序列では、たいてい中位を占めていた。

ここでひとつの結論を出そうとすれば、それは、原則として変わらぬままおよそ一八世紀末まで――五百年間！続いた外科医という職業の、過去のひとつの状態をなぞることになる。ちなみにここでの問題は外科医の職業であって、外科学そのものではない。

これらの外科医たちは通常、医学とは無関係に暮らし、仕事をしていた。それには、彼らの活動がルネサンスまで中世を支配した学問、スコラ学の誤謬から守られてきたという長所があった。しかし他方では、これは長いあいだ決定的な短所をもたらした。すなわち、これらの外科医たちはとくにルネサンス以降始まっていた、外科学にとって重要な科学の発展にろくすっぽ関与できなかったのである。このことは外科の職業活動全般にわたって、しだいに障害、災いとなりはじめた。するとすぐさま、この問題に向き合う外科医たちが現れた。彼らは創意工夫に富んだ人間として――パリやロンドンにおけるように有名な外科医連の枠内で、あるいはいろいろなドイツの都市におけるように傑出した個別現象として――いろいろなやり方で理論を、そしてその結果職人外科術の実践をもっと高い水準にもたらし、わけても外科医の名声と社会的地位を医者のそれに近づけようとし、医師両職業グループの違いを問題にしなかった。

外科医という職業の過去のこの様相は――一見単調にみえるかもしれないが――内的緊張と差し迫った矛盾にあふれていて、玉虫色に光る極彩色の多様性を呈している。

床屋、もぐり職人と外科医　ロストックからロワまで

状況を再構築してみるなら、時代は一六世紀半ば、それ以上の厳密な規定は必要ない。所はロストックの聖母マリア教会、このハンザ都市の司教座聖堂としよう。内陣回廊の礼拝堂のなかに樫の木から彫られたゴシック調のトリプティクがそびえている。黒ずんで、少し埃をかぶって、金銀細工の飾り格子のあいだに今も聖人の像が立っている。等身大より大きいロフス〔民間信仰における一四世紀の聖人。ローマへの巡礼途上イタリアでペスト患者を看護、治癒させたが、みずからも感染したという。ペストや疫病に対する守護聖人〕とセバスチャンとアントニウス。その左隣の扉には、それより少し小さい聖コスマスと聖ダミアヌス。このロフス祭壇は床屋と外科医のギルドによって建立され、この教会に会したと考えられよう——あちこちにそんな習慣があった。

親方の会合は、「組合長」によって決められた。選ばれた二人の親方がギルドの長となり、市参事

会でギルドを代表し、二人の会計係にささえられて組合費や罰金を徴収する。召集状を届けるのは、いちばん若い親方である。したがわなかったり遅刻したりして、役員総会の高い権威を損なった者は、手厳しい罰を覚悟せねばならなかった。一般に、ギルドの一員が組合の名声を損なったり活動を妨げたりしたら、たちまち金銭、ビール、ワインとかロウソクの油脂といったかたちで罰を受けたようだ。話に罵りの言葉をまじえた床屋も、瀉血の血を樋に流した者も、ほかの床屋兼外科医から患者を横取りした者も、「もぐり職人」や他所者の非組合員といっしょに仕事をしたり職人《ゲゼレ》〔徒弟制度で親方と徒弟の間の存在〕として雇ったりした者も、ひとしなみ罰せられた。罰への関心が共通のものであった理由には、徴収した飲み物は腐らせるわけにはいかないのだから、いつかみんなの楽しみに供されることになるということもあったかもしれない。ギルドの監視役を担った二人の市参事会員も罰の科料に関与した。彼らは「ヴェッテヘル」と呼ばれ、「ヴェッテ」とはこのばあい、罰金とか裁きの意味であった〔なればヴェッテヘルは「裁き主」とでも訳せようか〕。

召集にしたがい、親方たちは膝まで届く衣装をまとって（長衣は医者に留保されていた）教会にはいり、うやうやしく挨拶を交わして、各自の椅子に着席した。そのなかに一人の女性がいた。親方亡きあとベテランの仲間に助けられて営業を続けてきた未亡人である。彼らはみなこうした会合の重要性をよく知っていた。ここで話し合われ、物事が決められた。彼ら——天井の高い、いかめしい教会の薄暗がりのなかに集う一〇人の矜持をもった職人たちにとって、これは大事なことだった。祭壇の上には信仰篤い床屋兼外科医の寄進した燭台と、ロウソクの光に照らされた台付き杯が輝いていた。

祈りのあと、組合長が立ち上がり、棒に巻いたギルドの定款を記した羊皮紙をひらき、年二回のならわしにしたがって本文を読み上げる。これはギルドのメンバーが市参事会の承認を得て自分たちの利害を守るために自らに課した規則を忘れないようにするためである。たとえば役職につく親方の最大人数が定められていた。存在基盤をせばめないために、その数を超えてはならないのである。細かい規定はもぐり職人やいかさま師、概して他所から来る競合者を排除するためのものである。たとえ教育を受けた熟練の同業者であっても、他所者ならためらわずにせ医者ときめつけたからである。しかしロストックのひとたちは賢かった。遍歴医者でも、当地の親方連にない腕前をもっていれば、たとえば膀胱結石手術の心得などがあれば、少なくとも一時容認したのである。ほかの規定は「親方資格試験の実技」にかかわるものであるが、この試験は通常、床屋組合と市参事会の面前で行なわれる各種膏薬の調合と詳しい説明にあった。

その他多くの条項――料金、罰金、相互扶助、式典、葬儀等々にかんするもの――が読み上げられたのち、「巻物」は見事な彫り物が施された櫃に戻される――次の回まで。

町民として運と金で空き家になった床屋の店を手に入れることができ、組合に加入する資格ありとみなされた年若い親方が、初めてそのような集会に参加することとなる。彼は、すでに市参事会と床屋組合の面前で行なわれた試験のあとでやったように、「巻物」の規定をきちんと守るつもりであると固く誓う。もうひとりの親方は内心ほっとしたかもしれない。なぜなら、これからはあの新参者が最年少の親方であり、使い走りと組合の出納係をやらなくてはならないからである。

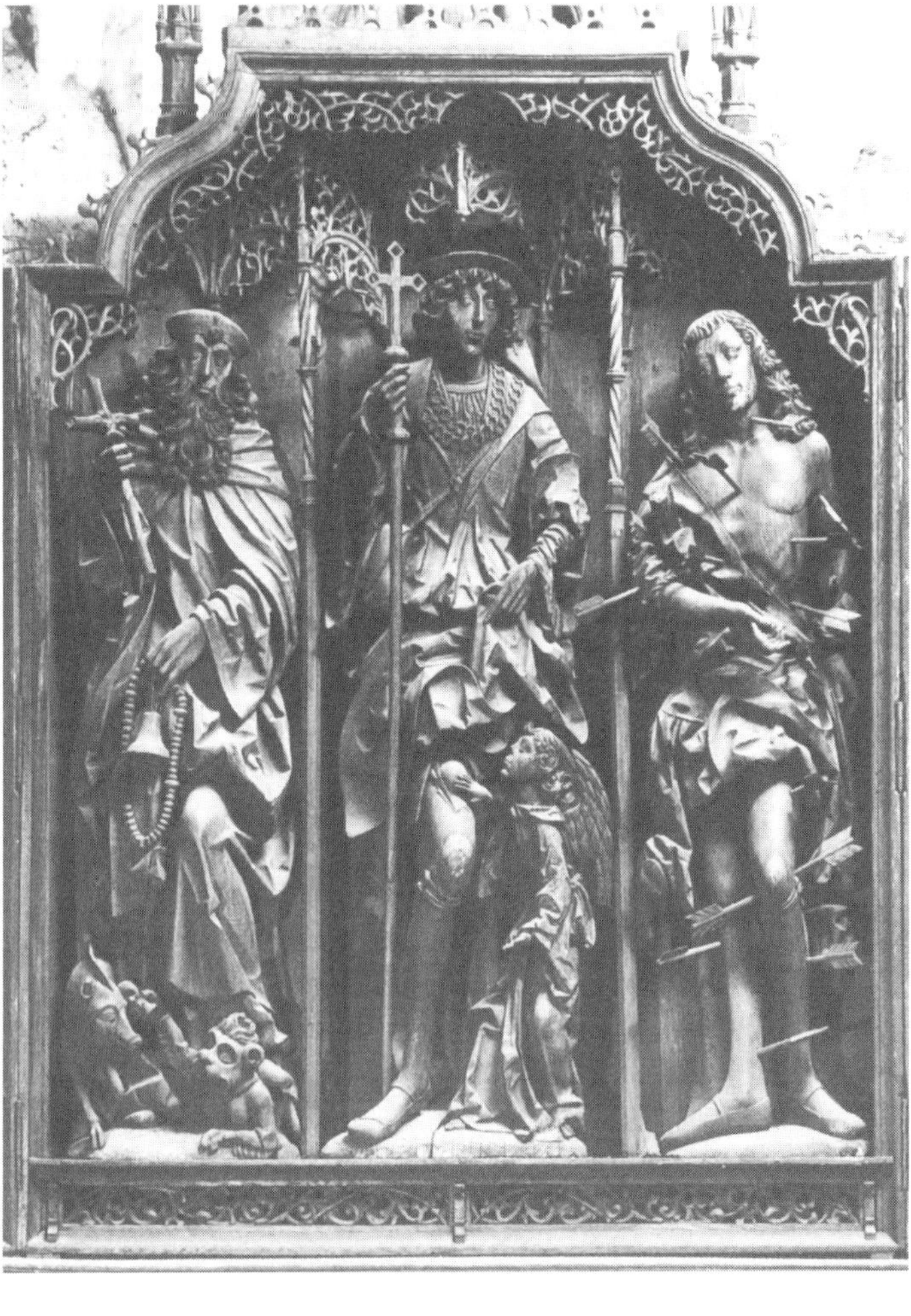

ロストックの聖母マリア教会にあるロフス祭壇の中間部分
左からアントニウス，ロフス，セバスチャン

総じて、そうした会議のあいだも組合内に厳然と存在する順位が感ぜられるだろう。支配的な人物はもとより二人の組合長であるが、御用理髪師も重要な役割を果たした。契約で市参事会に雇われ、特別な誓約によって責任を負った彼には、「診断」と「一番包帯」の権利と義務が課せられた。これは可罰行為による傷害があったばあい、彼が最初に検視し、最初に包帯をするということを意味した。彼よりまえにそういう負傷者を治療することは、だれにも許されなかった。さらに裁判にあたっては、御用理髪師は鑑定人のはたらきをした。通常彼は年輩の熟練した怪我治療師であったが、市参事会が市外から募集し、無料の住居や穀物と木材の年次供給を確約することもまれではなかった。御用理髪師——のちには市認定外科医とか市認定怪我治療師と呼ばれた——が組合に所属していたなら(必ずしもそうとはかぎらなかった)、組合の諸問題において彼の発言はさだめし聞き捨てにはできなかっただろう。

親方たちは会議で多くの問題を討議せねばならなかった。組合は町の防護のために六人の武装兵を用意しなくてはならない、という付帯義務があった。ことによっては自ら甲冑に身を固め、槍を握るのがよいのか、それとも傭兵を募ったほうがいいのか。呼び寄せた床屋が必要と見た外科処置を自分たち監視のもとでやらせた医師たちとの関係も話し合われた。それは再三摩擦のきっかけになった。なぜなら、外科業を営む床屋のほうがそれを商売としない医師よりもよくわかっていることが多かったからである。患者が他所者の非組合員の外科業者のほうへ逃げる事態を避けるためには、困難な症例では親方同士が手伝い助言しあうことが大事だということも、時の経つにつれてわかって来た。最

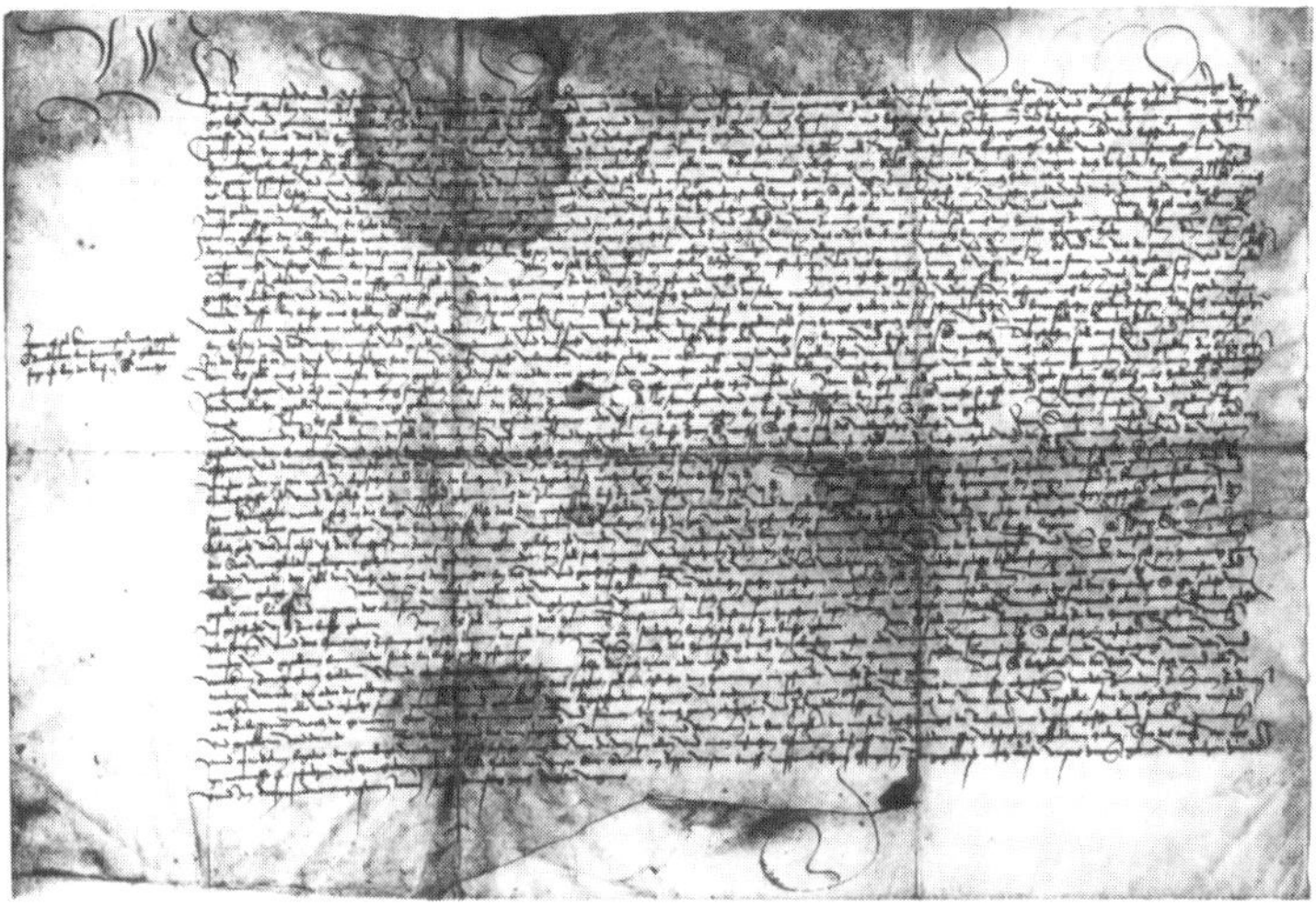

1494年に市議会が承認したライプツィヒの床屋の組合規定の条文
ライプツィヒ市立文書館

後になお明らかにせねばならぬことがあった。次のハンザ会議にはだれが赴いて、他の「ヴェンド人都市」ハンブルク、リューベック、ヴィスマル、シュトラールズント、リューネブルク〔リューベックと同盟を結んでいたこれら諸都市はハンザ同盟内でこう呼びならわされていた。ロストック、グライフスヴァルトも〕等の理髪師・怪我治療師組合の代表者たちと会うか。彼らとは定期的にコンタクトをとり、経験をわかち合っていたのである。……

ロウソクが燃え尽きる。一同は祈りを唱え、教会を出る。最初はゆったりした足取りで、それから足早に。近くの酒場で盛大な饗応が始まる。これをもうけるのは新参の親方の義務なのだ。でも、注意！ ここにも「巻物」の鉄則があった。手でふさいでもなおビールを注いだ者は、「情け容赦なく」支払いを求められるのである。

「団結は強し。」これはハンザ同盟のみならず、広くヨーロッパに生まれたギルド制度のモットーと言えるだろう。しかし、理髪師や外科医を目ざす若者の道のりは長く、困難だった。挫折しなかった者でさえ、ギルドの親方になる目標を達成するには、しばしば運と偶然の助太刀が必要だった。床屋兼外科医の通常の誕生過程を一瞥すれば、この職業像のさらなる視点が明らかになる。それに今は、主として教育期間中に伝授された彼の専門的な、とくに外科の技能について、いわばグレートヒェンの問い〔困難な状況においてなされる、態度を決するに必要な、答えに窮するいやな質問。ゲーテ『ファウスト』で、グレートヒェンがファウストに向かって『それで、あなたは宗教をどうお思いになるの』と尋ねたことにちなむ〕をなすべき時だ。この目的のために、さしあたりハンザ都市の外科職人の話を続けよう。

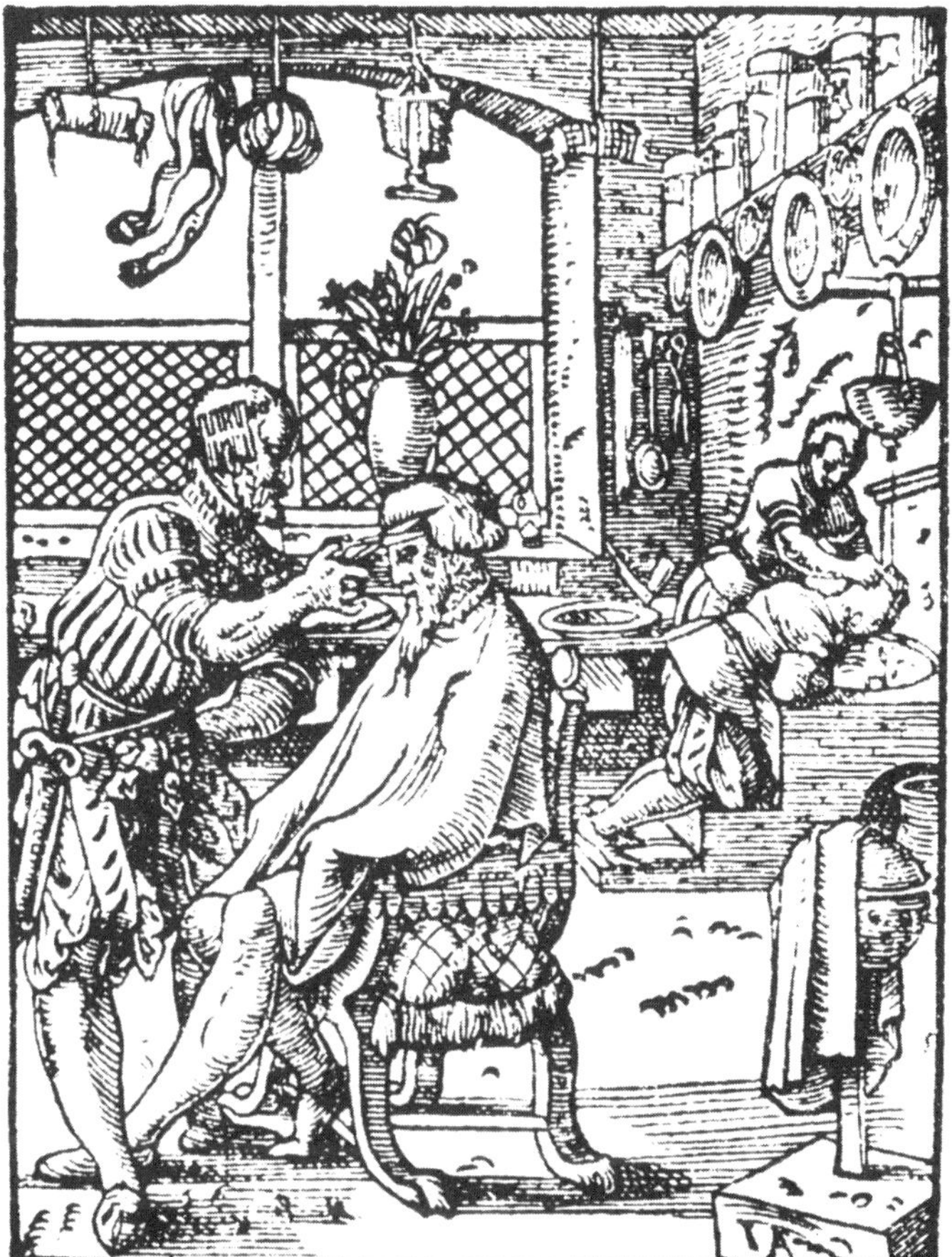

理髪店。ヨスト・アマン作の木版画
『全階級記』，フランクフルト，1568 年から

床屋の徒弟になるには、まずもって金が必要だ。多くの親にとって、組合へ二ポンドの蠟と樽半分のビールを差し出し、学籍登録料を支払い、組合の金庫に醵金をし、さらに徒弟期間の始めに支払う授業料の「二マルク・ズンディッシュ」（これは大金だった）と終りに支払う同額の金を節約して残し、最後に各組合長に「ワイン一壺」を寄贈することは、つらかったかもしれない。もちろん嫡出子でなくてはならず、ほかにも、のちの市民権獲得の妨げになるような欠陥があってはならなかった。おまけに、徒弟が親方のもとから逃げたばあい、二名の保証人が経済的損失の責任をとらねばならなかった。こうした類いの規則が、徒弟のためのとくべつな「巻物」に書き記されていた。

当時、徒弟には――当今ではそんな気がするが――辛抱するよりも逃げ出す理由のほうが多かった。まだ夜も明けやらぬうちに起こされ、釜に洗剤の溶液を入れ、器具を洗ってぴかぴかに磨き、櫛を洗い、「包帯」を補充し、薪を割り、それを台所に運び、さらに井戸から水を運び、窓の桟を拭き、親方や兄弟子の靴を磨き、鳥の餌やりも忘れてはならなかった。すべてを手早く片づけないと、牛の鞭とお近づきになった。そのあと埃を拭い、枕をはたき、お店の床を磨く仕事が待っていた。文句を言おうものなら、「口もとをぶん殴られ」た。親方や兄弟子の命令をすみやかにやらなければ、「もっと手ひどく殴られ」た。そのうえ、神様の言葉を大切にしなければならなかった。徒弟が実際に床屋の仕事の、ましてや外科術の何を教わったのか、しかとは言えない。それに大きな関心をもち、この関心がすぐに失せてしまわなかったら、彼はあれこれ仕事のこつを見て覚え、あとから自分でそれをやってみたことだろう。いずれにしても、二、三年後には、組合から職人《ゲゼレ》として認められた。徒弟修業

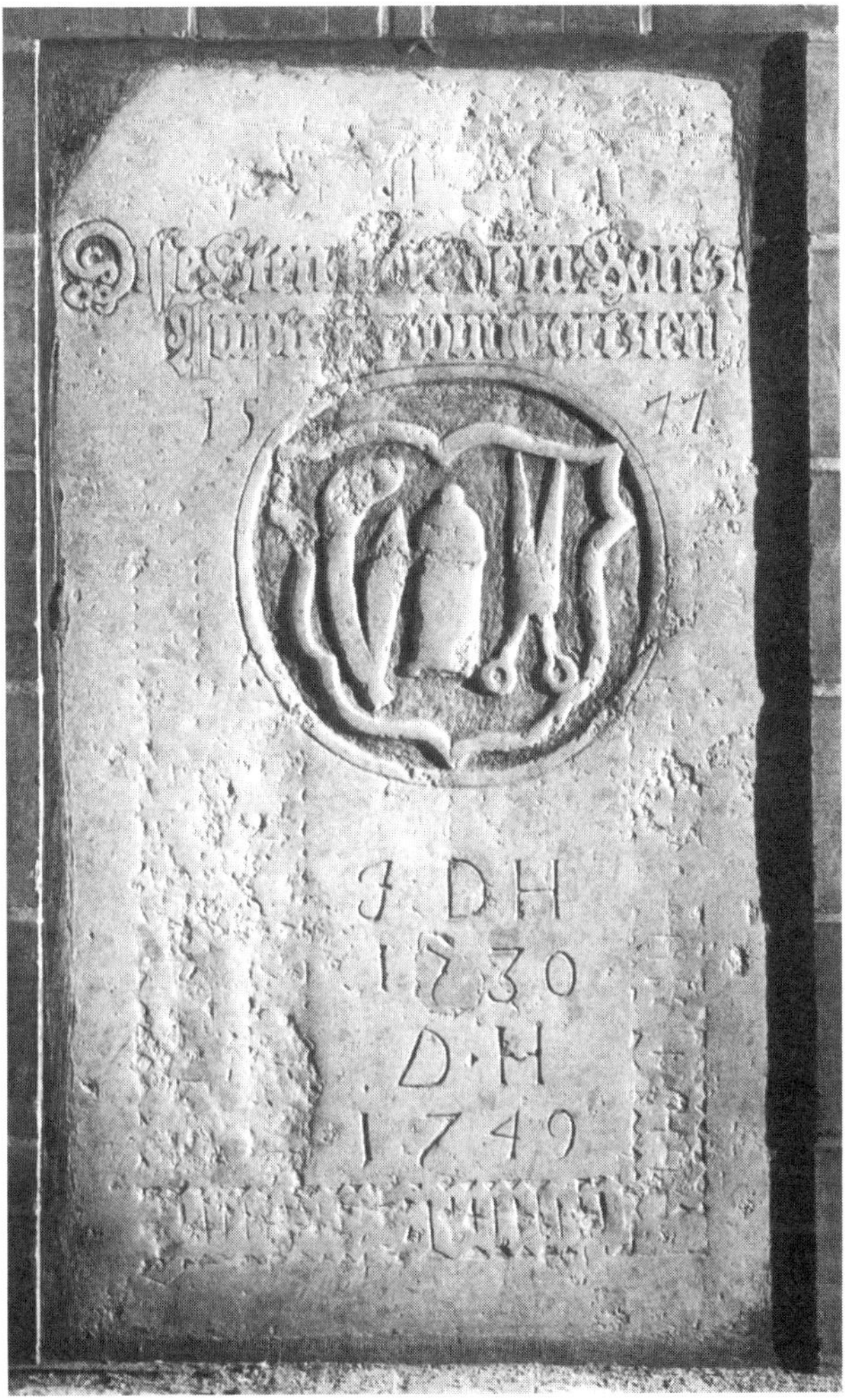

クレーペリンの福音主義教会にある「外科医職全体」の墓石
16 世紀。紋章に剃刀，軟膏壺，鋏が見える

証書――高価な羊皮紙に書かれ、封がされていた――もこれまた数マルクかかった。

職人たちはもっとましだった。とにかく徒弟よりはよかった。だが、彼らは親方や組合との関係に生ずる絶え間ない、隠れた、あるいはあからさまな緊張のなかで暮らしていた。親方は職人に対して大幅な援助を要求した。職人は親方の家に住み、終業のあとも許可がなければ外出できなかった。夜九時過ぎに帰宅したら、扉を開けてもらえなかった。自分で家の鍵はもっていなかったらしい。ハンブルクでは結婚した職人を雇ってはならぬと組合がはっきり定めていた。

職人が無許可で外泊したり、娘を誘惑したり、何であれ言うことを聞かなかったりすると、親方を笑いものにしたり、一存で包帯をしたりすると、追放も辞さぬきついお仕置きが待ちかまえていた。追放は良き市民生活の終りを意味した。いざこざで解雇された職人は、ほかの組合親方には雇ってもらえなかった。隣町でも困難にぶつかった。しばしば残る道は、渡り歩くにせ医者の仲間入りをするか、軍隊で下っ端軍医として奉公するか、「アイスランドの船乗り」として捕鯨船に雇われるしかなかった。家庭や家族を、親方の免状と自分の理髪店をもちたいという希望は――まだ抱いていたとして――葬ってしまうしかなかった。

このような情況に直面して、「徒弟や雇い人」たちは早くから――一五世紀頃――自分たちの立場をもっとましなものにしようとし、自分の「仲間《ゲゼルシャフト》」と連携することに活路を見いだした。当時「ゲゼレ」〔親方と徒弟のあいだの身分である「職人」であるが、「仲間」の謂もある〕という概念がよく使われた。リューベックでのように親方たちは反対したけれども、職人組合は自分たちの約款を押し通し、市参

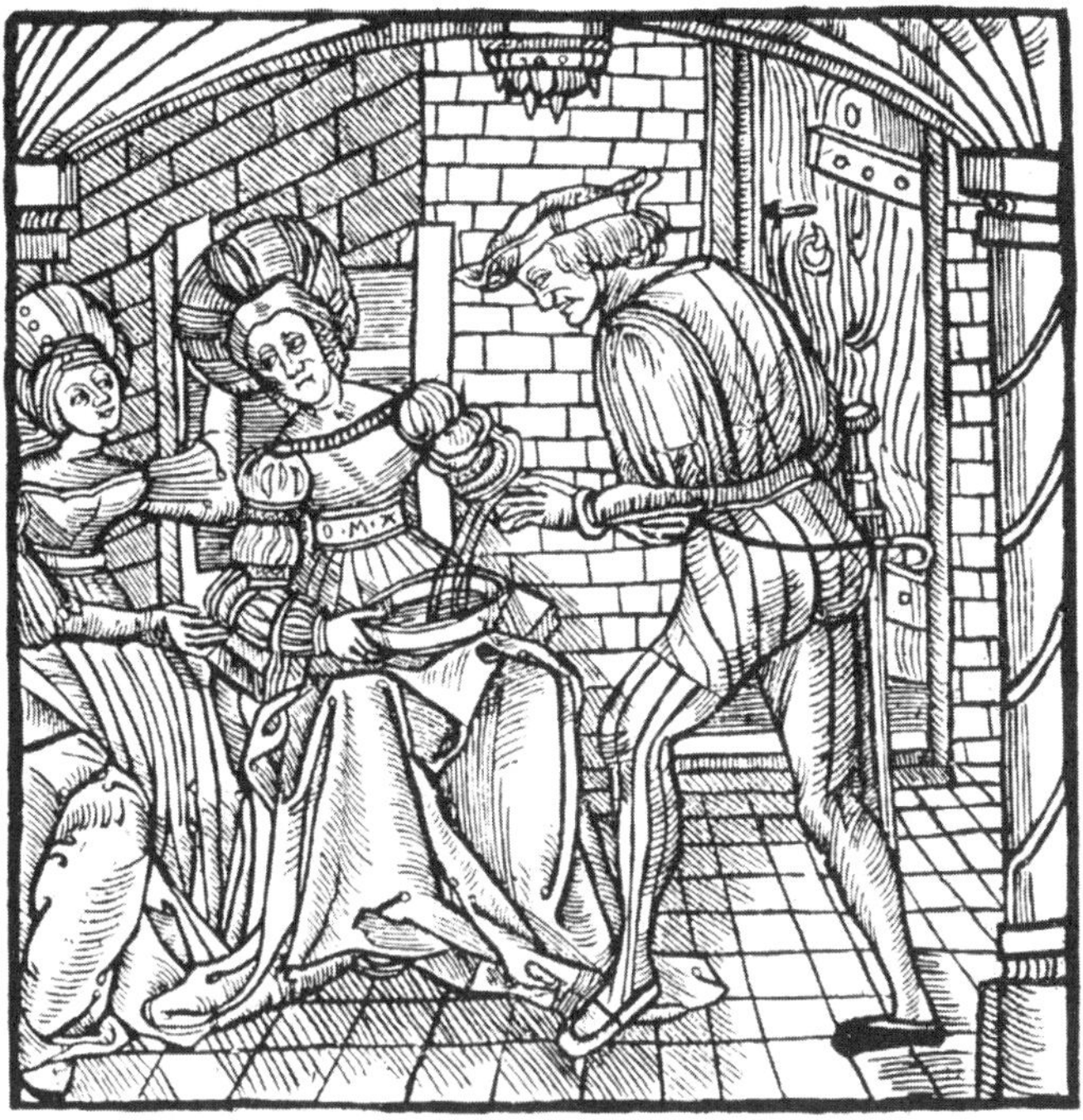

瀉血のシーン
木版画，Eyn nygge Kalender recht hollende, リューベック，1519 年から

事会もそれを承認した。「職人巻物」のなかで会費の支払いと並んで相互扶助が重要な地位を占めたのは当然である。たとえば病気のさいの金銭的援助、病気の仲間の夜の看病、そして最後は世間に恥じない立派な葬儀、死者のためのミサの世話が大事とされた。さらに巻物に記録されたのは支払いにかんする協定で、これにさいしては組合と市参事会の発言が重視された。職人は固定給――シュトラールズントでは年に二グルデン――に加えて、やった仕事の収入の一部を得た。わけても、組合が定期的に催す祝宴のことが語られている。これには町の良家の娘さんも招待された。そのさい奏でられるのは弦楽器であって、太鼓やトランペットは禁ぜられた。出す食事等の数も決められ、「若い未婚の女性にワインや砂糖菓子」をすすめてはならない、と付言されていた。

職人の巻物の内容は、組合の親方や市参事会との関係にかかわるかぎりでは、取り決めるにあたって苦労であったことは言うまでもない。社会的・経済的に強い立場にある親方は、何といっても影響力の強い、重要なパートナーだったのである。

ちなみに、両者はおたがいにてんから信じあっていなかったようだ。シュトラールズントの「理髪師・外科医組合」は一五六〇年に職人巻物の本文を羊皮紙に二つ併記させ、両文のあいだにDHO RECHT〔Recht は法［律］の謂だが、DHO は未詳。**D**eutsche **H**andwerker**o**rganisatorisch「ドイツ職人組合の」の略か〕という言葉を縦書きで入れさせた。それから二つの同文をこの言葉の上からジグザグに切り離し、片方を親方が、もう片方を職人が取った。疑義が生じたばあい、二つの羊皮紙がつき合わされた。切れ目と文字がぴったり合えば、目の前にあるのはオリジナルの文で、偽造されたものではないと安心で

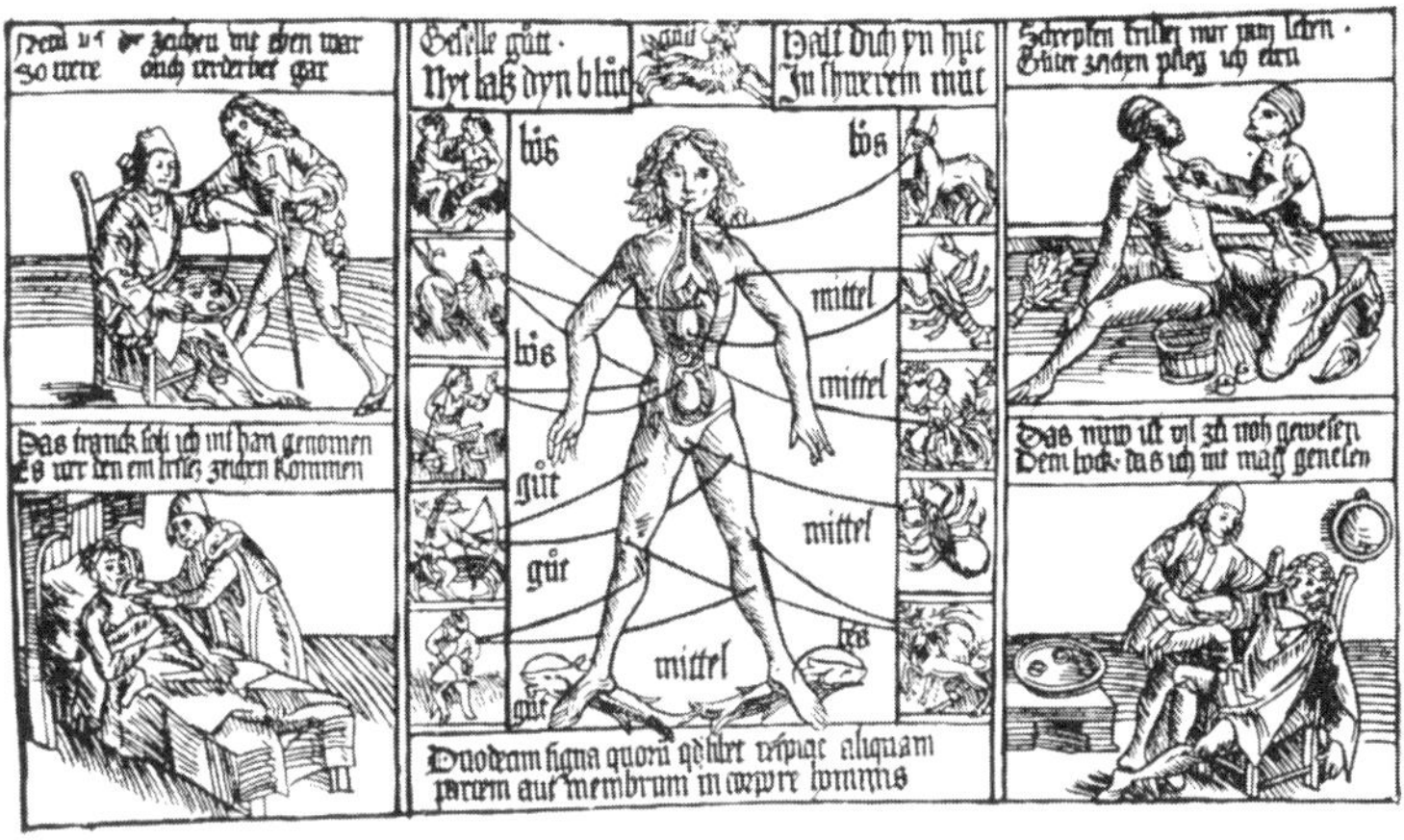

瀉血図版，1480 年頃
このような図は身体と宇宙の関係を伝え，それによって治療の根拠を示した

きた。

職人――とくに年輩の――にとって決定的なある問題は、仲間うちの連携によっても、ほかのいかなる努力によっても、如何んともしがたかった。組合の親方は、理髪店の所有者の数を少数に限ることを断固主張した。「床屋や外科医がたくさんいては食い扶持が減る」からである。市の参事会員たち、「われらが親愛なるお上」も全面的にそれを承認した。したがって、年輩の職人にとって、理髪店を手に入れるのに相当な金がいることは別としても、親方の身分になれる機会はまれにしかなかった。親方の娘か未亡人と結婚できた職人は運が良かった。しかし、父の店は息子が継ぐことが多かった。ばあいによっては、息子が年をとって、店が継げるようになるまで、未亡人が店を続けた。したがって、多くの職人には社会的上昇の道は閉ざされており、家庭や家族は見果てぬ夢だった。

このことが床屋外科医の職業像にどんなに彩りを添えるものであっても、彼らの本来の外科活動について知れるところは少ない。いくつかの示唆は間接的に得られる。たとえば怪我や骨折は報酬との関係で語られている。ハンブルクでは単純な出血を伴う怪我の包帯は四シリング、「危険な」怪我のばあいはその倍、腕や脚の骨折を副子で固定するのは一六シリングであった。湯屋と皮剝ぎ人がひとの仕事に手を出して床屋外科医の権利を侵害している、とロストッカーの床屋が文句を言ったのも、怪我と骨折の治療の問題であった。おまけに湯屋はしゃあしゃあと風呂場の外でも吸角法を行ない、瀉血をした。でも、これはもっぱら床屋だけに留保されていたのである。このことはもめごとのきっかけになった。同様に、「縁起のいい四つの星座」、牡羊座、天秤座、射手座、水瓶座のときだけ「瀉血に適する時」であるというしるしに瀉血用包帯を店先に掲げてよいという規則もそうだった。これにたいしても、湯屋は不埒なことに違反した——らしいのだ。

こういった例はいくらも挙げられよう。床屋の外科のレパートリーはひょっとすると、さらに膿瘍切開、皮膚病と梅毒の治療の分だけ広がるかもしれない。概して外科職人の一般的姿については、彼らは比較的低レベルの単純な治療仕事を行なっていたということを確認しなくてはならない。威厳のある親方連が、髪を切ったり、髭を刈ったりするほかに、彼らの修業の枠内で学び、彼らのたつきの基としたことがこれだったのである。

職人が長い遍歴の旅から、ヘルニア手術や、水症のさいの腹腔穿刺、それどころかことによっては砕石術の知識をもち帰ったことが時にはあったかもしれない。彼がにせ医者として諸国を巡ったのではなく、正規に「客分」として有名な親方のもとではたらいて、それを「証明書」で証明できたら、親方に雇ってもらえる見込みが多分にあった。もしかしたら、いつか自分が親方として組合にはいれる幸運にもありつけたかもしれない。いずれにせよ、彼がそうした手術のリスクを冒すかどうかは、多かれ少なかれ彼の技量と自信にかかっていた。

いんちき療法や見せ物、奇蹟療法や治療仕事で観客の懐から金を巻き上げていた香具師連のなかにも、しばしばびっくりするほどの度胸をもって、といっても相当な軽はずみを合わせ持っていることがまれではなかったが、手術を手がける男たちがいた。ひとつにはもともとこれらの「外科の冒険家たち」は大きな危険をおそれなかったからであるが、もうひとつには彼らの遍歴生活が多くの人たちとの接触をもたらしたからである。ほかの、いろいろな経歴や能力をもった外科医たちとも接触し、時には何かを学びとるチャンスがあった。とくに進取の気性とたゆまぬ努力を十分もち合わせ、フランスやイタリアへ、やがてはイギリスへも足を向けた者たちにとっては。これは正規の遍歴職人も再三やったことである。

何百年間もパリはヨーロッパの外科の中心地であり、外科の職業像の発展にとっても重要であった。しかし、フランス南部、地中海近くのある小さな町、一二世紀と一三世紀に多くの教会会議の舞台となった所、ベネディクト派修道院の安住の地にも、この役割があたえられて然るべきであろう。すなわちモンペリエである。

当地の医学校はおよそ一二世紀から一三世紀への転換期に輪郭がはっきりした。この頃町はアラゴン王国の領有地となり、のちにはマヨルカに帰属した。一三四九年になってようやく売買契約によりフランスのものとなる。はじめはまだ名高いサレルノの学校の影響を受けて目線をむしろスペインのほうへ向けていたとするなら、そのあとモンペリエの医学が心をひらいたのはほかならぬ当地で続いていた根強いサレルノの伝統にであって、この伝統は外科学と外科医の職業像にも重要な意味をもつこととなった。

もちろん――ほとんどのところでそうであるように――モンペリエでも外科医は、床屋であれ、狭い意味での外科医であれ、職人階級に属していた。非常に早くから――一三世紀中葉にはすでに――コンフレリ、外科医組合は後進の育成にとりかかった。この育成については、モンペリエでも専門文

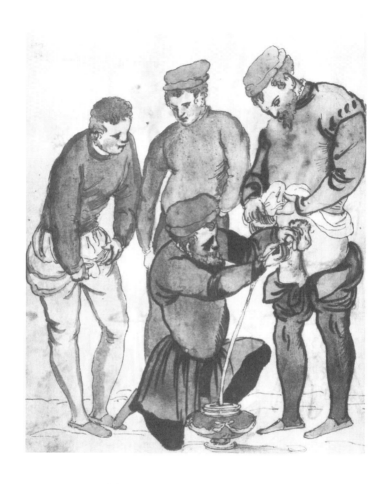

排尿障害の際に膀胱にカテーテルを挿入することも
床屋と外科医の活動範囲にはいっていた
写本 197D2, fol. 19v，16 世紀から。英国図書館献が生まれつつあったことを受けて、通常行なわれている床屋の教えよりも明らかに質の高いものであったと推測される。おまけにモンペリエの外科医たちは、どうやら医者の側からほとんど蔑視されていなかったようだ。大学の医学部は距離をおいていたけれども。外科医にとって有利なこの環境はたしかに、ここの医者は他所ほど聖職者とはなじみが薄く、外科医のやることに、自分からは手を出さないで興味と共感を寄せていた結果でもある。

その後一五世紀末から、医学部のメンバー二名が外科医の親方試験にたずさわるようになった。通常それは、学部長と医学のドクターであったろう。なぜなら、学位を取得した町の医師は学業修了後も学部に残ったからである。この試験方式を定めたのはシャルル八世であり、そもそもフランス国王とその助言者たちは市や国、とくに軍隊にとって外科医が大事なことを知っていた。その結果、国家の関心と外科医の関心が並行し、おたがいのためになったのである。

この発展とその後の発展に——とにかくモンペリエでは——さしたる摩擦は生じなかった。ほどなく大学の教授と学部に雇われた外科医の親方が、外科の卵たちの授業の一部を受けもつようになった。いくつかの講義には医学生のみならず、駆け出しの外科医も参加することがあったと考えられる。

疑いなくモンペリエでは医者と外科医の全面的な、摩擦のない協調は教育のみならず、職業実践においても形成された。しかし、基本構造は変わらぬままで、むしろ強化された。医者は自ら科学者をもって任じ、医学博士として大学人であり、外科医にまさるものと思い込み、外科医を指導し、監視した。外科医は相変わらず一般教養の足りない職人であったが、でも、職人としての経験のみならず、

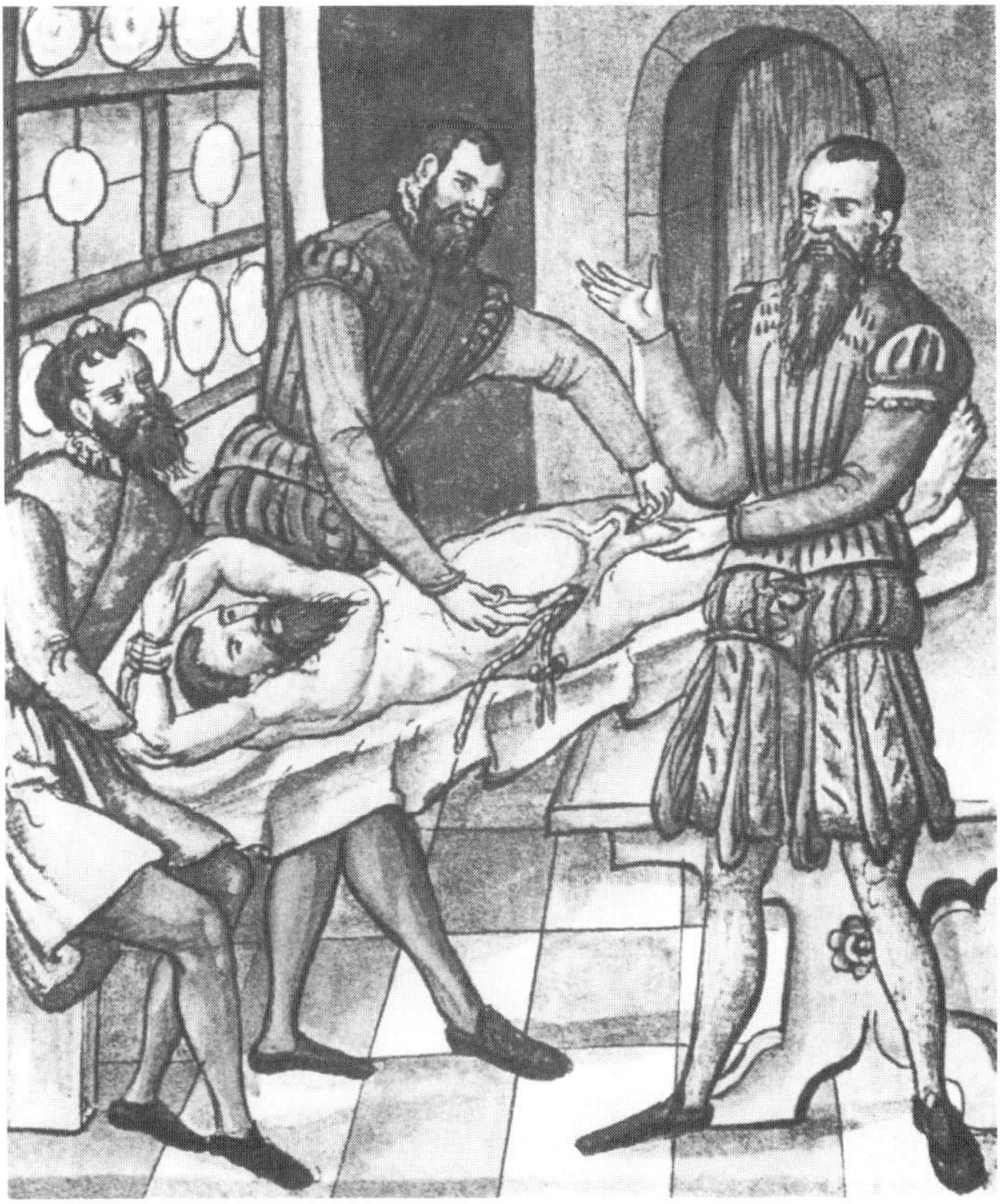

鼠蹊ヘルニアの手術。頭を低くして寝かせるのは
逸脱した腸を滑らせて腹腔のなかへ戻すためだった
カスパル・シュトロマイルの写本のイラスト，1559 年
バイエルンのリンダウ市立図書館

解剖と病理学にかんする若干の知識をも自分の理論武装のひとつとしていた。これは重要な局面であった。外科職人の職業は、単純な手仕事を越えた理論的基礎を身につけ、第二の治療職として自己解放する発端を見せたのである。そしてこの先ずっと、これで事足りることがわかった。ここにも外科学をその実践も含めて医者の手に託すことを真面目に考えた者がほとんどいなかったことの理由があった。医者のほうにもその気はなかった。

全国から、おそらくはまた国境の向こうからも、外科医たちがモンペリエで学ぶためにやって来た。そして当時としては例のない良い教育を受けたのち、故郷へ戻った。鞄のなかには、宣誓した親方のみならず、大学の事務局長も署名したディプロムがはいっていたが、心のなかにはモンペリエの精神が宿っていた。

モンペリエは古い外科術で良い評判を取っていた。しかしほどなく、あらゆる点でフランスの中心となった、そしてこんにちもそうである町パリが、外科学の中心たらんとする要求を掲げた。ここ、成長しつつある、未来をはらんだ民族国家の王たちのお膝元で進行したことは、以後全国的な重要性をもつにいたる。実際、広範囲に及ぶ影響をもたらすこともまれではなかったのである。ヨーロッパがパリへ目を向け始めた。

したがって、中世の名だたる外科医たちがますます足繁くパリへ通うようになったのは怪しむに足りない。ここではサン・コーム団体《コンフレリ》がそれに乗じて、かつまた国王の好意にも助けられて、自負をもった外科医組合へと発展した。パリの外科医たちは自分の職業を高く評価して、質の高い教育と厳

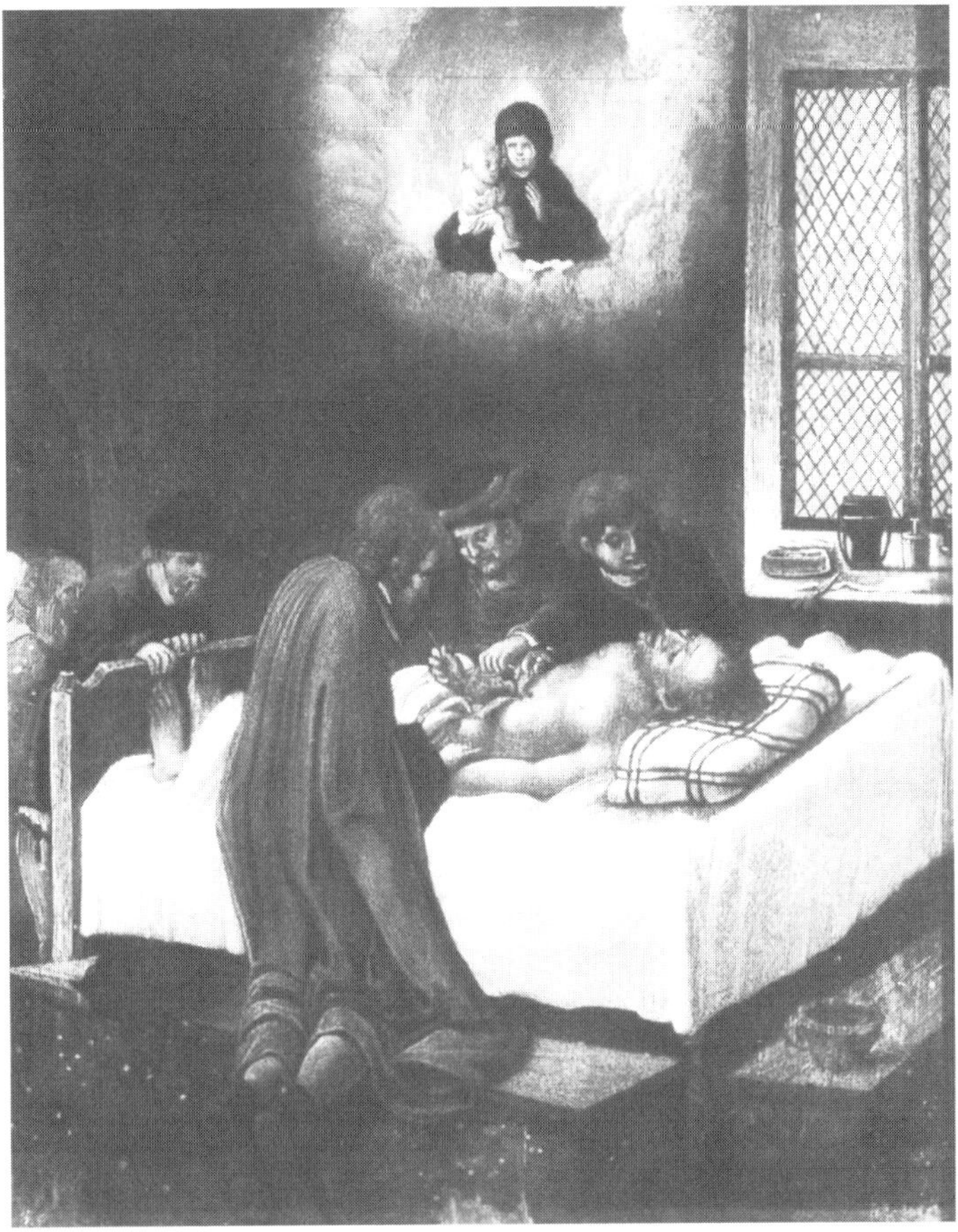

1520 年頃，ある外科医が前代未聞のことをやった
腸の損傷を手術し，患者を健康にしたのである
これは当時聖母マリアの奇蹟と思われた。1520 年頃の奇蹟の図
レーゲンスブルク市の図書館

しい試験によって能力の水準を高めると同時に、それによって自分たちの社会的評判を良くしようとした。組合から教師陣《コレーギウム》が生まれた。有名なコレージュ・ド・サン・コームである。外科医職の前提としてラテン語の知識を要求し、下級の学位を授与しはじめたとき、大学の医学部は挑まれたと見てコレーギウムに対して執拗な戦いを開始した。たとえば、学部は町の床屋たちを教え、そのあと彼らに外科の仕事を用命して外科医の存立を脅かそうとした。

争いは一五一五年にひとつの結果をもって終熄した。コレージュ・ド・サン・コームの外科医たちはその結果にきっと満足していなかっただろうが、当時の情況を考えれば最善の結果とみなせよう。外科医と床屋は以後もいくつかの講義で学部の教員の教えを受けた。そして教育と同様日常生活の面でも、外科医に対する医者の優位は保たれた。それによって、コレージュ・ド・サン・コームとともに教育の面でも実践の面でも医者とできるだけ同等の自立的な職業像を創造しようという外科医たちの幸福の夢は、実現しなかった。でもコレージュは存続し、高名な外科医たちをつなぎ止めることができたので、新たな名声を博するにいたった。彼らはコレーギウムの新しい大講義室やパリ市立病院、中の島の病院で自分たちの知識や経験を伝えた。それは古い外科学の頂点だった。理論的基礎の上に立った比較的高い水準の職人外科学。時代の条件に合致し、教育にかんしては学部の教壇からの授業に参加が許された職人外科学。これ以上のものは望めなかった――顧みてそう思われる。パリはフランスの外科学の中心をなし、その引きつける力は国境を越えて遠くまでおよんだ。ここで向学心に燃えて、旺盛な関心を抱いて勉学を終えた者や自己形成をまっとうした者は、遠からず並外れた外科医

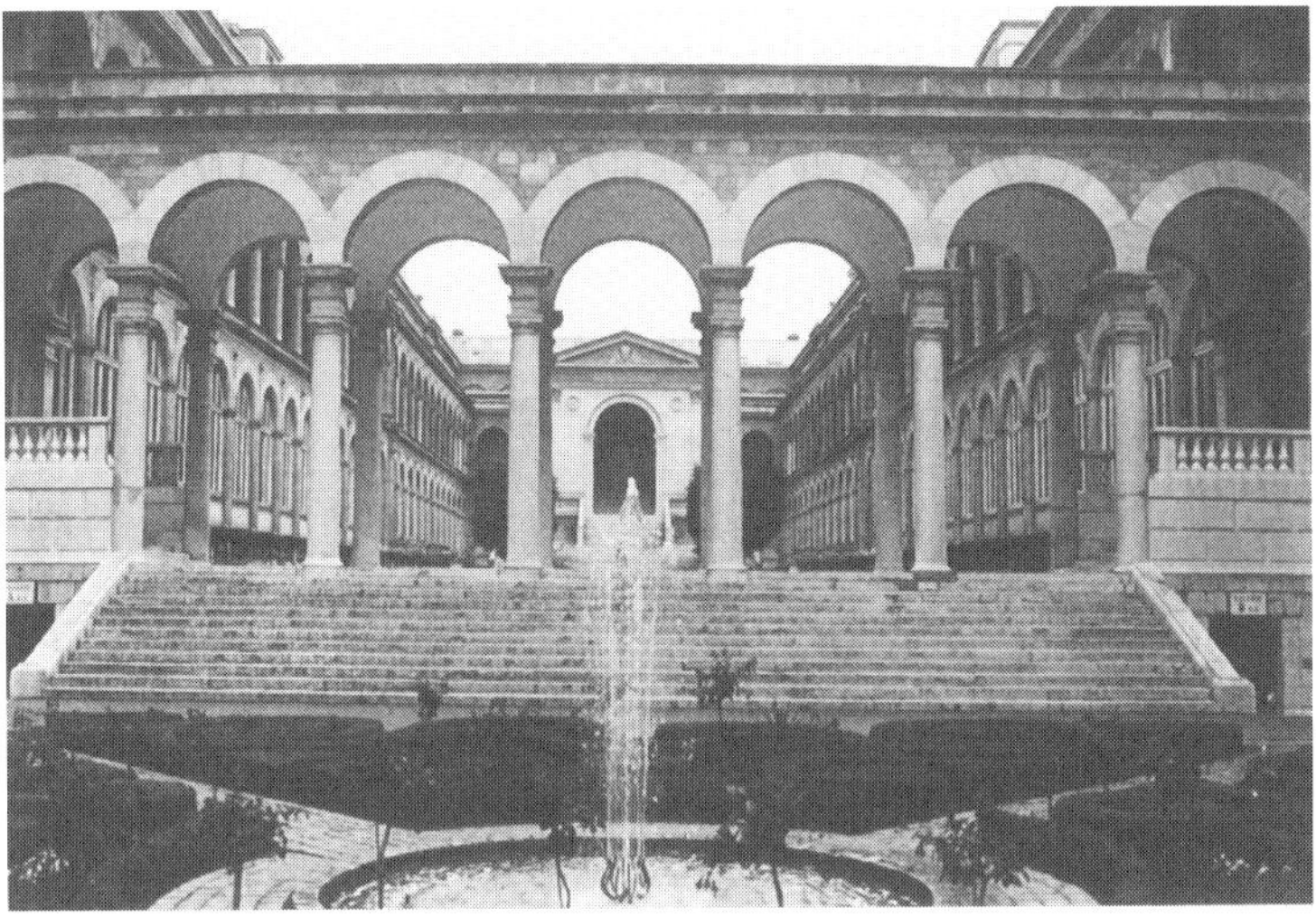

パリ病院。こんにちのオテル・デュ

となった。

この時代、この状況下ですぐれた外科医を体現したのはアンブロワーズ・パレである。「どん底」の床屋外科医ふぜいから身を起こし、生涯おのれの実践能力と常識を頼みに歴代フランス王の侍医にまで昇りつめた男。彼は多くの戦場の包帯所で本領を発揮、戦争の合間はパリ市立病院に活動の場を見いだし、ついにはそこの外科医長となり、一五五四年、コレージュ・ド・サン・コームは三顧の礼をつくして彼を外科主任として迎えた。

パレは一連の外科治療器具を開発したり改良したりした。指示をして精巧な人工装具を作らせ、ほとんど忘れられていた脈管結紮をふたたび用いた。銃弾を身体から取り出す特別な技巧をもち、弾を抜くのに負傷者に負傷時と同じ姿勢を取らせた。銃創を沸騰する油とテリアカ〔ローマ時代につくられた万能の解毒薬〕で焼灼するという当時教科書でお決まりの方法を誤りと認め、廃止したとき、彼は名声と兵士の感謝をかちえた。毒が塗られているといわれた銃創の問題を科学的に研究したわけではなく、戦いのあと油が尽きてしまったという偶然と、化膿を防ぐ優しい包帯を使ったほうがもっと良い結果が得られたという経験が、彼をこの結果に導いたのだった。パレは兵士の崇拝の的となった。一五五一年、メッツで包囲された軍は、彼が攻囲軍の輪を突き抜けて町に到着したという噂が広まったとき、新たな勇気を得た。パレが来たから、俺たちはもう大丈夫だ！と。

パレは骨格構造と筋肉組織の解剖に真剣に取り組んだ。時には遺体の片側を解剖し、もう片方はそのままにして両者をくらべながら解剖をすすめた。それ以上の解剖その他の学問的野心は追わなかっ

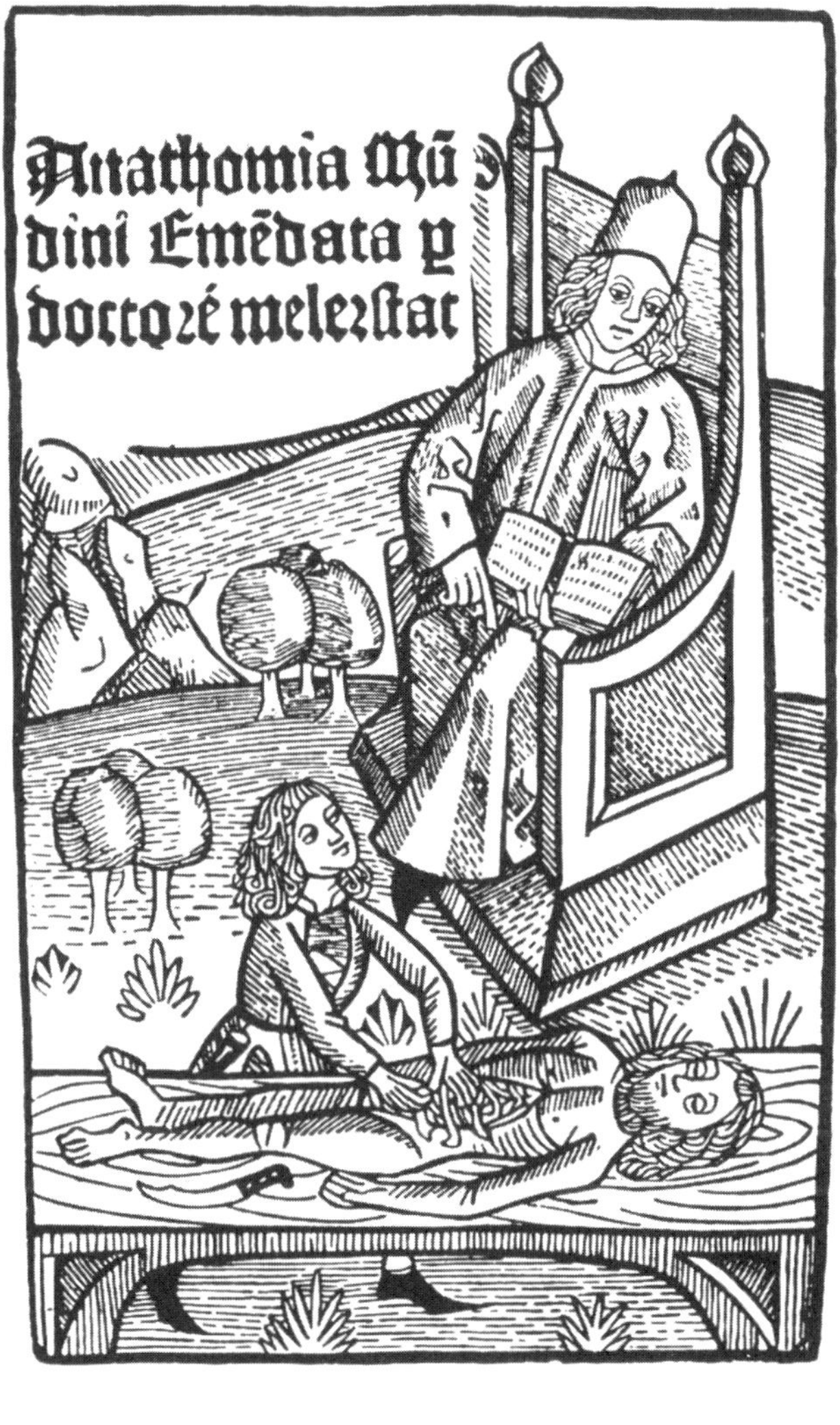

「ムンディヌスの解剖」 中世の解剖の教え方
メラーシュタットのマルティン・ポリヒの著作から，1495 年頃

た。そういうものは彼の日常の営みにさして役立ちもしなかったのだろう。彼は外科医として自分の受持ちは「外部疾患」であると思っていた。身体の内部は医者の慣習にしたがった。いつもそうで、それは揺るがなかった。外科医は体腔にもメスを入れられるという考えはまったく念頭になかった。ただでさえ外科医にとって克服しがたい問題であった痛みを伴うというだけでも、たとえば腹腔を手術するなどという考えは気違い沙汰のように思われたのである。

パレは、たとえばヤコブス・シルヴィウスを自称するパリの高名な解剖学者ジャック・デュボアに触発されて、自分の経験を書き記して出版したとき、初めて科学の権威というものを正しく評価しようとつとめた。それは二つの理由から彼に問題をもたらした。ひとつには、この外科職人は教養が足りず、とくに科学の言語であるラテン語ができないこともあって、まともに学問に取り組めなかった。もうひとつには、彼の経験は依然として医学界を席巻しているガレノスの学説と一致していなかったのである。たとえば、玉葱はガレノスによれば「第四度の温かさ」であり、したがって火脹れの治療にはまったく不向きである。しかし、パレは――ある老婆の助言にしたがって――火傷の治療に玉葱で良い成果をあげた。彼は、玉葱はたしかに「温かい」が、しかしガレノスも書いているように、感覚によって「湿っている」と知覚できるのだから、水分を吸収して水泡の形成を防ぐか、少なくともやわらげるだろうと主張し、急場をしのいだのである。パレには学問を疑問視することなど思いもよらなかった。ましてやガレノスの学問を。それに、だれがそんなことを外科職人に要求するだろうか。しかしいっぽうで彼は自分の経験において惑わされることはなかった。学問から離れることなく、彼は——いわば狡猾に——学問を経験に合わせたのである。経験の根拠づけには学問の無謬の権威が必要だと思ったからである。

フランス国王の周辺で並なみならぬ令名を馳せたにもかかわらず、あの時代の一連の才能ある、自負心をもった外科医に特徴的と言える、有能にして慎ましやかなアンブロワーズ・パレについてはこのくらいにしておこう。

パレが実際と時代の学問の要請とのあいだにある矛盾をかわそうとしたとすれば、ちょうど同じ時代のある若い学者にはこれができなかった。ブリュッセル出身のアンドレアス・ヴェサリウスである。ヴェサリウスの先生のひとりに前述のジャック・デュボアがいた。パリの解剖学者だが、あの男はおまんまのため以外にはメスを手にしたことがない、とヴェサリウスはあとで喧嘩になったとき言ったそうだ——辛辣な物言いだが、図星であった。デュボアは、あの時代の解剖学者はみなそうだったが、解剖のさいモンディーノ・デ・ルッツィ（一二七〇頃—一三二六。イタリアの医師、解剖学者。ボローニャ大学の講師として公開で人体解剖をしながら解剖学の講義を行なった。著書『アナトミア・ムンディーニ』（一三一六）は当時解剖学の標準的な教科書であった）のひそみにならって高い講壇の上で新旧の著書のなかから疑う余地のない伝統的な教則を読み上げ、その下で助手が遺体を切り刻んだ。教授の関心は、わけても読んでいる本文にあった。そして助手は自分のしていることがわかっていなかった。こうして古い誤りは気づかれぬままになり、新しい発見への道は閉ざされていた。これがスコラ学であり、いまだ中世だったのである。

しかし、この時代には大きな民族国家の発生と、初期の市民階級が繰り広げる生の営みによって、それまでの考え方や行動の仕方を超克することが強く求められ、科学もまた、進歩を停滞させる古い知識の賛美やスコラ学的思考の網からの解放にとりかかった。やらねばならず、やろうとしたことは、実際はどうであるかを知ることであって、現実と伝統的な考え方とのあいだの矛盾について議論することではなかった。

そこでまたしても、古代が影響をおよぼすこととなった。とはいえ、どんな知識でもそうであるように、不完全で間違いだらけな古代の知識ではなく、古代科学の本質——考え方、方法——がいま復活を、ルネサンスを体験したのである。古典古代の不滅を問う者は、この成り行きにひとつの重要な答えを見いだすだろう。

アンドレアス・ヴェサリウスはルネサンスの「巨人」のひとりとなった。ちょうどヨハネス・ヴィンター・フォン・アンデルナハ（彼もパリで活動した）が、再発見されたガレノスの大著『解剖の作法』を翻訳したところだった。パドヴァへ来ていた若いヴェサリウスは、大変尊敬されているガレノスの手法と学問的姿勢でもって、人間の解剖学を研究しはじめた。彼自ら解剖をしたことは疑いない。巨人ガレノスの解剖学が誤りや欠陥を含んでいること、彼、ヴェサリウスが、別の、ガレノスをはるかに越える結果に達していることを確認したときには、さても意外に思ったことだろう、それはもう深く驚いたことだろう。しかし彼の見たものに疑いはなかった。彼は自分には確信をもっていた。一流のルネサンスの学者であるという自負ならびに古代の考え方と方法は、古代を超え、中世の狭隘さを

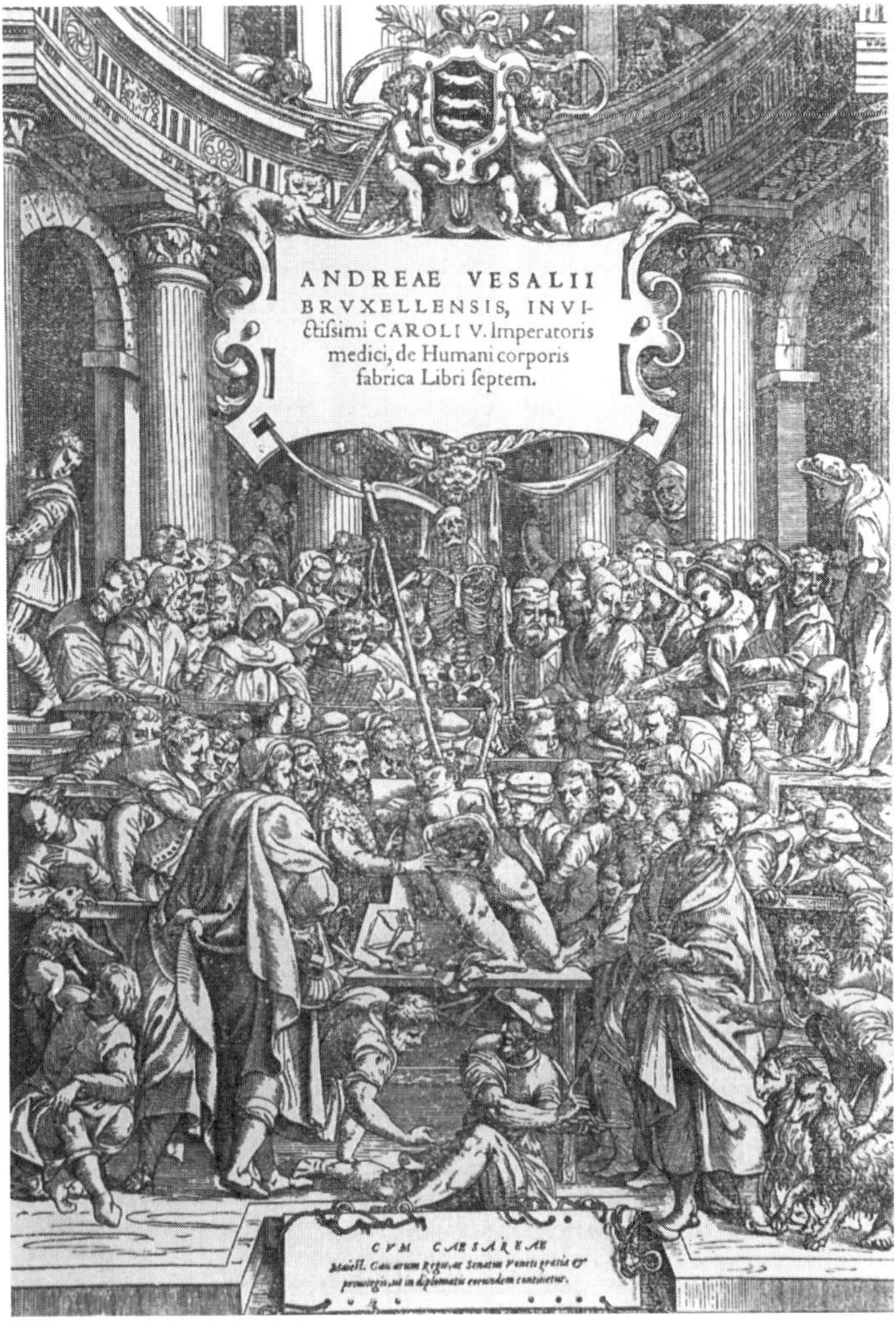

解剖するアンドレアス・ヴェサリウス
ヤン・シュテファン・フォン・カルカルの木版画
ヴェサリウスの解剖書第二版，1555 の表紙

打ち破り、近代への道を示していた。一五四三年、ヴェサリウスは『人間の身体の構造に関する七書《デ・フマニ・コルポリス・ファブリカ・リブリ・セプテム》』を出版し、それによって近代解剖学の始まりを画した。このときから、解剖学・生理学的研究と発見の鎖は、もはや途切れることはなかった。たとえば血液循環を発見したウィリアム・ハーヴィまで。

ルネサンスのこうした局面は非常に魅惑的であるが、ここではいくつかのキーワードでそれをほのめかすことしかできない。わたしたちは外科医、当時のさまざまな表現型の多彩なパレットのなかで独特であった外科職人に話を戻さなくてはならない。というのも、ヴェサリウスはときおり実際に外科の仕事もし、学者にして医者であると同時に外科医でもあるという、例外的現象であったからである。これが普遍妥当性を獲得することになるのは、数百年あとになってからである。この点でもヴェサリウスは――もちろんそれと知らずに――未来を、それもはるか先の未来を指し示していた。

古い外科医の中心地――イタリア、フランス、それとまもなくイギリス――には、強靭な精神とルネサンスの新しい知識とが少なからぬ影響を残していた。なぜなら、そこでは外科行為の理論づけの努力が伝統になっていたからである。その努力はさらに、外科医にとって興味深い研究結果を目の前にして、そしてまたルネサンスが伝えた増大する自己意識の影響のもとに、強められることとなった。

こうして手術のレパートリーが広げられ、改良された。これのよく知られている例がガスパーレ・タリアコッツィの形成外科、ジョヴァンニ・デ・ロマニスの「大器具」を用いた膀胱結石切開手術の方法、あるいはピエール・フランコの睾丸を保護しながらの脱腸手術や結石を除去するための高位切開《セクツィオ・アルタ》、腹壁からの膀胱切開。そして最後に――といってもとくに重要な――アンブロワーズ・

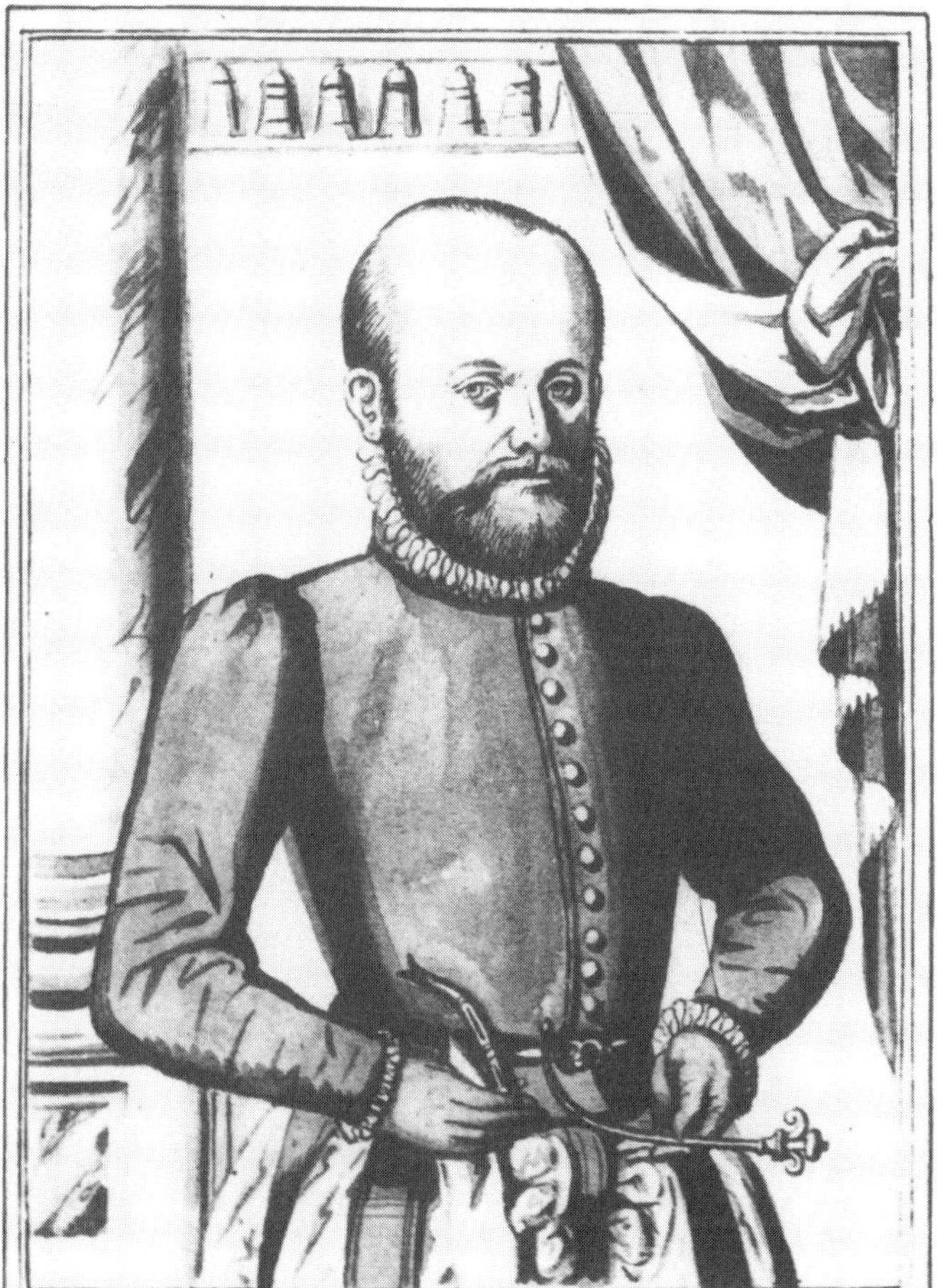

ゲオルク・バルティッシュ
彼の砕石術写本，1575 年に掲載された自画像

パレを思い出そう。彼は――ルネサンス精神の影響を受けた――あの時代最大の外科医であった。スケールの大きい外科医は、ドイツ語圏諸国にも現れた。彼らの手になる著作は彼らのことを想起させるとともに、同胞たちの外科術を理論と実践の両面で高い水準に高めようという努力を証している。そのさい彼らは、不得手なラテン語をほとんど用いず、もっぱら自分たちの知っている母国語を使用した。

エルザス出身で、晩年シュトラースブルクで暮らしたゲルスドルフのハンスの『傷薬の専門書』(一五一七年)は、主として軍医が必要とする堅実な知識を伝えている。ドレースデンのゲオルク・バルティッシュは、当時としては非常にモダンな砕石術の手引書を著し、一五七五年にザクセン選挙侯に献げたが、侯は――印刷代を嫌って――それを書庫で埃まみれにした。バルティッシュが自費で出版した眼科学の本は、百年後もなお再版が出された。ヒルデンのヴィルヘルム・ファブリはおそらく当時最も有名なドイツの外科医であったろう。彼もケルン、バーゼル、ローザンヌ、ベルンで仕事をするにあたって職人規則にしたがわねばならなかった。いくつかはラテン語で書かれている彼の著書を見れば、彼が物事を科学的に考える人間であったことがわかる。たとえば創傷感染、火傷、戦時外科学などを論じているところなど。これらの外科医たちは解剖学的知識の大事さがわかっていた。彼らはそれが――とりわけ自分自身にも――あればいいと切に思った。とにもかくにも外科医ヤーコプ・バウマンは、ヴェサリウスの解剖学書の概説書を『解剖学、人体の四肢にかんする叙述の概要』(ニュルンベルク、一五五一年)と題して公刊した。「学問的な解剖学」は医者や自然愛好家たちばか

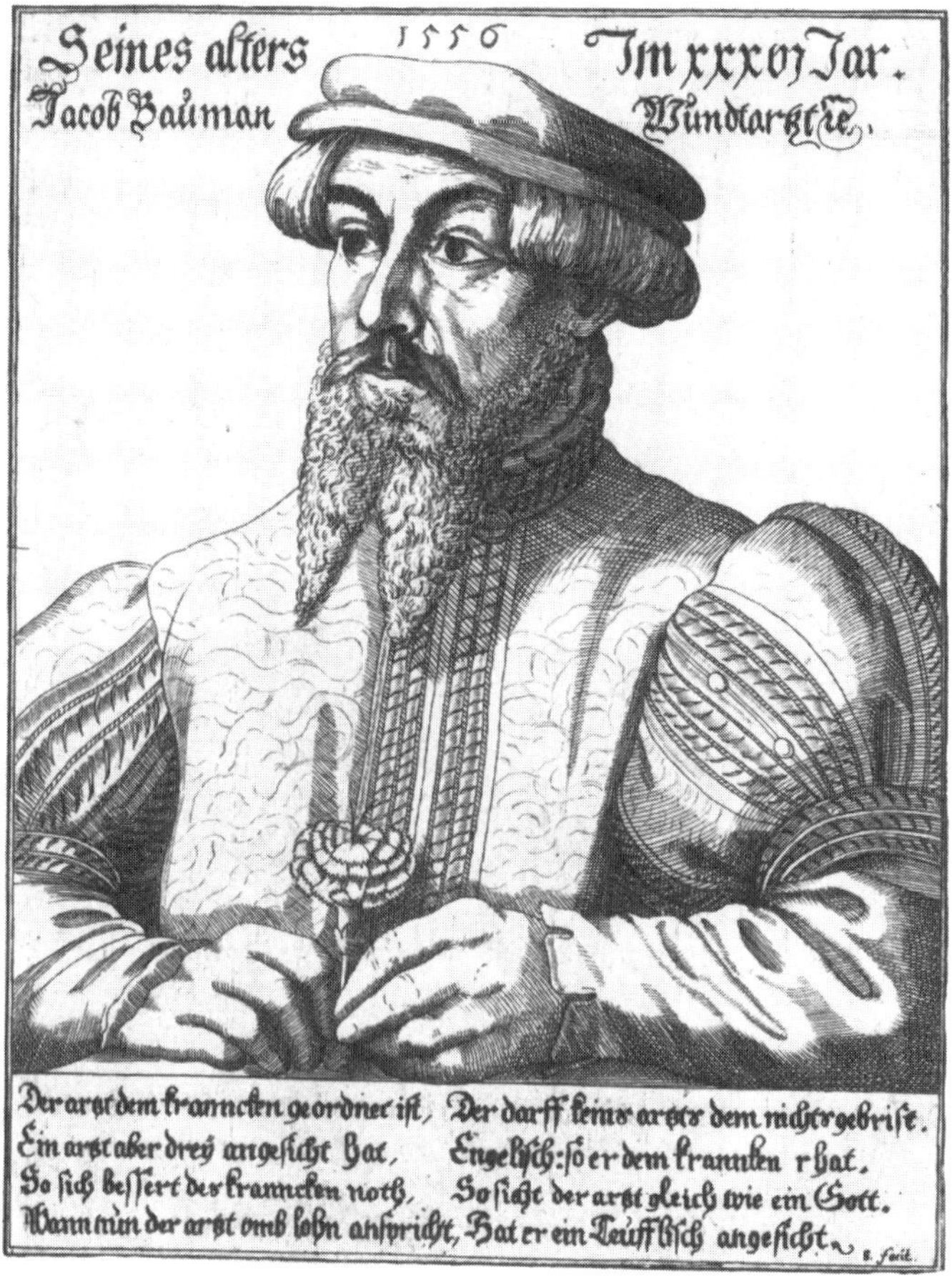
Seines alters 1556 Im xxxvj Jar.
Jacob Bauman Wundartzt etc.
Der artzt dem krancken geordnet ist, Der darff keins artzts dem nichts gebrist.
Ein artzt aber drey angesicht hat, Engelisch: so er dem krancken rhat.
So sich bessert des krancken noth, So sicht der artzt gleich wie ein Gott.
Wann nun der artzt umb lohn anspricht, Hat er ein Teuffelisch angesicht.

外科医ヤーコプ・バウマン
ヴィルギール・ゾーリス作銅版画，16 世紀
ベルリン国立博物館－プロイセン文化財，銅版画小陳列室

りでなく、外科医にとっても「おおいに知る必要」があることだから、と。

この見解は徐々に浸透しはじめた。ルネサンスの影響のもとに生みだされる専門文献は、外科医の教養水準を高めるのに格好だった。しかし時代に即した基礎からの教育を求めるには、イタリアやフランスの伝統豊かな外科学の中心地へ行くのがいいことは依然変わらなかった。この時代にはさらにイギリス、とくにロンドンもそれに加わっていた。ロンドンについてちょっと話しておく必要がある。違いが多々あるにもかかわらず、発展にいつも根本的な共通性が認められるのは興味深いことである。

リシャール・ル・バルブールはロンドンの床屋組合の初代親方で、その名は一三〇八年から記憶に残されている。組合が生まれたのはもっとまえであることはたしかだ。この「理髪師組合」が一四六二年に定款の勅許を受けたとき、それはロンドンで外科活動をする特権があたえられたことをも意味した。そのことによって、一四世紀半ば以降比較的緩やかな連携の上に立っていた外科医会は、苦境におちいった。医科大学《カレッジ・オブ・フィジシャンズ》、医学教授団といっしょに授業や試験をして、それによって自分たちの能力と声望を高めることに寄与しようという外科医たちの以前の試みは、勢力のある床屋組合の抵抗や、一部の医者の尊大な態度にあって失敗した。それでも外科医たちは、聖コスマスと聖ダミアヌスを信じるとともに、英国王の幾多の戦争で真価を発揮した自分たちの能力を信じた。外科医の地位は時とともに改善され、一五世紀末には外科医や床屋たちのあいだに、同じような利害、同じような社会的立場にあって自分たちの強みは連帯にある、という認識が行き渡った。概してロンドンでの発展は――意見の対立はまぬがれなかったけれども――全体的にヨーロッパのどこよりも理性的な、

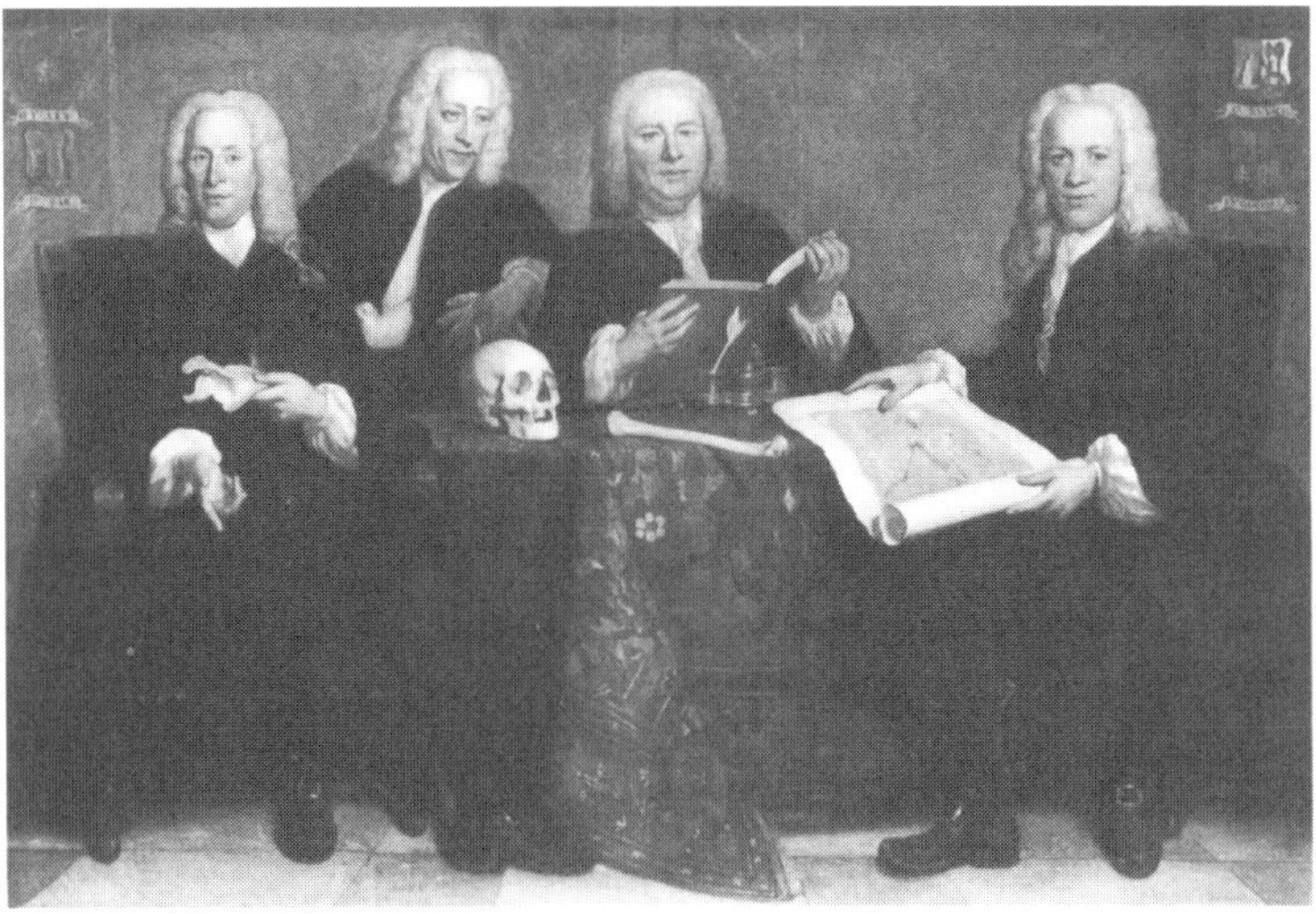

アムステルダムの外科医組合の幹部
ヤン・マウリッツ・クヴィンクハルト画，1737 年
シュテーデリイク博物館，アムステルダム

さほど感情的ではない経過をたどった。

一五四〇年、ハインリヒ八世の外科医トマス・ヴィカリは、床屋と外科医の決定的合同をもたらした。学問と芸術に関心の深かったこの国王も、力をつけつつある、当時においては近代的な民族国家の支配者で、自国にとって益になることを極力押し進めた。フランスのようにここでも、この情勢は外科医にとって有利だった。ロンドンの床屋と外科医の合同が行なわれたのは国会決議によってであり、通常組合に対して権限をもっていた市参事会の行政行為によってではなかった。そして床屋と外科医は国王自身の手から定款を受け取ったのである。Masters and Governors of the Mystery and Comminalte of Barbours and Surgeons of London（ロンドンの床屋ならびに外科医組合の親方と理事）はしたがって、単純な職匠組合をはるかに越えた意味を有する組合《ゲゼルシャフト》であった。

ロンドンの外科学発展の土台は作られた。そして今、人びとは解剖学教室の建設に着手した。ちなみにそれはニューゲート刑務所のすぐ近くで、年間四人の処刑された囚人の遺体が解剖・手術課程の使用に供された。もちろんこの数は比較的少なかった。授業計画は外科職人の親方のみならず、医科大学の医者たちも引き受けた。偉大なウィリアム・チェズルデンの登場までまる二百年着実に続く外科の仕事が始まった。ロンドンはヨーロッパ外科学の中心地であった。

一八世紀に外科学と手職である理髪業の分離の過程が始まり、ロンドンでは――ヨーロッパの他の場所でもそうだったが――外科学はしだいに医学の手術専門の学問分野に変わっていった。のちの誉れ高いイギリス王立外科大学は、イギリス外科学の伝統から近代への道を歩み続けた。大学はこんに

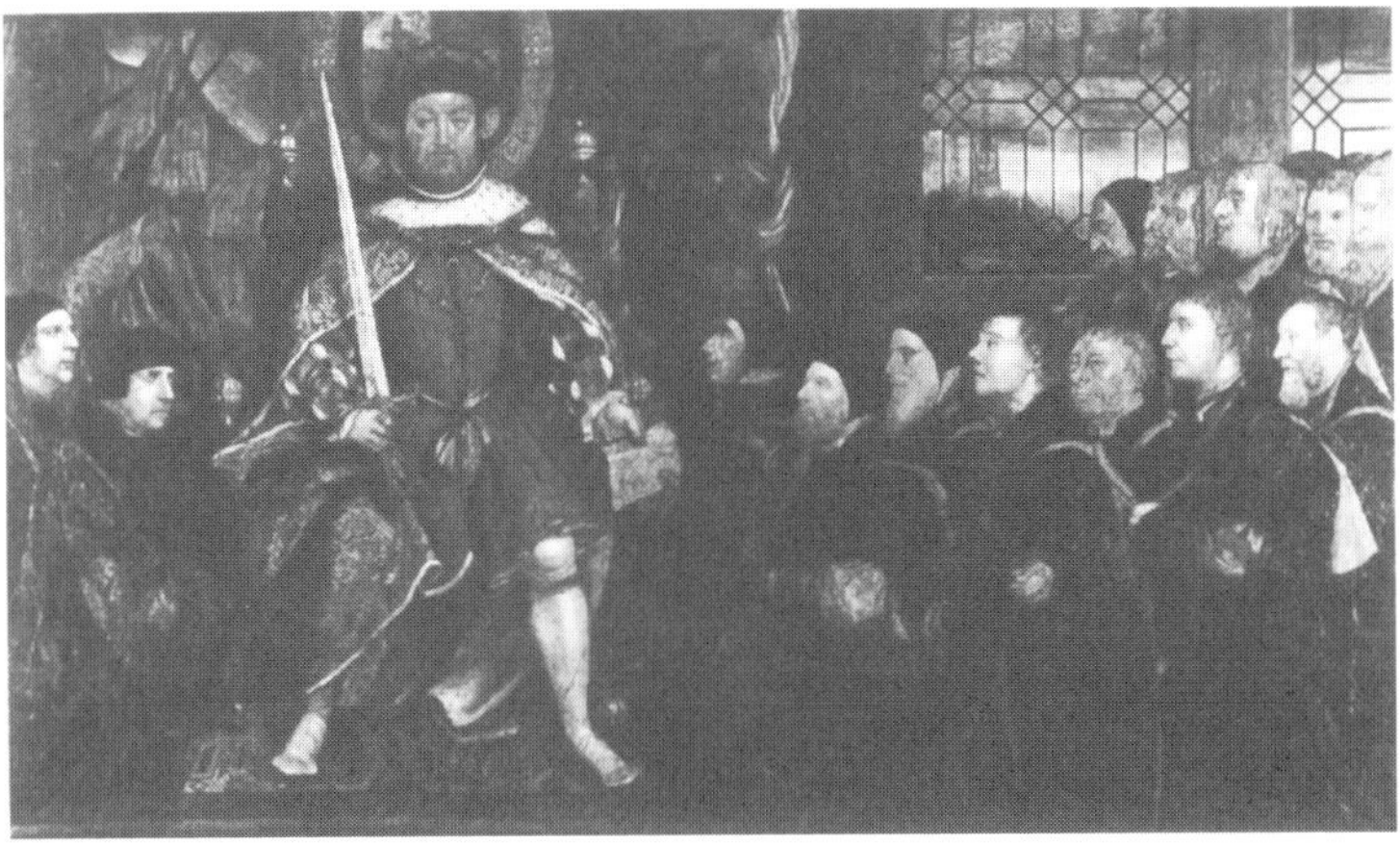

ロンドンの理髪師と外科医たちに
統合（1540 年）の憲章を手渡す国王ハインリヒ 8 世
ハンス・ホルバイン（子）画
英国外科医師会，ロンドン

ちなお存在している。

　およそ一六世紀の終り、ヨーロッパの外科学――ともかくその重要な代表者たち――についてはっきり言えることは、外科学は今や事実上、手仕事の手術を特徴とする、理論と実践を合わせ持った「第二の医学」に発展したということである。以前は学問的医学と治療の手仕事のあいだに、つまり外科学を横切って分離線が走っていたとすれば、今や状況が変わって、この線のずれがはっきり認められるようになった。線は一方では学問の分野で、他方では手仕事の領域で、医学を理論と実践の統一体としての外科学から分けたのである。古代以来の伝統と、医者ならびに外科医の異なった教育と異なった社会的地位とに根本的な原因をもつこの分離は、両者のあいだに、たとえば外科医養成の枠内において、さまざまなかたちの結びつきがあったことなど一向に気にしなかった。それどころか、分離線はまえよりさらに深まった。治療の手仕事が職人外科学へとさらなる発展をとげたことが、いわばこの治療分野の生命力と自立性を強めたからである。

　中世前半のどん底から立ち上がった外科学の興隆がこの点にみとめられることは疑いない。しかしこのばあい、少なくとも二つの点が、この状況に外科学史の観点から見てなお問題があったことを示している。どちらもルネサンス以降ますます増える、外科医にとって意義のある科学的認識が主として初溜的性格をもち、外科の実践にはあまり役立たなかったことと関係している。そしてこの二つの点は互いに関係があった。客観的に見て、たとえば内臓の正確な知識は職人外科医にとって大した価値はなかった。麻酔法や防腐法・防菌法がないため、身体内部に立ち入ることができないからである。

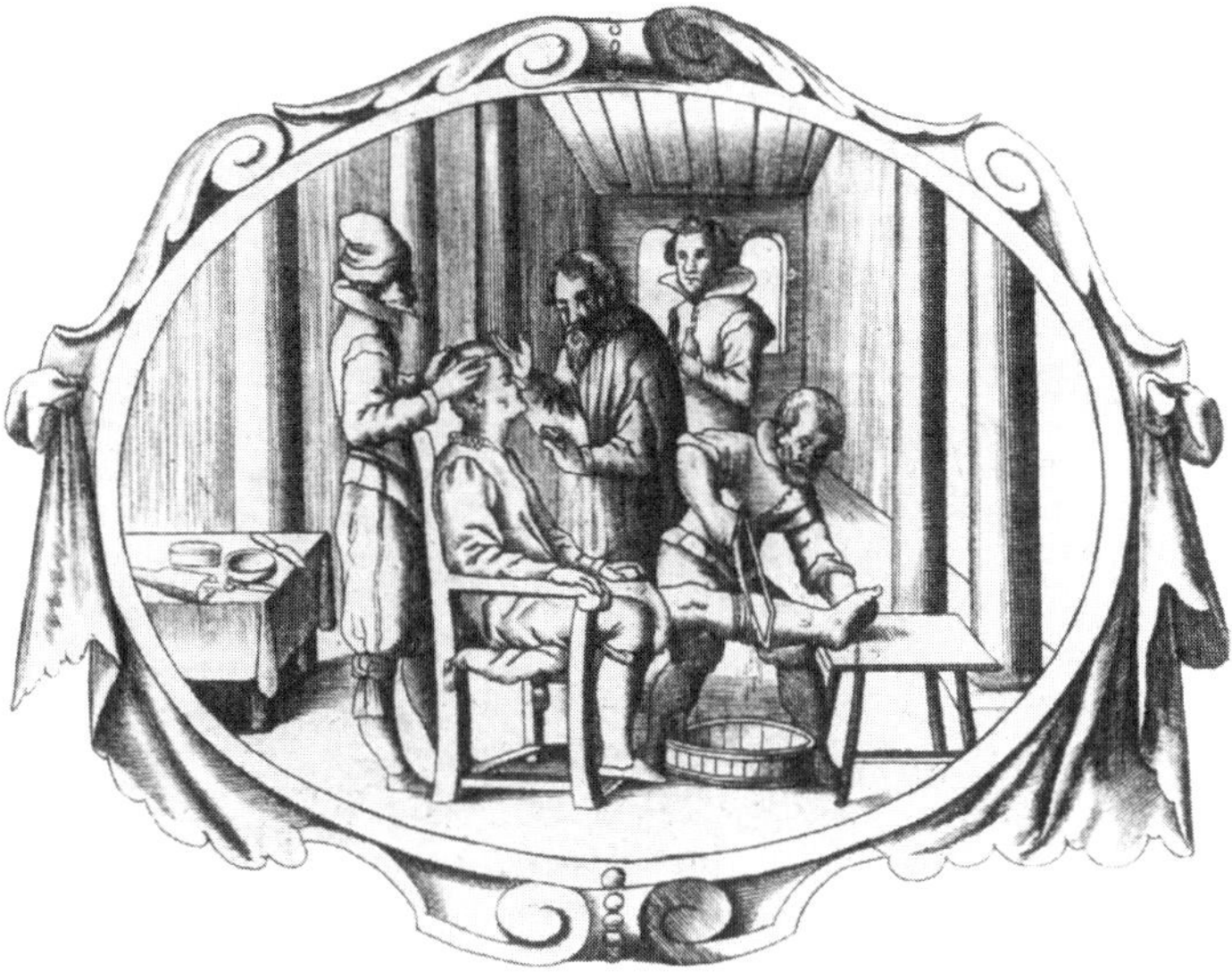

脚の切断。銅版画，16 世紀末

ヴェサリウスのような研究者たちのはたらきによってつとに得られていた知識が外科医の役に立つようになったのは、実質的にはおよそ三百年後、この古い外科術の限界が克服されたときのことであった。それにいまひとつはっきりさせておかねばならぬことは、外科職人自身にも求められるべき理由――彼の不十分な教養と彼の古臭い経験から発する内的姿勢――があったとすれば、それは彼が科学的外科学を理論的にマスターし、実践に移すことを不可能にしただろうということである。このためには、科学的に考え行動する医者としての外科医が必要であった。そしてこのタイプの外科医が登場するのも、およそ三百年後のことであった。

一六世紀終りに職人外科術は動き出し、里程標を置いた。それに方向を示す大きな意味があったことを、こんにち歴史編纂者は歴史を記述するさいにはっきりさとる。しかし、あの時代の日常には、ひとが回顧してとかく見いだしたように思う輝きはなかった。現実はまことに散文的であった。

フランスの北部、ベルギーとの国境ほど近く、取りたてて魅力のない平坦な景色を見下ろす小高い丘の上に、絵に描いたような小さな町ロワがある。それを古い時代の一般的な常態を表す例としてここで利用できるかもしれない。中世にはロワは馬に乗って楽々と通り抜けられる――規則でそうなっていた――狭い、曲がり角の多い小路のある簡素な田舎町であった。ゴミは家の前や近くの小川アーヴルに投棄された。悪臭には慣れることができたかもしれないが、頻発する疫病を防ぐ薬草は生えていなかった。根本的な対策もなく、病人は城壁の外の病院に隔離された。人びとは古い教会の聖フロリアヌスの聖遺物に加護と助けを求めた。一六世紀に公共の井戸の敷設と小路の守備固めが始まった。

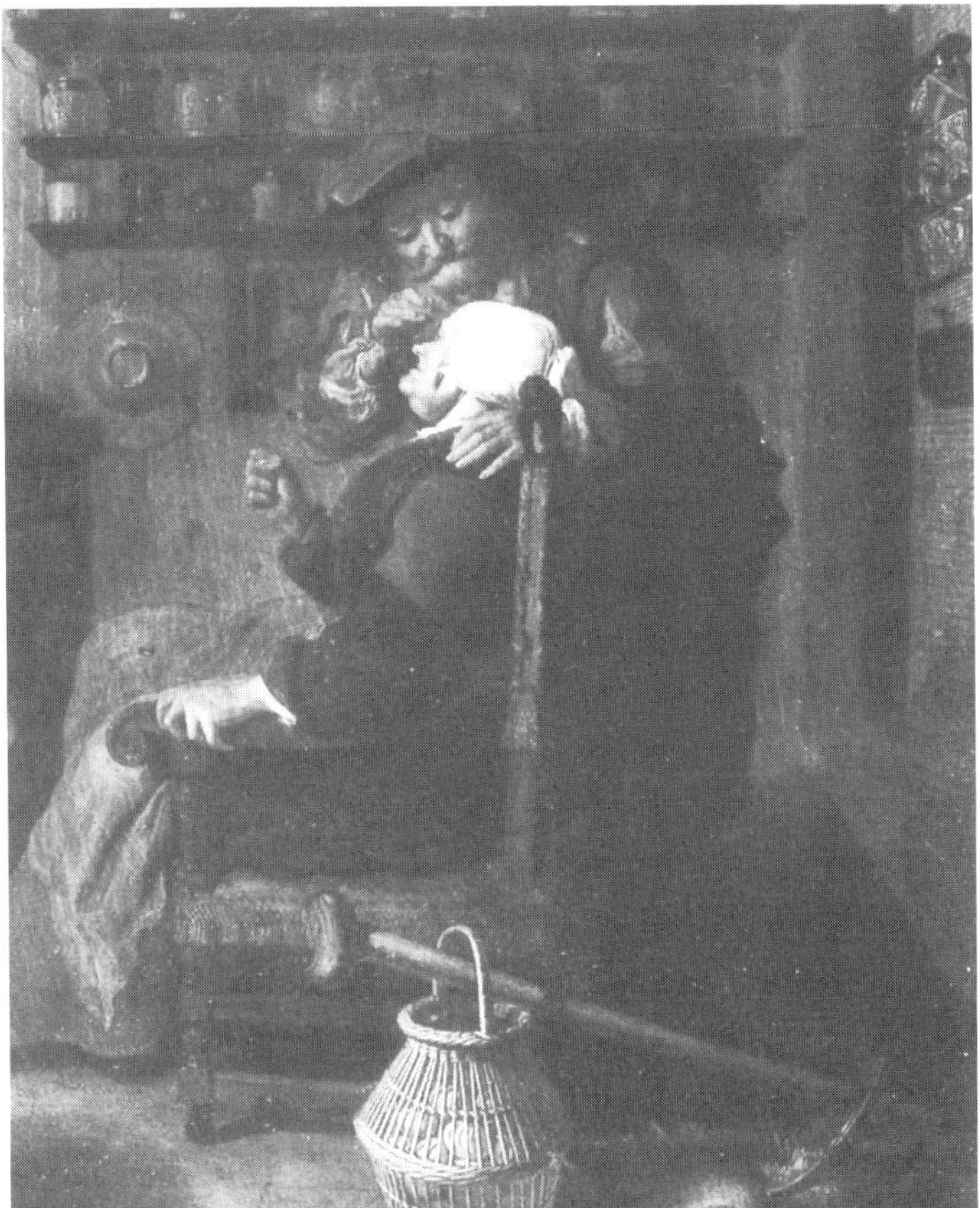

婦人の額を手術する医者
当時の画家がこうした場面を見のがすはずはなかった
バルトロメウス・マートン画（一部）
17 世紀。カールスルーエ国立美術館

とくに肉屋は、清潔を保つために店の前を舗装しなくてはならなかった。ロワの外科医にたいしてそのような義務があったとは伝えられていない。彼らはしきりに瀉血をし、「血を街路に垂れ流しにした」のだけれども。

町の外科医たちは——薬剤師と同じように——定款と紋章と旗をもつ組合、外科医親方組合《コミュノテ・ド・メトル・シルルジャン》を作った。外科医組合長と医師一名と最年長の薬剤師が、市行政の委任を受けてロワの保健衛生を監視した。ベテランの外科医親方が、司法検視と、怪我人や囚人の診察を任された。概して、ヨーロッパのだいたいどこにもあるのと似たような状況であった。すなわち、通常の職人組織のかたちをとった、単純な手仕事の水準を出ない外科術。

本章が辿った広い輪はこうしてロワで閉じる。そこに不均一性が感じられるかもしれないが、それはえがかれた多様性が同時に、いわば同じ外科史的時間に存在していたことを思えば当然のことである。それを意識せずして、古い外科術とか職人外科術といった概念について考えることはできない。

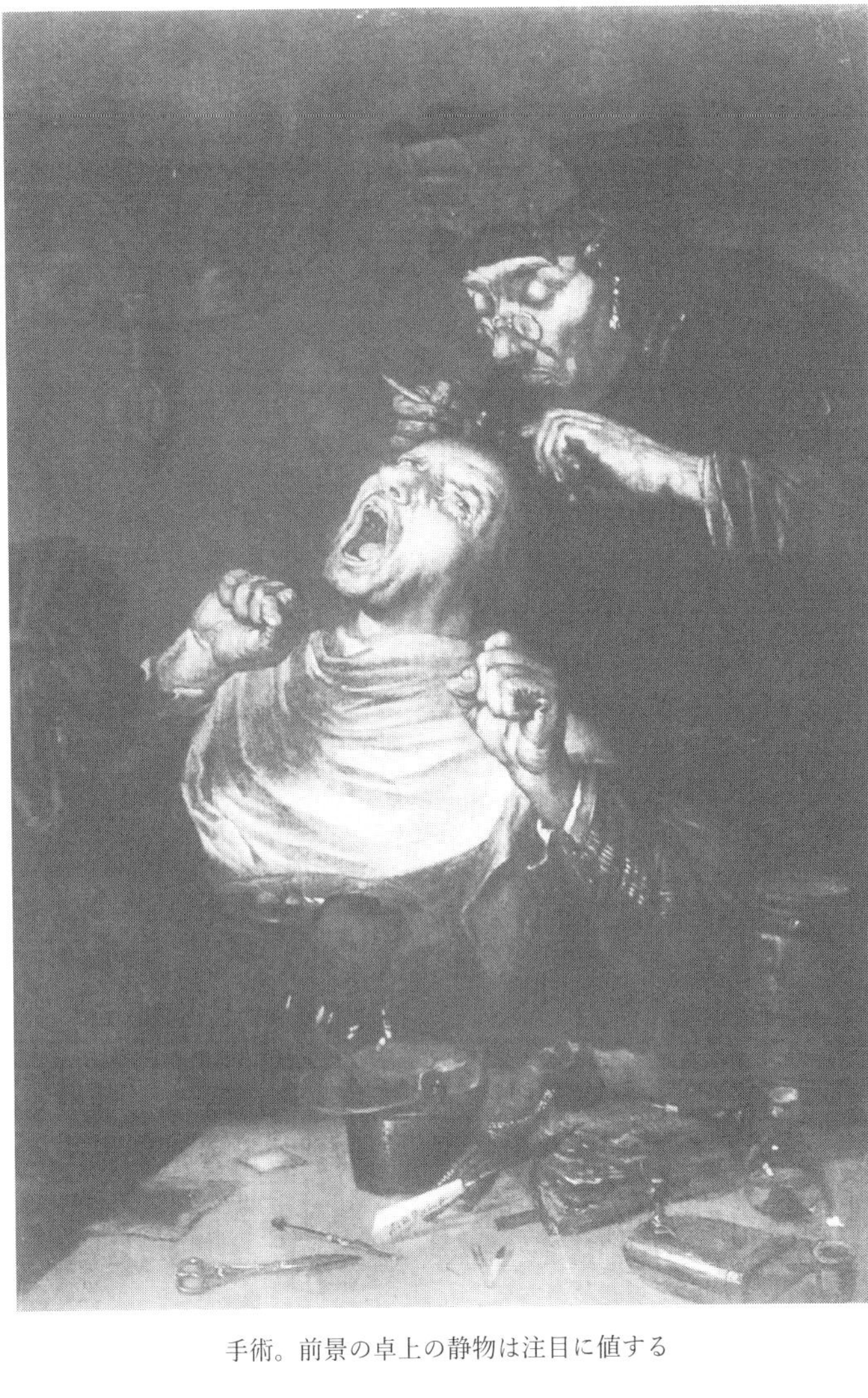

手術。前景の卓上の静物は注目に値する

外科術の山師

「しかし、当今いろんな胡散臭い連中がこの尊い、とても有用な術に手を出そうとするのは赤恥である、いやそれどころか罪悪である。なぜなら、この術の正しい根拠は治療なのだから。知識も能力もない者はこの術には向かない、とんだお門違いである。」

ゲオルク・バルティッシュ、選挙侯の眼科医、ドレースデンの手術医・外科医は、歯に衣を着せなかった。一五七五年、砕石術にかんする手引書のなかで、もぐりの診療やいろんな治療仕事で金儲けをしてしばしば病人に危害を加え、あまつさえ「多くの人間の命」を奪った「刑吏、皮剝ぎ職人、肉屋、ごろつき、泥棒」を、「靴屋、仕立屋、坊主、傭兵、乞食」を、口をきわめて非難した。「連中はそういう技術を一度ならず目にすると、すっ飛んでいって、あるいは相争って徒弟修業証書を手に入れようとする。それを手にすると、表へ出て宣伝ビラなどを貼りまくる、さも有能な医者であるかの

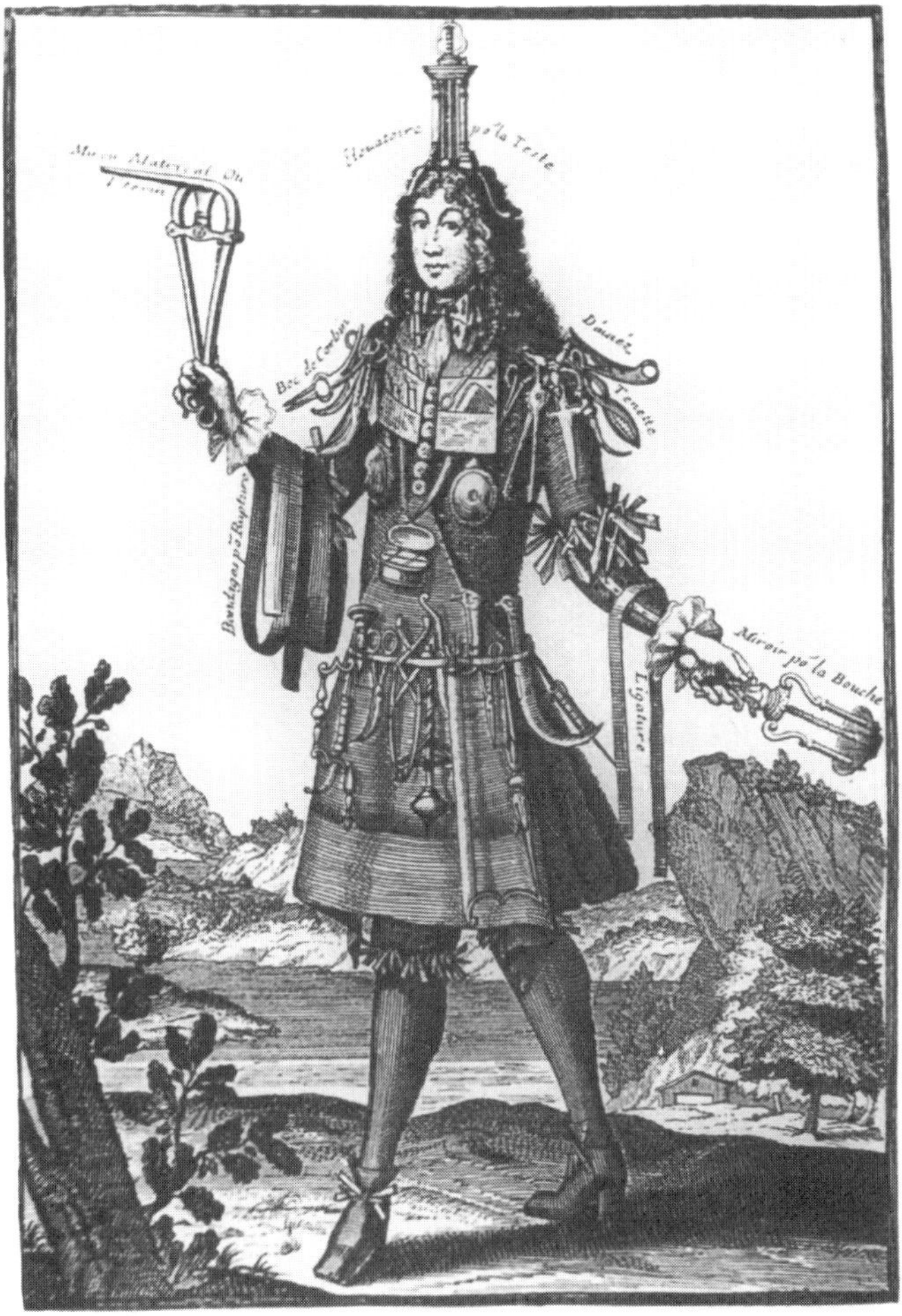

外科医の衣装。戯画。銅版画，1700 年頃

ように。実演しては世間や人びとを欺き、めったやたらに切りまくる、運を天にまかせて。」(31)
バルティッシュはもぐりの医者がやる砕石術や軽々しい濫用について書いている。しかし彼の言葉は、学校医学や組合の職人外科医術外の医療活動全体について多くの正規の外科職人たちが思っていることを代弁するものだと言える。このような意見はもっともである。このおよそ資格のない連中が多くの有害なやっつけ仕事をしたのはたしかなのだから。それればかりではない、彼らが外科職人にとって(医者たちにとっても)好ましからざる商売敵となったことを考えればむべなるかなである。

しかし、そのような意見表明にどの程度の重みがあるのか、つまりそれがどこまで実情を反映しているのか、この問いに確信をもって答えることはほとんどできない。羊飼いや刑吏、賢い女や薬草にくわしい老婆、もぐりの医者や遍歴外科職人たちが本をものすことは通常なかったので、彼らにかんする同時代人の報告は、もっぱら彼らが目の上のたんこぶであったひとたちの筆で伝えられているのみである。そのほかにも、当時の情況を根本的に判断できるような、あるいは治療の心得のあるひとたちのグループの比較だけでもできるような、信頼に足る過去の資料はごくわずかしか残されていない。せいぜいのところ、悪気はないのに、あるいは悪気がないからこそ甚だしく論争調で書かれた古い状況描写を引っ張り出して、少なくとも一握りの印象をつかみ取るのが精一杯である。

過去の外科医の職業像を語るとき、あの組合の職人外科医術外のひとたちを無視するわけにはいかない。彼らの日常生活と仕事について述べ、なおその上に評価をしてみようという試みは、先述のそれにかんするわたしたちの知識の乏しさに加えて、あらゆる点でとうてい測り知れない多様さによっ

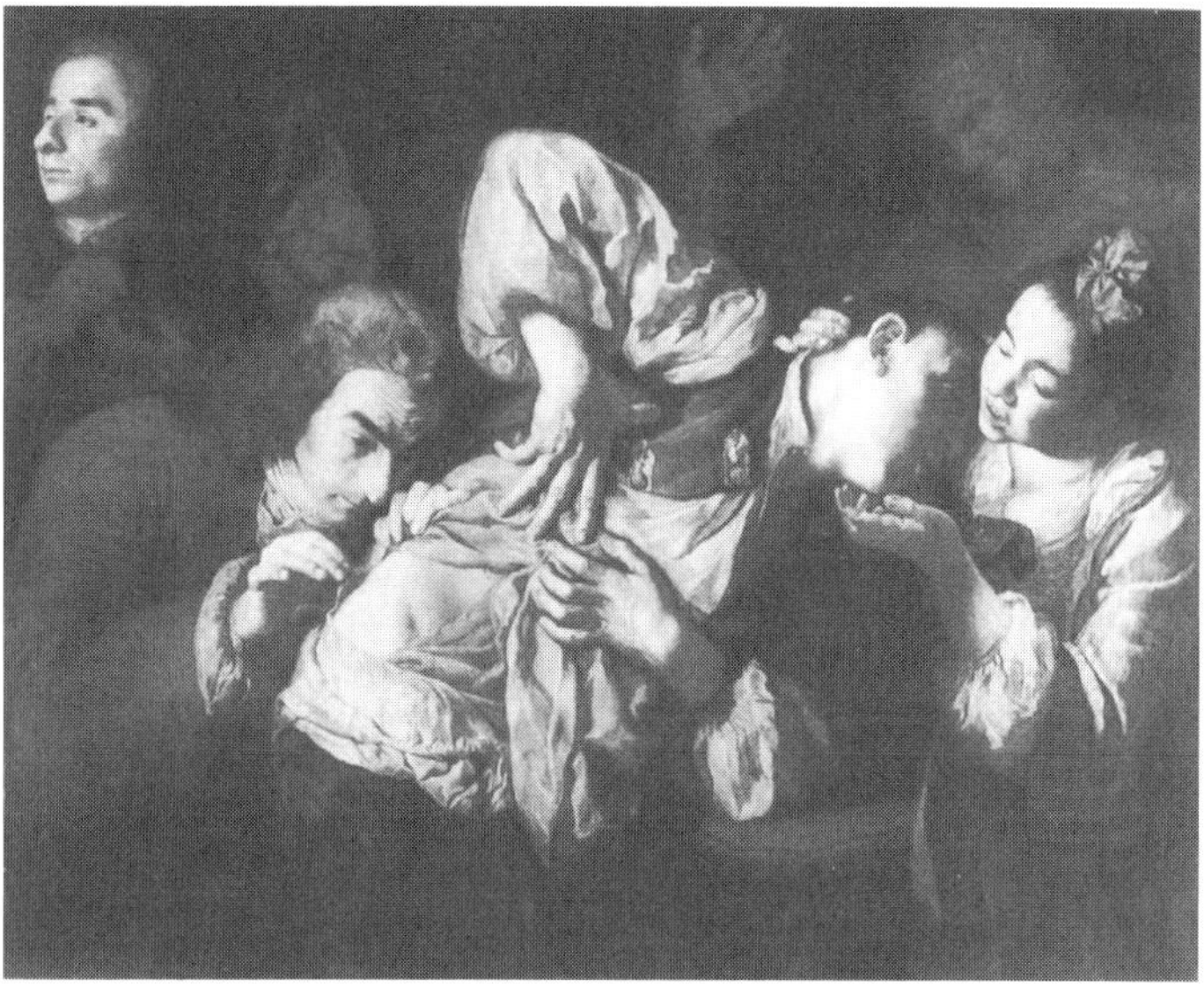

怪我人。デリケートな場所の傷が重症に見えるうちは，だれでも
心から己の本分をつくす。ガスパーレ・トラヴェルジ画，18 世紀
美術学院，ヴェネツィア

て、たちまち限界に突き当たる。学校医学や職人外科術とならんで確立していた医療活動の範囲は、内障眼穿開や「抜歯」にいたるまでの幅広い専門的な「外科処置」のみならず、丸薬、滴薬、煎じ薬、軟膏、塗擦薬やその種の合剤、ありとあらゆる妙薬、さらには護符、聖遺物の使用にまでわたってい た。そういう薬剤のなかに、粉末化したミイラの一部分、細かく砕いたミミズ、絞首刑者の頭蓋に生えた苔といった成分が含まれていることもまれではなかった。もちろんまっとうな医者や外科医たちでさえ、この種の怪しげな物質をしばしば使用することを辞さなかった。「ミイラ」は行き届いた薬局にならざらにおいてある商品のひとつだった。

医者や組合外科医はさておき、だれしもなんらかの医療行為にたずさわった。その範囲は家族のためにいつも助言と手助けと良い家庭薬を知っていた人生経験豊かな母や祖母から、羊飼い、蹄鉄鍛冶、豚の去勢をする職人、村の薬草にくわしい女、産婆、すなわち「物知り女」や町の死刑執行人、さらには治療の心得のある放浪者といった、得体の知れない輩にまでおよんでいた。彼らの多くはなかんずく外科学に分類できるような手仕事もやった。しかし、たとえば羊飼い、産婆、死刑執行人を外科医職として分類しようとしたら、事情に合わないだろう。

それにもかかわらず、この仲間、とくに遍歴する治療師のなかにも「外科医」が――この概念を曖昧な意味で用いるならば――いた。その活動のなかで外科的といえる手仕事が優位を占めていたひとたちのことである。そのなかの少なからぬひとたちが、一つの手術だけ専門にしていた。この「外科術の山師」たちについて話そう。その数は多かったに違いないが、名前がわかっているのは――御

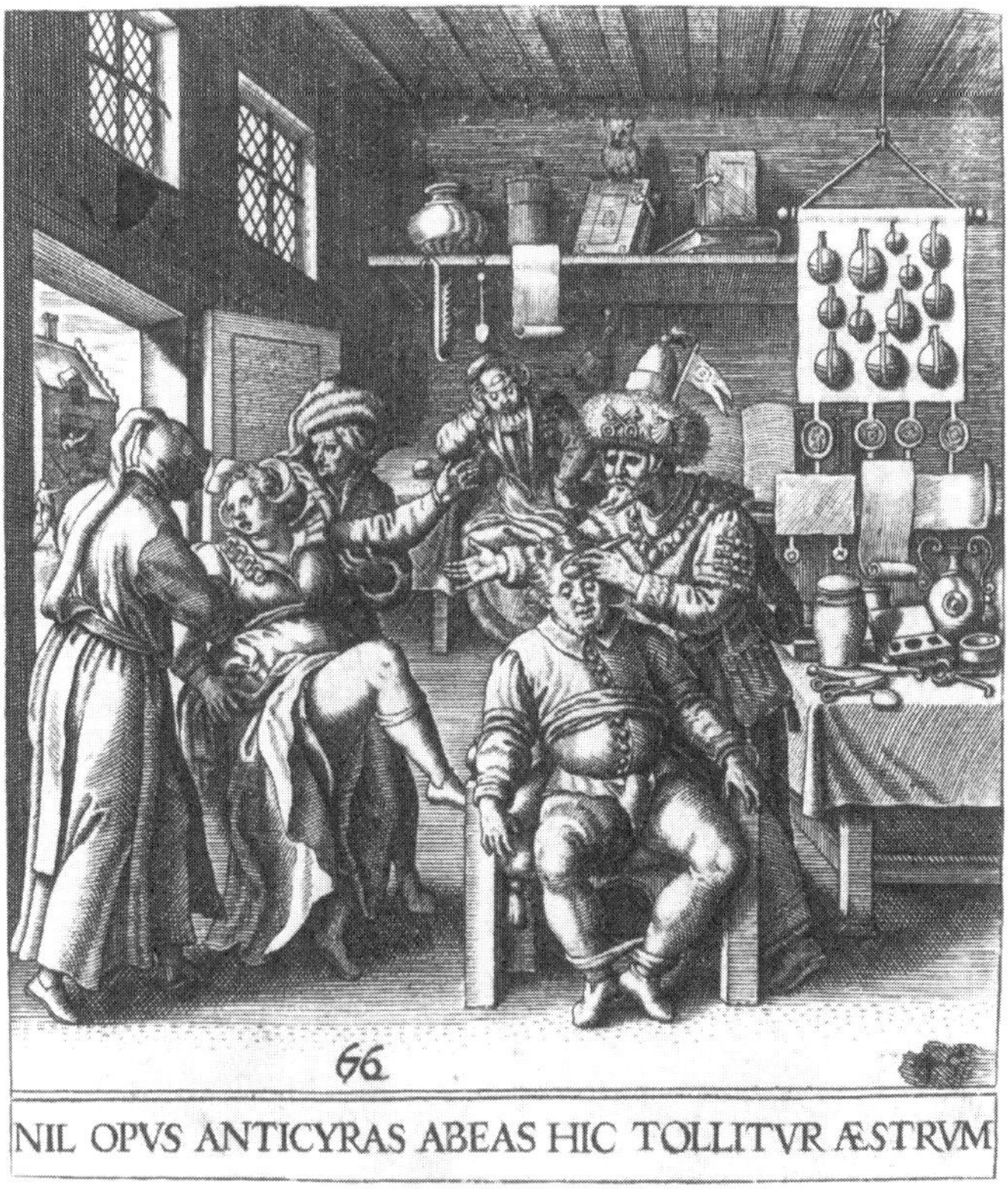

「道化の手術」奇抜な恰好をした稀代の手術師がたくみな手さばきで
患者の頭から石を取り出している
テオドール・ド・ブリ作，銅版画，1600 年頃

多分に洩れず——少ししかいない。記憶に残っているのは、彼らがその時代に有名だったか、悪名高かったためだろう。これらの人びとの生活事情についての断片的な知識がどこまで一般化できるかというとむずかしい。所はケルン、砕石術者がひらひらする長い袖のゆったりした衣装をまとって現れ、市の立つ広場で鐘を鳴らして自分の腕前を自賛する。何ヶ月も痛みに苦しめられ、熱でがたがた震えるひとりの病人が一縷の望みを抱いている。地元の床屋外科医には手術をことわられた。酒場の奥の部屋で遍歴外科職人が砕石術を施す。報酬はまえもって受け取っている。患者は「縛られ」ている、つまり脚を広げ、半坐りの格好で椅子にバンドで固定されているのである。執刀医は皮の前掛けを腰に巻き、スツールに腰掛けている。その横には木桶にはいった手術道具がある。物見高い連中が周りに立っている。さらに酒場のビールで濡れたテーブルから人びとがやってくる。衰弱しきった患者は気付け薬に火酒を飲まされて、わけのわからぬことをぶつぶつつぶやいている。外科医が彼の脚のあいだの会陰《えいん》にメスを突き刺すと、悲鳴を上げ、身体をのけぞらせ、すすり泣き、うめき声を上げ、気を失う。外科医は汗だくになってはたらき、切り口を広げる。血が床に滴り落ちる。鉗子で、さらには指を使って石をまさぐる。……彼の前には外科術の根本的な問題が横たわっている。あらかじめ正しい診断に基づいて手術を決断するよりも、手術をすることのほうが往々にして簡単だということである。肝腎の石が見つからないのだ——こんな状況にぶつかっても、外科医に備えがなかったわけではない。彼は袖から石ころをひとつ手のなかへ滑らせ、それを観客の目の前に差し出そうとしたところ、周りのひとりが手妻《てづま》師のトリックに気づいて、たちまち外科医は袋叩きにあい、とっつかまって、鞭打ち刑に処せられ、町から放逐される。哀れな患者の結末はいかに、想像にまかせるしかない。

異彩を放っているのが修道士ジャックである。修道服に身をつつみ、暗い孤独な雰囲気をただよわせてやってくるにせ僧侶。うわさによれば、禁欲的な生活をし、飲み食いと器具や履物の新調に必要な報酬しか受け取らないという。このジャック・ボリューについて語ろうとしても、今となってはもう伝説と現実を截然とわかつことはできないだろうが、彼のおぼろなカリスマ性は——数百年を経た——こんにちでもなおお感じ取れる。果敢な、たしかな手つきで患部にメスを入れ、苦悶する患者を平然と見下ろして言う。「貴殿の手術はすみました。神のお加護を。」包帯は別人に任せ、ジャック・ボリューはわずかな器具を手にすると、それ以上何も言わずに、その場を去る。

この人物像は判然としない——彼の記憶にもそんな印象がまとわりついている。荒っぽさ、残酷さ、無知が彼の手術方法の特徴だという。他方では、彼は忠告を聞き入れ、最初はパン切り包丁しかなかった道具を増やし、手法を改良したとも報告されている。いずれにせよ、遺されている統計的な断片資料は彼の仕事についていくらか写実的な印象を伝えているようである。彼はオテル・デュとパリ慈善病院で六五人の患者を手術し、その内一三人は完治し、二五人が死んだ。その後はこれらの施設で手術をすることを禁じられた。それから修道士ジャックはヴェルサイユの病院で三八例の砕石術を成功させた。人びとは門前に押しかけ、にせ僧侶に喝采を浴びせた。ふたたびパリで彼は二三人の結石患者を手術し、そのうち死亡したのは一人だけだった。これもまったく輝かしい成果である。ところが、亡くなった一人というのが著名なロルグ〔プロヴァンス地方の都市〕の元帥だったので、修道士ジャックはパリで決定的に評判を落とし、あたふたと町をあとにする。ジャック・ボリューがのちに出版した結石手術と脱腸手術の何千もの成功例という数は、ほとんど失敗が述べられていないほかの手術の似たような申し立てと同様、信憑性が低い。

僧服を着たこの孤独な男は、ヨーロッパの大半を渡り歩いた。村々や町々や当時の大都会で手術をした。ローマでは教皇が、ウィーンでは皇帝が助言を求めたという。オランダでは彼の名誉を称えてメダルが造られた。人びとは彼に黄金の器具を贈ったが、それを彼はのちに――疲労困憊のあげくバサンソンで――鋳つぶして、晩年の日々の生活費の支払いに充てた。

名声と成功、メダルと贈呈品――ジャック・ボリューは波乱の生涯においてそれらを手にしたが、でもそれらは遍歴外科医の運命に特有のものではなかった。他のどうにかこうにか露命をつないだ者や、多くの挫折者たちのことはほとんどわからない、付随的にわかる程度である。ジンメルン市のカトリック教徒の過去帳に短くこう記されている。一七五七年二月一三日、「ホルツァハ近くの路上でシャンパーニュのシャーロン出身の外科医で乞食のジャコブ・クリスがにわかに急死した(32)」。

ほかにもいろんな場所、光景、シーン。時はバロック時代、絢爛豪華、芸術と人工、偉大と大言壮語の時代……。

「この世の大怪物、あるいは往年の皇帝陛下の総大将ヴァレンシュタイン、フリートラント公の生と死、供をするは道化師《ハンスヴルスト》!」　このようなとてつもない肩書をもち、かてて加えてあの時代の人気者、

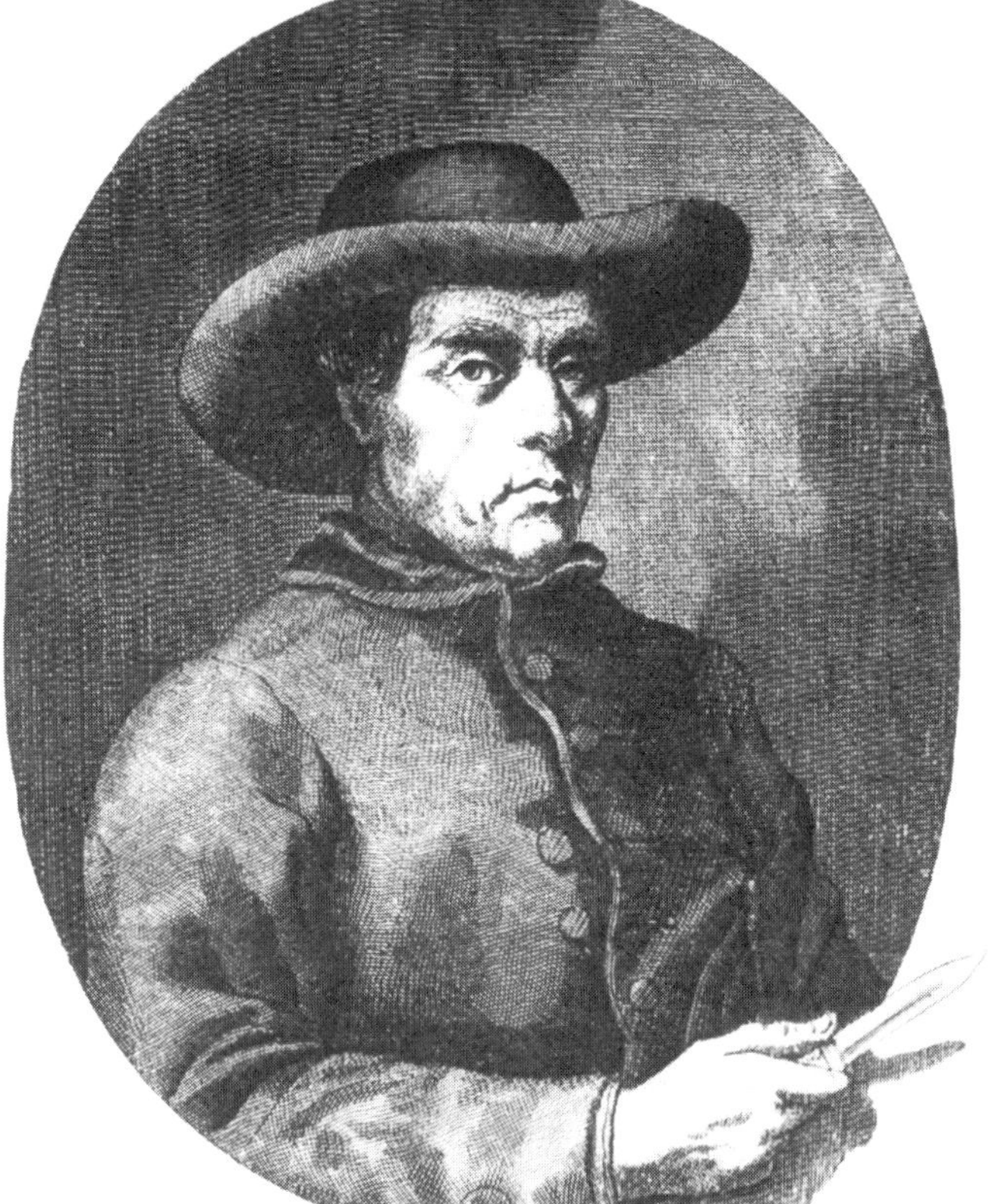

ジャック・ボリュー
ピーター・ヴァン・デン・ベルゲ作銅版画，1700 年頃

ハンスヴルストの共演する大芝居を旅回り一座の舞台に乗せた者は、成功しないはずがなかった。ヨーハン・フェルディナント・ベックはそれで一旗揚げた。ハンスヴルスト役はいつも自分でやった。ザクセン出身で、男盛りの年に一〇人から一五人を擁する大一座「高地ドイツザクセン、ポーランド王国、ヴァルデキシュ侯国の宮廷俳優」の座長として、ハンブルク、ケルン、ライプツィヒ、ベルンのあいだを流して回り、どうやらオランダにも行ったらしい。実入りの乏しい時は人形劇や影絵芝居を試みた。しかし、彼がいつもやっていたのは、外科医と「抜歯医」の治療仕事であった。

「慎重に手早く歯を抜きます。

なので痛みと苦痛はたちどころに解消します。」

ベックはプロイセンでは御難だった。許可なしに屋台を構えたうえに、「神を畏れぬ」宣伝ビラを配ったとき、即刻拘禁された。のちにはケルンとシュトラースブルクにすがたを現し、バーゼルへ行こうとしたが、入れてもらえず、一八世紀中頃、マインツ辺りで消息を絶った。

ベックが自分は治療仕事ができると思ったのはどのような教育を受けていたからなのかわからない。ジャック・ボリューについては、軍隊で砕石術師の手元を見たり、その後数年間ヴェネツィアの手術師といっしょにあちこち回ったりして商売を学んだことが知られている。治療の山師たちの舞台で、もうひとり七色の輝きを放っている「騎士ジョン・テイラー」はドクターの肩書すらもっていたといわれる。このことはもちろんあの時代絶対的な意味をもっていたというわけではない。そのひとが示した能力ばかりか、金やコネによっても肩書は得られたからである。しかし、英国の伯爵領ノーファ

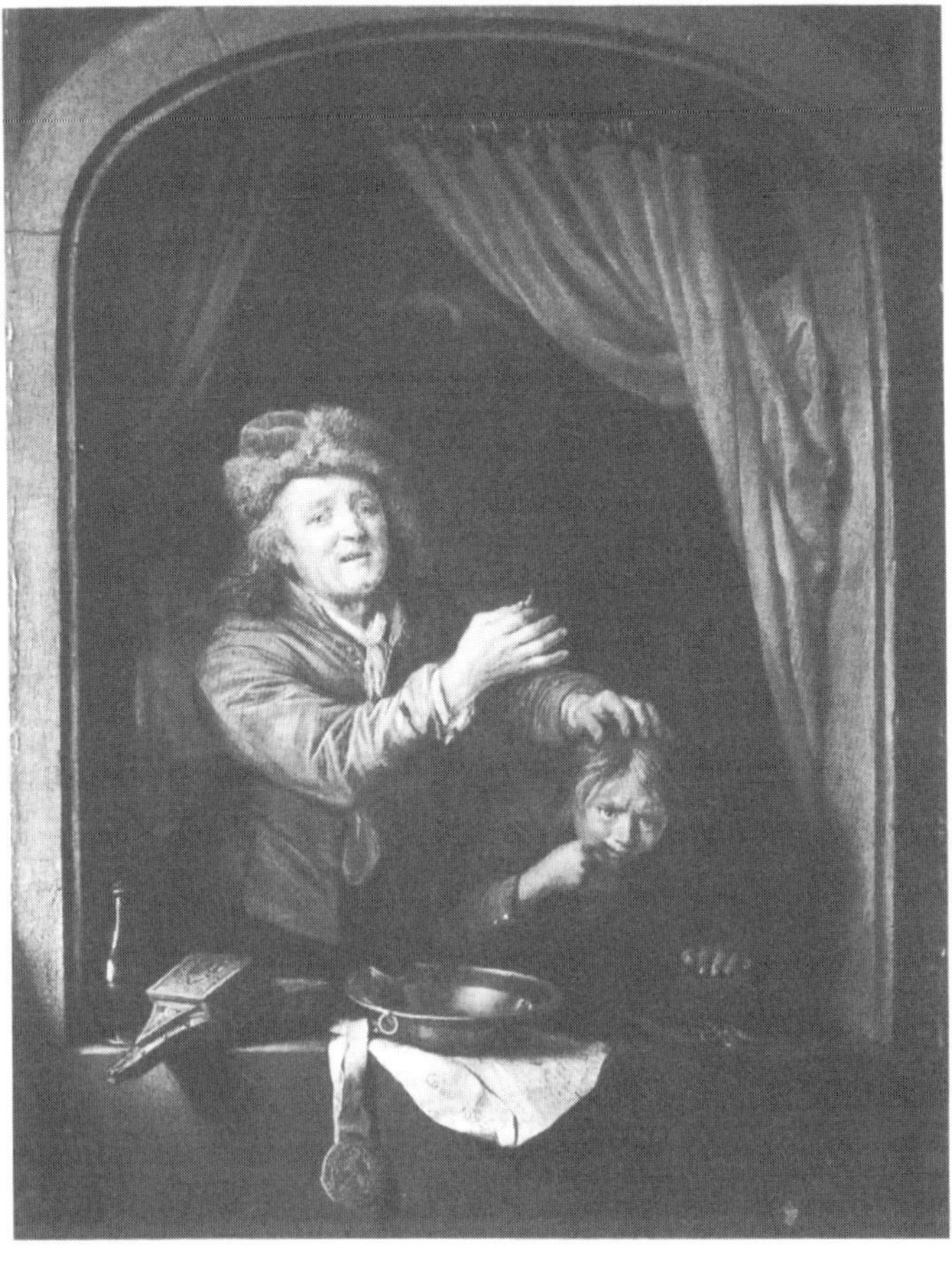

歯科医。卓上に印章付きの免許と道具箱がおかれている
ジェラール・ドゥ画，17 世紀
ドレースデン国立美術館，昔の大家の絵画展示室

クの首都ノリッジ出身のテイラーには、呈示できるものがもっとあった。彼はまずロンドンで薬剤師の修業をし、まもなく聖トマス病院にはいり、そこで偉大なウィリアム・チェズルデンから外科学を、当時実際に行なわれていた眼科学も含めて学び、一七二五年にはオランダのライデンへ行き、医学の「ヨーロッパの師」と呼ばれたヘルマン・ブールハーヴェの講義と臨床授業を受けた。ライデン——ヨーロッパの新しい重要な町のひとつ——の大学は、啓蒙主義の脈動を感じさせた。テイラーは——目標をしっかり見定めて——一路そこを目ざした。あの時代の多くの医者は彼と同じことをし、そののち、啓蒙主義の医学の草分けとして自分の役割につくこととなったのである。

ジョン・テイラーはそうではなかった。彼はむしろバロックのカザノヴァないしカリオストロ・タイプの人間であった。彼がライデンで何を求め、何を見いだしたのか、わからない。とにかく、数年後にはイギリスの、そしてまもなくさらに大陸の国道を歩き回って、眼科医としての技術を売り物にしている彼のすがたが見られた。つまり彼は眼病の治療を専門にしていたのである。そのさい白内障、眼のレンズの曇りを治療する内障眼穿開に重点がおかれた。手術師は細い針で横から角膜を刺したが、時にはあらかじめ角膜に小さな切れ目を入れておくことがあった。それからレンズを緩め、取り出すか、眼の奥に移す。その結果、光がふたたび眼底に達し、視力が回復するか、改善された。術後の問題は、新たな白濁、痛みを伴う眼圧上昇、いやそれどころか失明にいたりかねない瘢痕形成や感染だった。そこひ手術師の持続的成功率はさほど高くはなかったかもしれない。

意識がはっきりしたままそんな処置を受けることを思うと、背筋が寒くなる。しかし当時は盲になること以外に二者択一の選択肢はなかった。泣きわめき、身悶えする女性患者に強烈なビンタを食らわし——針はすでに眼に刺さっていた——恐怖で固まった女性に手術をやり通したそこひ手術師の話が知られている。こんにちの視点からそれを見下すのはあまり意味がない。むしろ、あの手術師たちの勇気の大部分が商売気からきているとはいえ、彼らの器用さと落ち着きぶりに感心せずにはいられない。彼らはわれわれにはおよそ想像もつかないような条件の下で仕事をしたのである。

騎士テイラーにとって、この商売はやり甲斐があった。国道の上を彼を運んでいったのは彼の脚ではなく、逞しい馬をつなぎ、従僕をしたがえた金ピカの馬車であった。彼は迅速に旅をした。それは彼にとって有利だった。実際によくあった術後の思わしくない結果があからさまにならぬうちに、報酬と仰々しい成功のお墨付きをもって、いち早く国境を越えてしまったからである。彼の長持はたちまちいっぱいになった。どこやらの切り通しで身ぐるみごっそり剝がれたときですら、彼はすぐまた大ぼら吹いて、挽回するのが人一倍うまかった。

彼は自分の成功と名声を声高に喧伝した。他人が生意気にも好意で治療の助言をしようものなら、すぐさま剣に手をかけた。最新流行の服を着て、エレガントな鬘をかぶり、手首の襞飾りをひらひらさせて、彼はどこへ行っても、宮廷で注目を集めたり、謝肉祭の舞踊で踊ったり、控えの間で待ちながら策略を練ったり、画廊の絵の前で人目を引いたりする機会に事欠かなかった。一再ならず政治の舞台裏を覗いたり、自家用の急行馬車であれやこれやの密書をたずさえて旅したりしたこともあったかもしれない。彼はどこに行っても、途方もない肩書を授かったり、金で買ったりするすべを心得ていた。まもなくそれは一ページではおさまりきれない数になり、「教皇、皇帝、国王お墨付きの眼科医」から「光学教授、医学博士・外科医、著作四〇本以上……」にまでおよんでいた。

一七五〇年のある日、騎士テイラーはやがて大王と呼ばれることになるプロイセン国王フリードリヒ二世と対面した。王は彼に金貨二〇枚で宮廷眼科医の称号を売ってから、歯に衣着せずにこう言い放った。「そなたはわしの眼科医である。しかし言っておくが、わしの眼は助けを必要としていない。もしそなたがひとりでもわが臣下の眼にさわろうものなら、そなたを絞首刑に処すよう命ずるぞ。わしは臣下をわが身同然に愛しておるからな。[33]」こうしてテイラーは放逐され、来し方のザクセンへ護送された。フリードリヒがどれほど我が身をいとおしんだかはさておこう。名誉欲の強いテイラーがプロイセンの肩書で身を飾ることはけっしてなかったという事実から、この英国の騎士はスパイ容疑でプロイセンから退去させられたのだと推測する向きがある。それはともかく、爾後テイラーはプロイセンの領域を避けて通った。ちなみに、ヴォルテールの名で知られるフランソワ・マリ・アルウェは機会をとらえては愉快そうにこう語ったという。フリードリヒは国王の目をひらくことのできた唯一の男を、テイラーとともに追っ払ってしまった。

フリードリヒがテイラーの手術能力をよく思わなかったのなら、その理由を探すのに手間はかからなかったろう。テイラーはプロイセンに来る直前の一七五〇年にライプツィヒで重病のヨーハン・ゼバスチャン・バッハの両目をそこひのため手術し、すぐさま新聞にその大成功を発表させた。ところがバッハはそれがもとで失明し、激しい痛みに苦しみ、およそ四ヶ月後に亡くなった。ちなみに——

このことをさらに付け加えておくならば——それから九年後、テイラーはロンドンでゲオルク・フリードリヒ・ヘンデルのそこひを手術し、同様の失敗をおかした。評判の高い医者や外科医たちは、その著書で繰り返しテイラーを非難した。しかし、彼らが実際にテイラーよりもうまくできたかどうか、たしかなことはわからない。なぜなら、内障眼穿開をしたのはもっぱら遍歴執刀医で、比較するのに適当な情報が十分にないからである。他方、おそらくテイラーは斜視の原因を眼筋の不均衡にみとめ、そこから強すぎる筋肉を切断すること——当代の眼科医もしたがっている認識——を推論した最初のひとであることも付け加えておかねばならない。

一七七二年に騎士ジョン・テイラーはプラハ近郊のとある修道院で深く罪を悔いて、あるいはパリで素寒貧になったうえに盲になって、あるいは故国イギリスのどこかで、亡くなったといわれている。ベックやテイラーのように、これら一連の遍歴手術師たちが起こしたプロイセンとのトラブルは、一八世紀のあいだにますます増えたかもしれない。そしてその理由は騎士テイラーの特殊なケースよりも根本的に、もっと一般的・原則的な性質のものであった。

「山師の外科術」という奇妙な植物が花を咲かせたあげくにしおれただけでなく、そもそも外科学史の重要な一節が繰り広げられた背景——フリードリヒ大王の父が根本的な特徴を印したプロイセンを、遅まきながらここで一瞥しておこう。プロイセンは、外科学と外科学のその後の発展にも影響をあたえた一連の特徴がいち早く、鮮明な輪郭をもってかたちづくられた例であるかもしれない。最終的には、原則的に比較可能なことがヨーロッパの各地で起こったが、その現れ方はさまざまであった。

フリードリヒ・ヴィルヘルム一世は一七一三年に父君が亡くなったあとわずか一日をおいたのみで、ブランデンブルク＝プロイセンのためにバロックの奢侈癖、浪費癖、情実政治に力強く終止符を打った。ただ単に「軍人国王」として片手落ちな特徴づけをされて歴史に名をとどめることとなる新しい王は、国家を根本的に変えた。専制的な厳格さと献身的な働きでもって、彼は国家の最大利益という観点から節約、厳密な会計、きちっとした行政を断行した。フリードリヒ・ヴィルヘルム一世は国力を――時代にふさわしく、かつまた他の絶対君主もしたように――軍事力に見た。軍事的観点が異常に優位を占めたことは、軍人王の軍隊贔屓から起こったことであるのみならず、強い国家という彼の志向を見事に貫き通すことのできた赫々たる一徹さを強調している。フリードリヒ・ヴィルヘルムはその時代の専制君主であったが、彼はこの枠内でとくべつ印象に残るスケールの大きさをもっている。

この時代の特徴をなすものは専制主義ばかりではない。本質的に、勃興しつつある市民階級に根をもつ啓蒙主義という精神運動もそうである。これら諸力の緊張の場には対立しかなかったわけではない。たとえば専制主義と絶対的支配権の主張、行動の自由の規制と制限がたしかに市民階級の発展の妨げになり、時がたつにつれて矛盾が頂点に達した。しかし他方で、きちんとした行政、倹約、勤勉、人の行為の有用性への関心は、広く国民のあいだで一致していた。独裁的な支配者が有益な仕事によって国の補強に努めるいっぽう、啓蒙主義はそのなかに人間の「繁栄と幸福」を成し遂げる可能性を見た。こうして有用性がしばらくのあいだ時代の共通分母のようなものとなったが、だれしも認めるように、それはまことに小さなものであった。啓蒙主義の――教育、人間形成、道徳的純化といった

――もっと遠大な内容は、完全に等閑視されたわけではないが、有用性という考えに押されて変形され、狭められた。しかし手仕事、手工業、商業、鉱業は動き出し、繁栄した。

ある意味でプロイセンの生活はそのような枠内でより貧しく、単調になった。たとえば、まさに王国の首都の栄光を享受しはじめていたベルリン子は、カラー、モード、奇抜さが町のすがたから消えていくさまを見て狼狽した。画家、音楽家、役者、金銀細工師、鬘職人、仕立屋、彫刻家、象眼細工者は不安げな面持で、首を長くして客を待っている。「役に立たぬもの」にはほとんど関心がもたれなかったのである。学者ですら、直接役に立つものを提供できなければ、一夜のうちに職を失う羽目になった。せいぜい道化師くらいなものであった、だれにもかれにも使い道があったのは。

疑いなく、医学や外科学は有益なものであり、この観点のもとに助成され整備された。そのばあい軍人王は軍隊のために有能な医者や外科医の教育をとくべつ心に懸けた。教育や再教育では、有用な知識を実際に生かすための仲立ちをするという原則が前面に押し出され、何人かの学者のプライベートな仕事としての学問研究は過小評価され、日陰者となった。医学や外科学を業とするにあたって重要なのは、医者や外科医の実践能力の最低水準を定め、その維持を確実にすることであった。

このような情勢は古い外科学――この時点では手仕事の領域における実践と理論の一体化としての「外科医学」と解するならば――に非常に有利な条件を提供した。その結果、この古い外科学は一八世紀のあいだにひたすら頂点を目ざして進み、それとともに、それがなしうる発展の終りに近づいた。これについては然るべき場所――次章――で話そう。

ここで、放浪する外科芸人たちの偉大な座長親方のひとりにご登場願おう。彼らすべてのシンボルとなり、おそらく彼らのなかで最も重要であった男、ヨーハン・アンドレーアス・アイゼンバールトである。ここで彼を欠くわけにはいかない。彼の生涯には、職人外科医術を最後の頂点へみちびいたのと同じ情勢が種々の放縦な大道外科職人連中の生活を困難にし、存在を細らせることになった様子が見て取れるからである。

彼の祖父のひとりは豚の去勢者で、父はオーバープファルツの森の小さな町フィーヒタハの眼科医、脱腸・結石切開医であった。一家は貧乏神に取り憑かれ、ヨーハン・アンドレーアス・アイゼンバールトは不自由な子供時代を送った――忘れようもない経験であったことはたしかだ。一〇歳で父が死んだとき、彼は運よくバンベルクの外科医アレクサンダー・ビラーに引き取られた。両家はかねて知り合いだったらしい。

アイゼンバールトはビラーのもとで一〇年を過ごした。そのうち八年は徒弟暮しで、ほかの者たちより楽ではなかったが、彼の母は授業料を払わずともよかった。一六七八年にそれが中断し、彼は修道院に入れられた。「家族や友人がよかれと考えて……神に懇《ねんご》ろにお仕えするために」と彼はのちに書いている。奇妙な間奏曲である。ビラーは養っている少年を厄介払いしたかったのか、それとも――一五か一八の年頃で――こんなふうに贖罪と浄罪が必要なほど自堕落な生活を送っていたのか、それについてはわからない。半年後彼はふたたび修道院を去った。「その間、わたしはこの修道院生活がまったく気に入らなかったわけではない」と彼は同様後年、ルター信仰に改宗したときに書いて

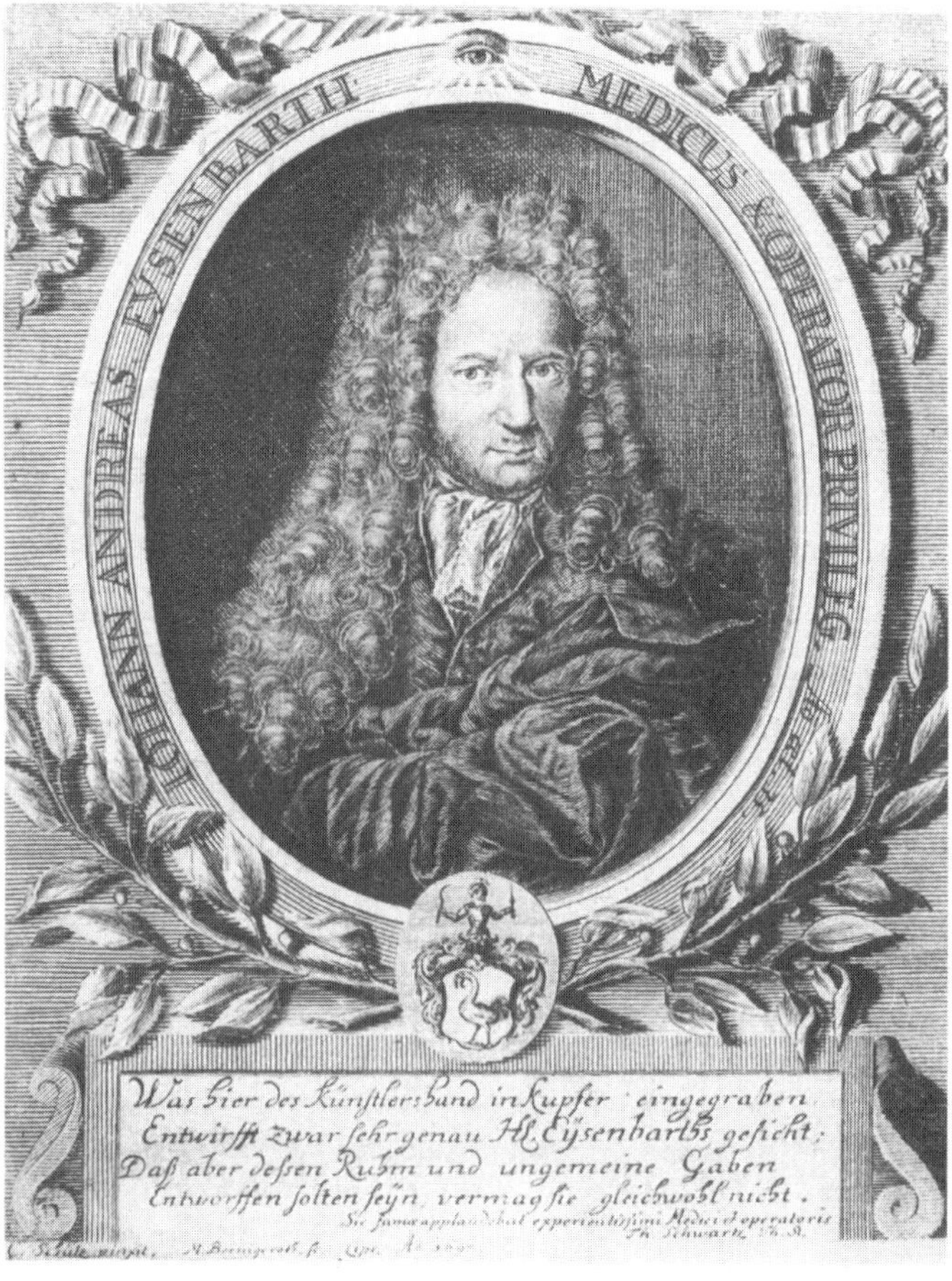

ヨーハン・アンドレーアス・アイゼンバールト
マルティン・ベルニゲロート作銅版画，1967年

いる。

アイゼンバールトはビラーのもとに戻った。それというのも、のちにバイエルン選挙侯から町および病院の外科医としてミュンヘンへ招聘された彼のもとで、外科治療を基礎から学ぶことができたからである。一六八四年に成功した白内障手術が、彼の職人昇格試験のための仕事になったらしい。

もちろん、修業を終えたのち大成功をおさめるまでには時間がかかった。遍歴職人として、彼は出世を求めて旅に出た。およそ二〇〇キロを大半徒歩で踏破したのち、彼はチューリンゲンのアルテンブルクにたどりついた。そこでとある外科医に雇われてはたらき、外科医の娘と町や町の人びとに心を惹かれた。そしてここで、当時の若い外科医が成功だと言えるものがやって来る。三〇以上の「治療」の成功と、ルターの教えに改宗したのちも正統派の忠実な臣下となる約束をかたに、彼はザクセン＝ゴータ＝アルテンブルク大公に特権を願い出、一六八六年に二人の医師による試験に合格したのちそれはあたえられた。特権により彼は大公領全体の歳の市で、また市当局の許可を得て毎週ひらかれる定例の市でも「外部疾患」を治療し、塗り薬や膏薬を売り、手術をすることを認められた。そのさい、地元の医者や薬剤師はもとより、床屋や湯屋の領分を侵すことは御法度だった。

同年、アイゼンバールトはカタリーナ・エリザベータ・ハイニケと結婚した。アルテンブルクに来たあと彼を雇ってくれた外科医の娘である。向後彼は家族とともに――アルテンブルクで五人の子が生まれ、のちにマグデブルクでもう二人生まれた――市の立つ広場の一軒家に住まった。妻は堅実に家政の切り盛りをし、遍歴外科医のために去就定まらぬ不安定な日々にあって一息つける場所である家庭をこしらえたのだった。

アイゼンバールトは満足してもよかっただろう。もし満足していたら、こんにち彼の存在を知る者はほとんどいないだろう。だが彼にとって、成功と言えるものは一つしかなかった。トップの座である。彼は最後にそれを達成することになる。

彼は長年がむしゃらにはたらいた。あらゆることに気を配った。魅力的な市の屋台や馬車、曳き馬を調達、その支払いをした。さらに食器や下着、楽器、衣装、お仕着せ、その他もろもろを。宣伝ビラを印刷し、アナウンスを新聞に流し、訪問の意を告げ、許可をもらい、国境越えの準備をするために手広く交信をした。外科器具を製作し、手入れし、時には修理をしなくてはならなかった。……そしてわけても、馬車を御し、屋台を建て、馬の世話をし、それればかりか縄の上で踊ったり、太鼓を叩いたり、火を呑み込んだり、歌を歌ったり、とんぼ返りを打ったり、笑劇で一役をこなしたりできる、したたかな殴り合いにもひるまず、そして最後に外科手術のさいにしっかりした器用な手つきでせっせと手伝いをする、海千山千の若造を数人募集しなくてはならなかった。外科術、もっと適切に言えば、治療の手仕事が、営為全体の意味であった。それをすることがヨーハン・アンドレーアス・アイゼンバールトの本来の仕事であった。彼よりもスケールの小さい男だったらそれだけで十分満足感を覚えただろう。だが、アイゼンバールトを引っ張っていた生命力は、野心と子供時代に経験した貧しさから抜け出したいという思いから流れ出ていた。彼は自分の「治療」によって「神の慈しみと恩恵と祝福」を伝え、この使命を果たさねばならないという確信で心がいっぱいだったようだ。

こうしてある朝、小さな車列がごとごとと市門を出た。最初は一台か二台だったかもしれない。小旗で飾られていた。二五歳になったばかりの親方は馬に乗っていたかもしれない。かたわらには数人の従者。丘の上には道に沿って並ぶ並木の列が遠く続いていた。……

アイゼンバールトは旅に出た。ゴータとドレースデン、ライプツィヒとツヴィッカウのあいだで彼の名を知らぬ者はまずいなかった。彼はその名をうまくトレードマークにして際立たせていたのである。アイゼンバールトという男はひとりしかいなかった。彼はせっせと仰々しい肩書きや証明書、特権を集め、それらをうまく宣伝に利用した。そのうえ特権は領内で遍歴外科医の活動をしてもよいという、そのときどきの領主の許可でもあったのだから、アイゼンバールトにとって大きな価値をもっていた。通常そういう許可を授けられるまえに医師による専門試験に合格しなくてはならなかったから、この点にも彼の相当な能力の証左が見て取れる。

成功した治療にかんする数多くの証言もそれを示している。たとえばライプツィヒとドレースデンの参事会がそういう医師免状を交付するまえに、患者を呼び、宣誓させたうえで尋問したと聞かされれば、患者の証言の信頼性を高く評価せざるをえない。かくして驚くべき光景がひらける。成功した手術、とくに脱腸と白内障の手術について報告した患者の数が多いことに感銘を受ける。当時の薬剤や手法を考えに入れればなおさらである。

たとえば脱腸切開のばあい、アイゼンバールトは同僚たちの多くがそうだったが、腸管ヘルニア（たいていは鼠蹊ヘルニア）であろうと、ただの陰嚢水腫にすぎなかろうと、区別はしなかった。彼は隆起の上から皮膚と脂肪組織を切り開き、指でヘルニアを取り出し（そのさい彼はよく精巣や精索もつかんだ）、その上部を結紮したのち全体を切除した――患者にとっては想像を絶する苦痛だったろう。傷口はガーゼが詰められ、縫合され、そして内部から膿を分泌しながら徐々にふさがった。こうして生ずる固い瘡蓋がとにもかくにも手術は成功したと思わせたのかもしれない。というのも、手術は解剖学に沿ったものではなかったからである。医者で学者の偉大なローレンツ・ハイスター（彼の晩年の著作は外科学にとって重要な意味を獲得した）は若いときにアイゼンバールトの手術を見たが、精巣や精索を除去するのは不要だと非難している。おまけに古い手法の脱腸切開は、脱腸の発生を助長しがちな鼠蹊部の解剖学的状況を根本的になにも変えはしないと言わざるをえない。

それはともかく、アイゼンバールトは当時慣例の方法で成功をおさめた。病人たちは彼が来るのを待つか、それとも旅先に彼を訪ねて行った。彼は彼らの大きな希望だったからである。地元にはそのような手術をこなせる、あるいはそれをする勇気のある外科医はほとんどいなかったから。アイゼンバールトは手術のまえや、まして手術のあとには、真剣に患者の面倒を見、最大のピンチを乗り越えるまでは「手術を受けた人たち」を見放さなかったという事実も、手堅さ、誠実さ、自覚を物語っている。いつも、どこでも、彼はどこから来て、どこへ行くつもりであるかをはっきり告げた。だから患者やその家族たちは、あとからでも彼をつかまえることができた。こういうことすべてがすでに異例であり、あの時代には仕事のひとつであった誇大宣伝が多々あったとはいえ、アイゼンバールトが有能で真面目な外科医であったことを表している。

仕事は採算が取れた。アイゼンバールトは裕福な男、いや富豪になった。彼は巡業先を広げた。たとえば、一六九七年にはバルト海沿いにダンツィヒまで、あるいは一七〇〇年にはフランクフルト・アム・マインまで、そしておそらくハンブルクまでも。堂々たる車列が国道を進んだ。それはあるときは一〇台の大きな多頭馬車であったかもしれない。加えてアイゼンバールトの乗った乗用馬車、行列の先頭としんがりに騎馬小隊、乗用馬車の近くには一人ないし二人の騎手がひかえ、馬車の上の従僕のひとりが親方のもとへ来いと合図するのにそなえている。これはすべて事業を行なうのに必要だったばかりか、成功のデモンストレーションでもあったのである――成功ほど輝かしいものはない。

一七〇四年にアイゼンバールトはマグデブルクへ転居した。そこで彼は市の宏大な家屋敷のひとつ、居宅とビール工場「黄金のりんご」を買った。それは彼と家族の住処になったばかりか、曲馬団にも似た大きな外科事業のセンターにもなった。ビール工場の蒸留設備はいろんな医薬品の大量生産に着手するのにまさにうってつけだった。カタリーナ・エリザベータ夫人は家屋敷の世話と経営を引き受け、両方が「アイゼンバールト一座」とその座長にしっかりした基盤をあたえるよう心を配った。

それからというものアイゼンバールトはマグデブルクの市民となり、同時にプロイセン人となった。同年のうちに彼はベルリンへ行った。ちょうど三年まえにプロイセンの初代国王に即位し、新王国にふさわしかるべく贅美の限りを尽くしたフリードリヒ一世の都である。アイゼンバールトにはこれほど好ましい場所はなかった。一行はそこからヘッセンの首都カッセルを経て自由帝国都市ヴェッツラルへ行った。ここには帝国最高法院があって、そこの二人の長官は長年法律解釈をめぐって執拗な争いを続けていた。アイゼンバールトはそのことを、市議会に彼の訪問を告げて宣伝ビラを配っていた使用人を通じて、先刻承知していた。

アイゼンバールトが聖ヨハネス祭の市の日にヴェッツラルへはいったときは一大見ものであった。高らかにひびくトランペットと轟く太鼓を先頭に、青いお仕着せを着た楽師たちが行進し、つづいて喜劇役者や曲芸師たちが色とりどりのきらびやかな衣装に身をつつんでくるくる跳ね回り、ビラや飴を配り、狭い通りを駆け抜ける極彩色の馬車に飛び乗って、上方の窓に向かって色目を送る。そこのカーテンの影にはきれいな娘の顔が隠れているのかもしれない。そして家のかみさんは女中たちをせき立てて物干しから洗濯物を取り外させ、窓辺に歩み寄って金色の乗用馬車を一瞥する。そのなかには彼――あのアイゼンバールト――が鎮座しているのだろうが、残念ながらそのすがたは見えない。赤いお仕着せに銀色のモールをつけた御者と従者は身じろぎもせず、じっと前方を見つめている。行列の後尾では一群の騎手が早足で馬を走らせながら、陽気に手を振り、タンバリンを打ち鳴らしている。総勢一〇〇人から一二〇人の人員が、「アイゼンバールト一座」とともに町へはいったことは間違いない。

バター市で舞台付きの屋台と天幕がまたたく間におっ立てられた。ちなみに裁判所の建物のど真ん前で、しかも舞台は角材と綱で厚かましくも建物に固定されていた。物見高い人たちが足を止め、しまいにショーが始まるとどっと広場に押し寄せた。音楽と曲芸と下品なジョークに合わせて道化師が売り物の薬を薦める。それから裁判を問題にした笑劇が上演される。その報告によると、裁判官は

「笏をもって坐っている、買収されて……道化師と、法服と判事席を交換。」おしまいに「道化師〔すなわち裁判官。著者注〕を絞首刑に処すとの判決がくだされ」る。人びとはしかつめらしい帝国最高法院とくにその二人の長官のこせこせした言い争いを茶化したものと理解し、手を打って笑いこける。これほどいい宣伝は考えられなかった。一件はすぐさま口から口へ伝わり、しかもそのあとだらだらと裁判沙汰になってたえず話題にされたからである。あの日ヴェッツラルで人びとは舞台の前で笑い、舞台裏で患者が泣き叫び、うめいているあいだも笑っていた。最後に道化師が退場、舞台は空になる。太鼓の連打が高まり、とだえると、人びとは静まる。彼がそこに立っている。ケープがながながと緋色のフロックコートの上に垂れ掛かっている。大きな鬘、その上に三角帽子、「我こそはかの高名なアイゼンバールト……」

……人生の絶頂期。それは一〇年以上続いたと言われる。彼はケーニヒスベルクからケルンのあいだのドイツのすべての地を旅した。ベルリンはほとんど定期的に訪れた。ポーランド、オランダ、フランス、イタリアにも寄り道しただろう。運命が徐々に転換しはじめた一七一六年までに、彼はおよそ二〇〇〇例の脱腸切開と三五〇〇例の膀胱結石手術を行なったと吹聴するが、きわめて信憑性が高いと思われる。彼は押すに押されぬ「執刀医にして開業医」であった。

一七一三年来ブランデンブルク＝プロイセンで統治したフリードリヒ・ヴィルヘルム一世はプロイセンにたいするアイゼンバールトの特権をあっさり更新した。しかし、市の呼び売り、まやかし、芝居、おふざけに国王は突然ストップをかけた。一七一六年にこう命令したのである。今後「市の呼び売り人やいわゆるにせ医者」は保健衛生局の検査と認可を受けた者しか市に出店してはならぬ、また「出店してもジャン・ポタージェンやピッケルヘリング［ハンスヴルストやハーレキンのような道化師。著者注］を立てたりせず、かかる馬鹿げたものを使わずに薬を公に販売しなくてはならぬ」と。さらにこう言明されていた。「国王陛下から特権をあたえられていない役者、また香具師、綱渡り曲芸師、いかさま賭博師……ならびに同様の輩にたいしては、我が国のいかなる町にてもその所持せる品を没収するか身柄を拘束すべし。(34)」

「高名なアイゼンバールト」にすれば、これはとんでもないことだった。もちろん彼は特権を有していたが、にせ医者、ペテン師、同様の輩に分類されること、これは彼に深いショックをあたえずにはいなかった。国王が彼の手術能力を買っていたことは疑いない。王の高級将校のひとりを治療するために彼を呼んだのだから。しかしアイゼンバールト企業は最初の重大な衝撃を受けた。以後アイゼンバールトは付き人たちを連れずに巡業し、高級旅館に泊まり、新聞に広告を出した。彼の名声は依然鳴り響いていた。相変わらず彼の手術の多くは上首尾だったようだ。痛風で両手がしだいに効かなくなってきたけれども。

二度目の打撃はまったく別の方向から来た。一七二一年に妻が死んだ。彼にとってはつねに頼りになる、なくてはならぬパートナーだった。翌年アンナ・ロジーナ・アルブレヒトと結婚したときは不幸だった。彼女は彼の金をぱっぱと使い、ビール工場を廃れさせ、夫の長旅をいいことにいろいろと道に外れたことをした。アイゼンバールトがいつも家庭で見いだしていた基盤は、ダンツィヒ、ケーニヒスベルク、エルビング、マリーエンブルクで捲まずたゆまず務めを遂行しているあいだに、ぐらつきはじめた。

プロイセンと同様ほかの場所でも、遍歴治療師にとって雰囲気は著しく冷たくなった。だがプロイセンでは次のステップが断行された。一七二五年に「一般に新たにきつく申し渡される医療にかかる勅令および命令」という表題の法律が布告され、一九世紀までプロイセンの医療制度を特徴づけることになる。大都市のすべての医者と外科医にたいして、職業活動の許可を申請するまえにベルリンにおいて大学の医学外科学講座の課程と試験を受けて開業に備えることが定められたのである。

アイゼンバールトはなんと言ってもプロイセンの特権を有していたのだから、それは痛くも痒くもなかっただろう。しかしどのみち、彼はもうプロイセンにはすがたを現さなかった。一七二五年にはフランクフルト・アム・マインに滞在した。卒中発作の兆しが現れて彼は意を決し、一年後に息子のひとりとともにブレーメンへの道を辿るも、二人して町から追い出されるという事態に甘んじなければならなかった。翌年ゲッティンゲンに彼のすがたが見られた。彼はそこで遺言状を作成した。その後、彼は苦労してハノーファシュ＝ミュンデンまで足を伸ばし、いま一度開業しようとした。しかし二度目の卒中発作に見舞われ、一七二七年一一月一一日に死亡した。人生の大冒険は終った。そして輝かしい遍歴外科医の親方たちの時代は終りを告げた。

王と首斬り役人と外科医

外科学の効用

昔を顧みていささかの憂愁を覚えつつ遍歴外科医の絵のような情景と別れを告げるとすれば、それは古い外科学が絶対主義と啓蒙主義の時代に到達することとなった最後の頂点が、比較的無味乾燥な実用本位、まさに功利的な考えに彩られていたせいでもある。

プロイセンの事象をここで引き続き例として利用しよう。そこには一八世紀、さらには一九世紀までの発展の一連の特徴が明瞭に表れているからである。同じような、しかし部分的にはまた――チューリヒにおけるように――異なった条件のもとで、ヨーロッパの各地に根本的に比較可能なプロセスが進行した。

たしかにフリードリヒ・ヴィルヘルム一世の性格には非常に荒っぽい点がいくつかあったが、しかしそれらをそなえた御仁は、うまく機能する絶対主義の王国プロイセンという考えを認めさせる能力を有した、強力かつ賢明な、思慮深い支配者であった。彼はそのさい、越し方の道のりにかんしてはとにかく成功をおさめるのに必要なかぎり、時代の社会的ならびに精神的諸力と一致協力した。しばらくのあいだ、絶対主義と啓蒙主義のいろいろな対立にもかかわらず、利益と効用の追求という点では共に発展を押し進めるのに十分な意見の一致が見られた。

医学と外科学は疑いなく有用であった。もちろん――この観点からすれば――主としてその実践、とくにプロイセンの軍隊での実践が有用だったのだが、いっぽう学問と研究は、そこから有用な知識はほとんど期待されず、背景に押しやられてしまった。ちなみにほかの学問や芸術も同じであった。こうしてフリードリヒ・ヴィルヘルム一世の統治時代に、ひたむきな努力によって、医学と外科学を実利の観点のもとに組織するためのあらゆる基本的前提条件がつくりだされた。それは養成と再教育はもとより、職業活動にも関係していた。そこから古い外科医の職業像にとって重要な結果が生まれることとなった。

それと同時に、最初はかなり小規模だったベルリン腑分け所（解剖学を教え、そのために死体の解剖も行なわれた教場）が拡張され、最終的には一七二四年頃、そこから医科外科大学校《コレーギウム・メディコ・ヒルルギクム》が生まれた。この専門単科大学のカリキュラムは、やがて解剖学と手術技術のほかに医学、薬学、植物学、病理学、生理学、法医学、さらには自然科学や哲学の講義にもわたった。この学校が国内外の関心を引くまでに、長くはかからなかった。

実践に役立つ知識を伝授するこのような専門的な特殊学校は、功利思想を信奉する時代に特徴的なものである。こうして一八世紀のあいだにヨーロッパの各地で、医学外科学の専門学校のほかに鉱山、農業、建築その他の大学校が生まれた。その点ではベルリンの医科外科大学校の特異性はもっぱら、この種のものの最初期の創設という点にあった。

しかし、特徴的な個々の点を見のがすまいとするなら、ベルリンの事象にもっとよく注意する必要がある。フリードリヒ・ヴィルヘルム一世が身辺に集めることのできた専門家のサークルのなかに――支配者と同い年の――外科学の面で親しい助言者であったひとりの男がみとめられる。プロイセン軍の軍外科医監にして軍衛生部の最初の真の組織者である、エルンスト・コンラート・ホルツェンドルフである。

国家の強さを表す指標として軍隊の価値はプロイセンでは非常に高い位置にあったが、まさにその軍隊において医学的・外科的ケアはおよそ考えられるかぎり低い水準にあった。医者はわずかしかいなかった。それでなくても医者は戦争のときしか出番がなかった。外科の下級軍医は粗野な無知な若造で、髭を切ったり、髪を刈ったりするのがまさに役どころであった。兵士名簿では低い地位におかれ、軍隊の肩書を担わず、兵士の身分には属していなかった。

年若い外科医としてホルツェンドルフは、研修旅行でパリへ行ったとき、外科医にとって実践に役立つ、しっかりした学問の知識を身につけることが大切であることを学んだ。プロイセンの理髪店はそんな場所ではなかった。たしかにホルツェンドルフは外科医の素質をもっていたが、それよりもっと際立っていたのは、彼の組織力、現実感覚、そして状況の可能性を見きわめ、すかさずそれをとらえる能力であったろう――これこそ国王が評価した特性であり、それで兵士たちを愛していた王はこの若い外科軍医を取り立て、自分の顧問団に引き入れたのである。

一七二三年のあるとき、腑分け場を医学外科学の教場に広げようという考えがはっきりしたかたちを取った。実現のさいにホルツェンドルフの果たした役割を認識させるひとつのエピソードが伝えられている。

一七二三年一二月のある朝、ホルツェンドルフはポツダムの国王のもとからベルリンへ来た。王の厩舎で腑分け所、観測所、図書館、標本収集室を視察し、計画中の教場に適するかどうか調べるためである。(35) このために彼は将来の教師陣、すなわちプロイセン学界の重鎮たちとさらに影響力の強い宮廷説教師ヤブロンスキイを「上の観測所に呼び集めてもらっていた」。プロイセンの青色の制服を着た彼は、これらの人たちに囲まれて部屋部屋、中庭を見て回った。ホルツェンドルフは賛意を表し、難点を指摘し、厨房を化学実験室に、庭園を植物学の授業に利用できると考えた。そして彼が馬車に乗り込んだときには、医科外科大学校は決まりであった。

こうしてホルツェンドルフが軍の何人かの下級軍医に実際に役立つ学問知識を身につける機会をあたえるために、この施設をただちに活用したことは言うまでもない。しかしベルリン医科外科大学校は、広くプロイセン全体の医療制度に影響をおよぼす地位を獲得せねばならない――国家における秩序、経済性、有用性を重んずる国王はそう望んだ。ここでヨーハン・テーオドール・エラーについて語るときがきた。ちょうど一七二四年にベルリン招聘に応じ、まもなく国王の侍医としてベルリン医

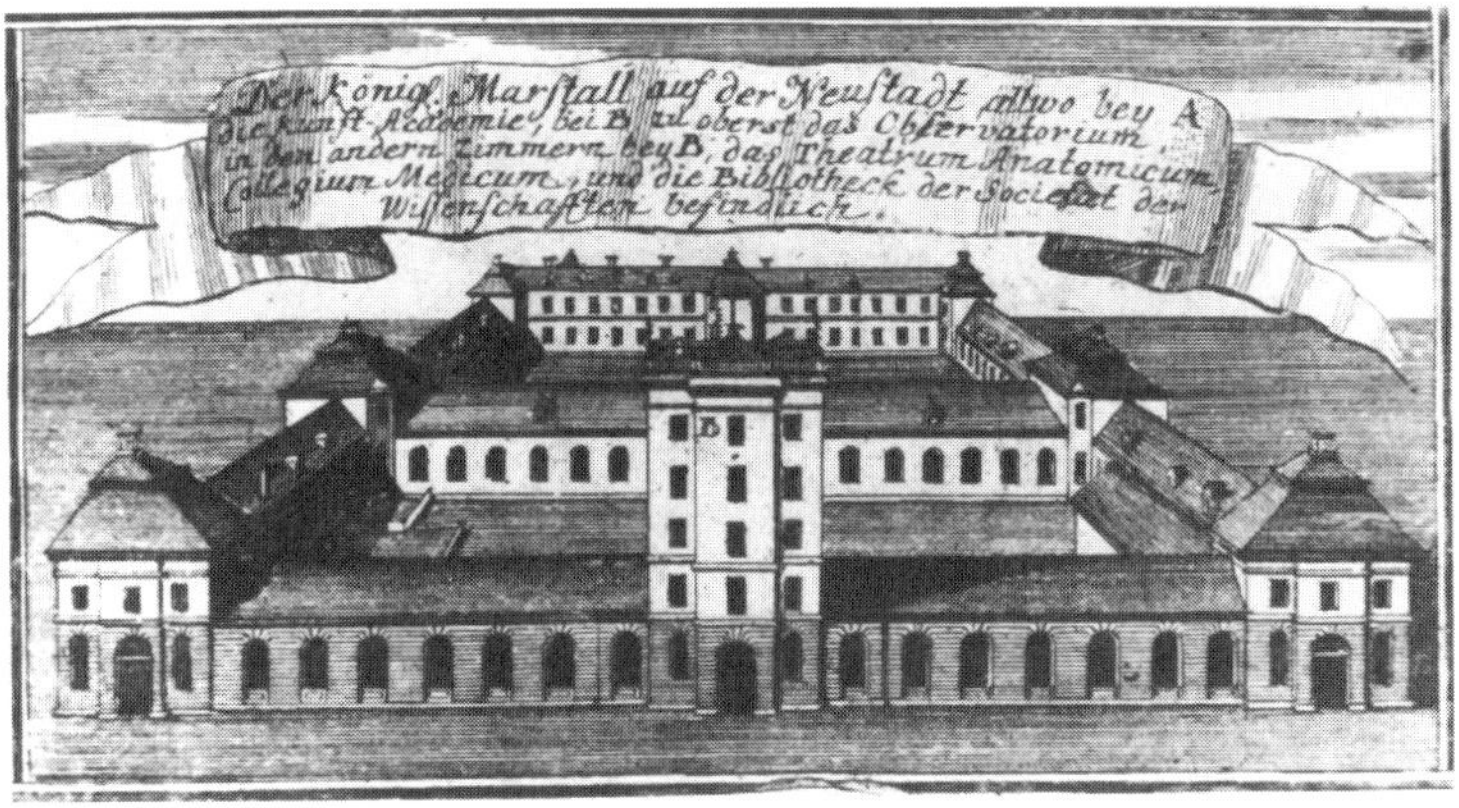

ベルリンの，こんにちの国立大学図書館の敷地にあった国王の厩舎
背景にウンター・デン・リンデン通りが走っている
前景の塔に天文台があった

学界の最も重要な人物のひとりとなった人間である。

エラーは当時主要なヨーロッパの町々で長年鋭意勉強を続けるあいだに、決定的な印象を受けていた。それがとくに強かったのは市民の生の営みが栄えた新興国オランダでである。ここでは名高い外科医ヨーハン・ヤーコプ・ラウが大学教師をしていた。そしてここから偉大な医者にして学者ヘルマン・ブールハーヴェの影響――彼の自然科学的医学観と実践に近い臨床学の高い評価――がヨーロッパ全体に、たとえばヴィーン、ゲッティンゲン、そしてエラーとともにベルリンまで輝いていた。

エラーはおそらく直接国王から、かつてハレ大学で王の教師のひとりであったゲオルク・エルンスト・シュタールといっしょにブランデンブルク＝プロイセンの新しい医療法を作成する任務を受けたものと思われる。有名になった一七二五年の勅令がそれで、ほぼ一世紀間効力を保った[36]。それは医科外科大学校に対して、すべての医者と外科医の教育課程に中心的役割を果たすことを義務づけた。そのときの基本的出発点はどうやら、当時の多くの大学の医者も理髪店の外科医も、医療現場のその時その時の要求に応える十分な知識・技能を有していない、という見解であったようだ。そこで医者には――どこの大学で学び学位を取ったかにかかわりなく――プロイセンでの就業許可を申請するまえに大学校《コレーギウム》の解剖学・医学課程と国家委員会による試験を修了することが定められた。基本的にこれに見合うことが外科医たち、少なくとも大きな町で活動を望む者たちに適用された。彼らは職人修業のあと大学校で試験を伴う解剖学・外科学課程を修めねばならなかった。そうして初めて外科治療の活動が許された。しかしそのためには、依然として外科医組合への入会と理髪店の取得が前提条件とな

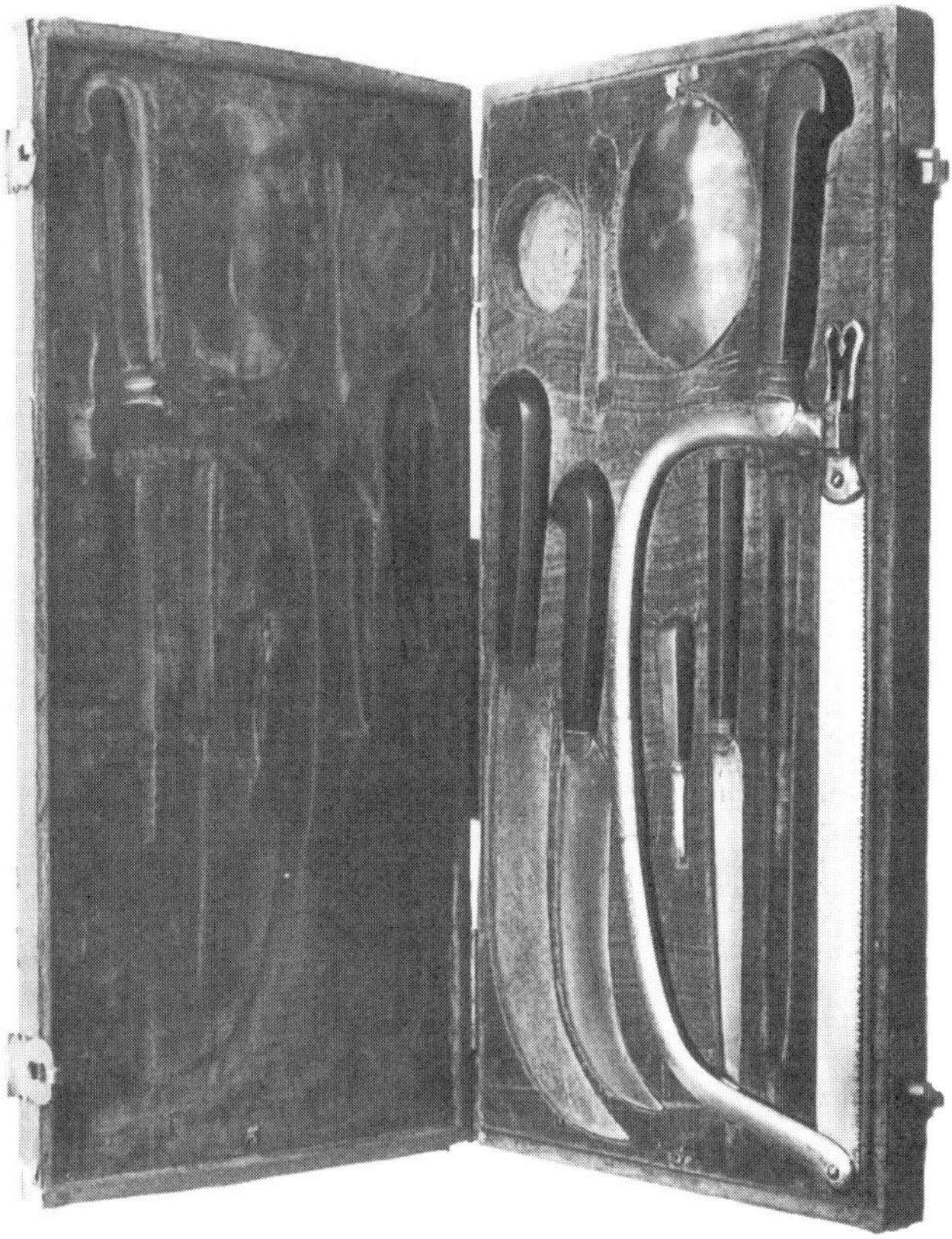

手足の切断道具，18 世紀後半
ライプツィヒ大学，カール・ズートホフ研究所

った。このように外科術はたしかに職人的性格を保っていたが、ある程度実践に役立つ学問的知識を得たことによって、従来の床屋の外科仕事という水準から際立つようになった。

ベルリンで実践活動にかかわる医者と外科医の再教育が確立したとき、本来の実践活動、すなわち臨床の実習がなおまったく欠けているという事実を人びとは見誤らなかった。その少しあと、一七二七年初めにこの欠陥が取り除かれた。市門外にあった往時の「ペストハウス」に、宿無しを泊めるための「救護所」のほかに、貧しい病人、金のない妊婦、売春婦のための「慈恵医院」も設けられた。またしてもエラーやホルツェンドルフが推進力のひとりだった。「この建物を施療院と名づける。F.W.」とフリードリヒ・ヴィルヘルムは公文書の端に書きしるし、かく銘じられた名はいまなお使われている。

エラーは施療院・慈恵病院の最初の医長だった。彼のほかにジャンダルム軍のベテラン下級軍医ガブリエル・ゼンフが外科医としてはたらいていた。加えて両人は医科外科大学校で教え、施療院での回診日と手術日を生徒の実践指導に利用した。生徒たちは最初ためらいがちであったが——施療院は町から遠く離れていたのである——そのうちだんだんそれを利用するようになった。

こうして短期間に医科外科大学校、医療令、施療院などによって、一八世紀全体に通じる、医科と外科の職業活動の実際の効用を高め、チェックする原則が見いだされた。それ以外では、両者は厳密に分けられていた。外科医には——例外的ケースは別として——「内科診療」は依然として禁じられていた。一七二五年の勅令は、同じく医者にも外科術の行使を厳に禁じて、理髪師・外科医組合の利害を慮っていたのだが、そのことはまったく知られていない。

当然のことながら、ホルツェンドルフはベルリンの事情を利用し、軍隊の下級軍医仲間が大学校の民間人外科医と同じ課程に通えるよう配慮し、時にはまた施療院の病床で実習の経験を積むことができるよう心を配った――民間人外科医にはこのような可能性はひらけていなかった。だが、ホルツェンドルフはさらに決定的な一歩を踏み出した。教育を受けている、とくに才能のある、実地の活動でもすでに定評を得ている何人かの外科医は、数年間の教育過程で大学校の全カリキュラムを利用し、そののち勅令が医者に定めた課程と試験を終える機会をあたえられた。これは異例なことであった。ところがそれに加えて、これらの外科医はいつも再教育の最後の年を施療院で送り、そこで下級軍医たちを監督したばかりか、外科と医科の治療行為を、それも幅広く自力でしたのである。主任の医者と外科医が通常週二回しか施療院に来なかったからである。最後にこれらの「医科外科医」――のちにこう呼ばれた――は連隊付き外科医に推挙され、外科にも医科にも同じようにたずさわることができた。それればかりか、彼らには民間の治療活動でも両方が許された。

このことは顧みて外科学史の一大センセーションのように思われる。ホルツェンドルフは時代の一般的状況の枠内にチャンスがあると見ていた。それは身分の利害や同業組合法などは、軍隊ではせいぜい二義的な意味しか付与されないという点にあった。彼はこのチャンスを利用し、一八世紀の医科外科医でもって、なるほど大学を出ていなくて学問の志も抱いていないが、治療活動では医科と外科両方の関心事に応えられるという、新しいかたちの高度な外科医のタイプを創り出した。しかし「センセーション」は、中世以降初めて、治療師のタイプが医者と外科医の職業のあいだにある明確な境界線を越えたという点にあった。数百年後に医学と外科学とは一八世紀の医科外科医という表現型において、ともかく教育と仕事における一連の職業の実践的観点にかんして言えば、統合を経験したのである。

こうしてはっきりしてきたことは、いつの日か、実際の医療にたずさわる者は大学教育を受けた学究的医者であるべきか、それとも専門学校で教育された医科外科医であるべきかという問いが答えを迫られるだろうということである。プロイセンではこの問題が――広範囲にわたる精神科学史の文脈に組み込まれて――一九世紀初頭に先鋭化し、ついには古い外科医職の運命を含めて未来をはらんだ解決を要求する。そのまえに興醒めながら、一八世紀の外科医の日常生活を一目見ておかなくてはならない。フリードリヒ・ヴィルヘルム一世の統治下で見いだされた原則はたしかに改善と有益さを狙っていたが、明らかに要求と現実のあいだにはひどく矛盾があった。

プロイセン軍に――まずここから話を始めるなら――ベルリンで再教育を受けた外科医や医科外科医によって兵士たちの面倒をこれまでよりもよく見ることのできる専門家が生まれたことは間違いない。だが、彼らの数はあまりにも少なすぎた。軍衛生部の組織も装備も、戦争の要求にかなうものではなかったことはさておくとしても。

フリードリヒ・ヴィルヘルム一世の治世にはもちろん深刻な試練はなかった。この「軍人王」は平和を愛好する慎重な人で、統治はじめに一度短期間出兵しただけで、あとは成り行きに任せたからで

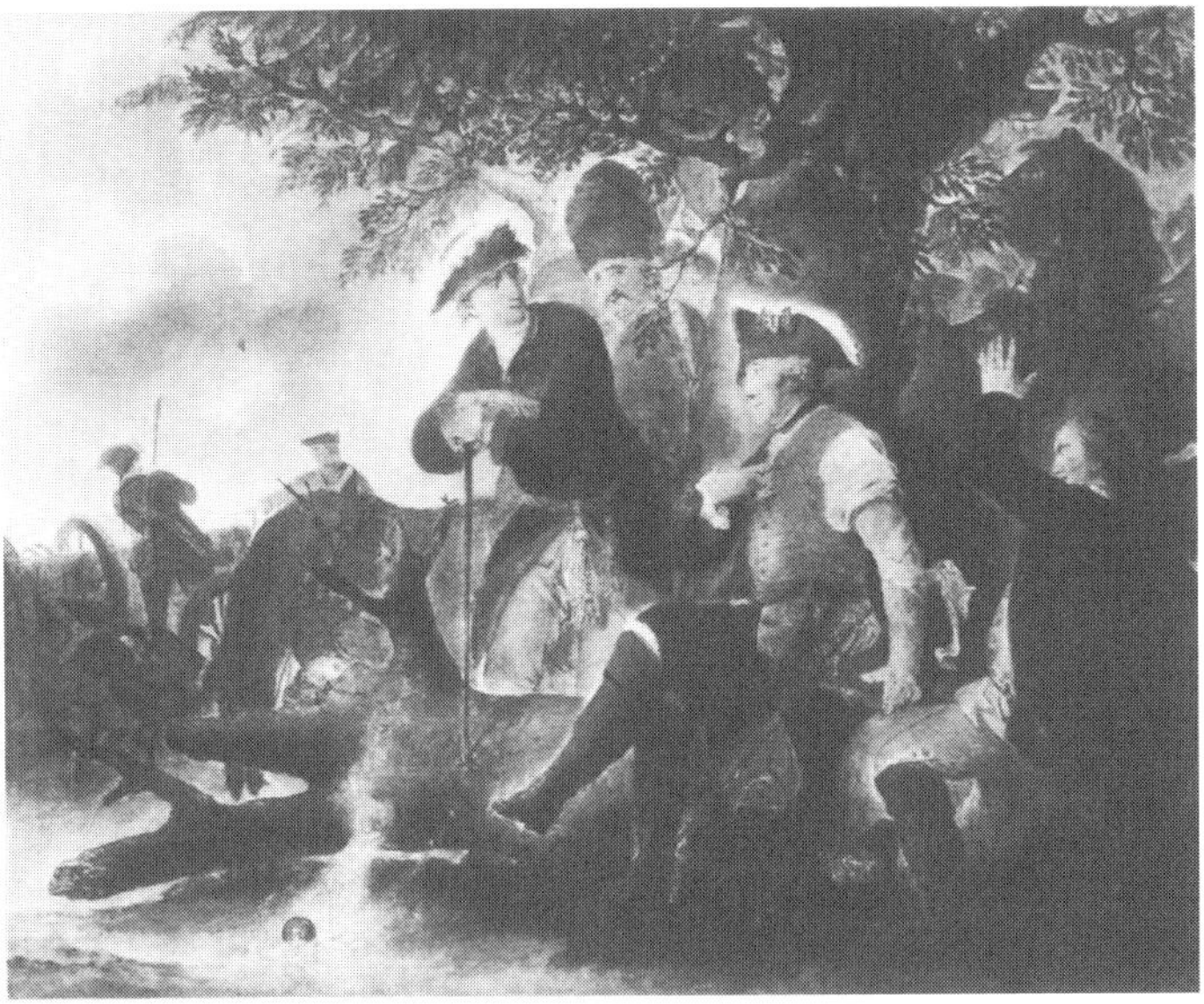

フリードリヒ２世と肝をつぶす軍医
「こやつはまだ沢山の砲弾を見たことがないようじゃの。」
クリスチャン・ベルンハルト・ローデ画，1795年頃
ベルリン国立博物館－プロイセン文化財，絵画陳列室

ある。しかしフリードリヒ大王の戦争は欠陥を露呈した。

大軍隊にたえずつきまとった戦時の疫病に対して、下級軍医や数少ない軍医はほとんど頼りにならなかったのである。そのため、行軍はやがて戦闘と同じくらい大きな損失をもたらした。

負傷者の手当もいろんな点で不十分であることがわかった。戦闘後——服務規程ではそうなっていた——負傷者は通常ずっと後方にある町の適当な建物のなかに設けられた野戦病院にたどり着こうとした。武器の音がとだえ、戦死者の遺留品泥棒が戦場を駆けるとき、負傷者は勝利と敗北のどさくさのなかをひとりで、あるいはグループになってたがいに助け合いながらさまよい歩く。時には農夫や羊飼いが憐れんで、助けの手を差し伸べる。途中ちょっとでも砲車にしがみつくことができたり、空の糧抹車に寝て行けたりする者は運がいい。彼らが野戦病院に着く——もし着けるものなら——までに、数日かかることもよくあった。傷口はとっくに病菌に感染し、膿んで悪臭を放ち、蛆だらけだった。外科医はへとへとになるまで立ちはたらき、傷を洗って包帯をしたり、焼け焦げた手足を切断したり、苦しむ者の口に水や火酒や滋養強壮の肉汁を流し込んだりしたことだろう——成功の見込みは薄かった。憔悴した負傷者は力なく藁のなかに沈み、悪寒に震えながら死んでいった。

ゾールの戦い（一七四六年）で外科軍医監ヨーハン・レーベレヒト・シュムッカーは包帯用品や器具類を鞄に詰め、負傷者にすぐさま包帯をし、やむなきばあいは手足を切断するために、戦線へ急いだ。「彼らはまだ生きていた」からだ。このときシュムッカー自身も負傷したが、にもかかわらず、そのあとも戦場で仕事をしている彼のすがたが見られた。しかしそのような振舞いはあくまで例外であったにちがいない。戦闘に本格的に「救急車」を投入するには外科医も装備も足りず、適当な業務規定もなかったからである。効果的な患者輸送の制度はのちに功績著しい勇敢なジャン・ドミニク・ラリー〔一七六六―一八四二。ナポレオン軍衛生部長として戦傷者救護の方法を改革した〕によってフランス革命軍とナポレオン軍に導入された。

最初は目標に向かって順調に進んだ発展もフリードリヒ大王の統治時代に停滞した。「軍人王」の「恐怖の軍隊」がその真価を発揮したのは、結局のところフリードリヒ大王時代の戦においてであった――したがって比較的マージナルな軍衛生部を根本的に変える理由はなかったのである。ともかく外科軍医監ヨーハン・アントン・テーデンが軍隊の外科医たちを髭剃りと散髪の義務から解放することに成功したのは七〇年代になってであった。こうして外科術が床屋の仕事から切り離され、それとともに軍隊における外科医の地位がある程度上がった。

フリードリヒ二世は「戦争王」だっただけではない。彼はたとえばベルリンの科学アカデミーの蘇生を助けた支配者でもあり、何人かの医者たちとも――ある時は患者として、ある時は注意深い話し相手として――近しかった。しかし外科術は国王にとって相変わらず古い意味での職人仕事であった。彼はベルリンの再教育制度やとくに一八世紀の医科外科医に反映している新しさには副次的な意味しか認めていなかったようだ。

実例で説明するために、ポツダム近郊のとある建設現場を一瞥してみよう。そこの砂山は盛土と段丘によって情趣豊かな人工風景に様変わりしていた。そしてここにロココ風の王宮サンスーシが誕生したのである。一七四六年にここでいくつかの事故が起こった。それらだけではなかったろうが、しかしこれらの事故について、事故にあった人の治療代の計算書というかたちで報告が残っている。計算書は工事監督ヨーハン・バウマンが連署し、王の金庫から支払われた。

「腕骨折左官一名――一〇ライヒスターラー」

「身体損傷一名――五ライヒスターラー」

「足を砕いた石工については五ターラー……」等々。(37)

これらの症例で治療を行ない、計算書を作成し、支払いの受取を書いたのはいつも同じ男であった。死刑執行人のヨーハン・ヤーコプ・クレッツェルである。これには驚きを禁じえない。いまだに刑吏が外科医とは！　それも人知れず、東プロイセンの恐ろしく辺鄙な地方で、というならまだしも、王の住まう二つの都のひとつでである。まるで一七二五年の勅令が生んだ思想など考えられたこともなかったかのようだ。

すでに二年まえ、ベルリンの外科医たちは商売敵の首斬り役人について苦情を言った。すると、そのかみ魅力的な王としてプロイセンの玉座に迎えられ、これまでに第一次シュレジア戦争を実施し、今しも第二次の準備をしていた若き王は、やがて彼独特のものとなる口調でこう答えた。「もし外科医たちが、上述の彼らの非難のなかで、だれだって死刑執行人に治療してもらうよりはわたしたちを信頼する、と自慢したほど有能であるなら……、しかしこれに反して、外科医たちのなかに無知な人間がいるなら、民衆がそれを我慢するのではなくて、外科医たちが、あいつらの機嫌を取って手足が

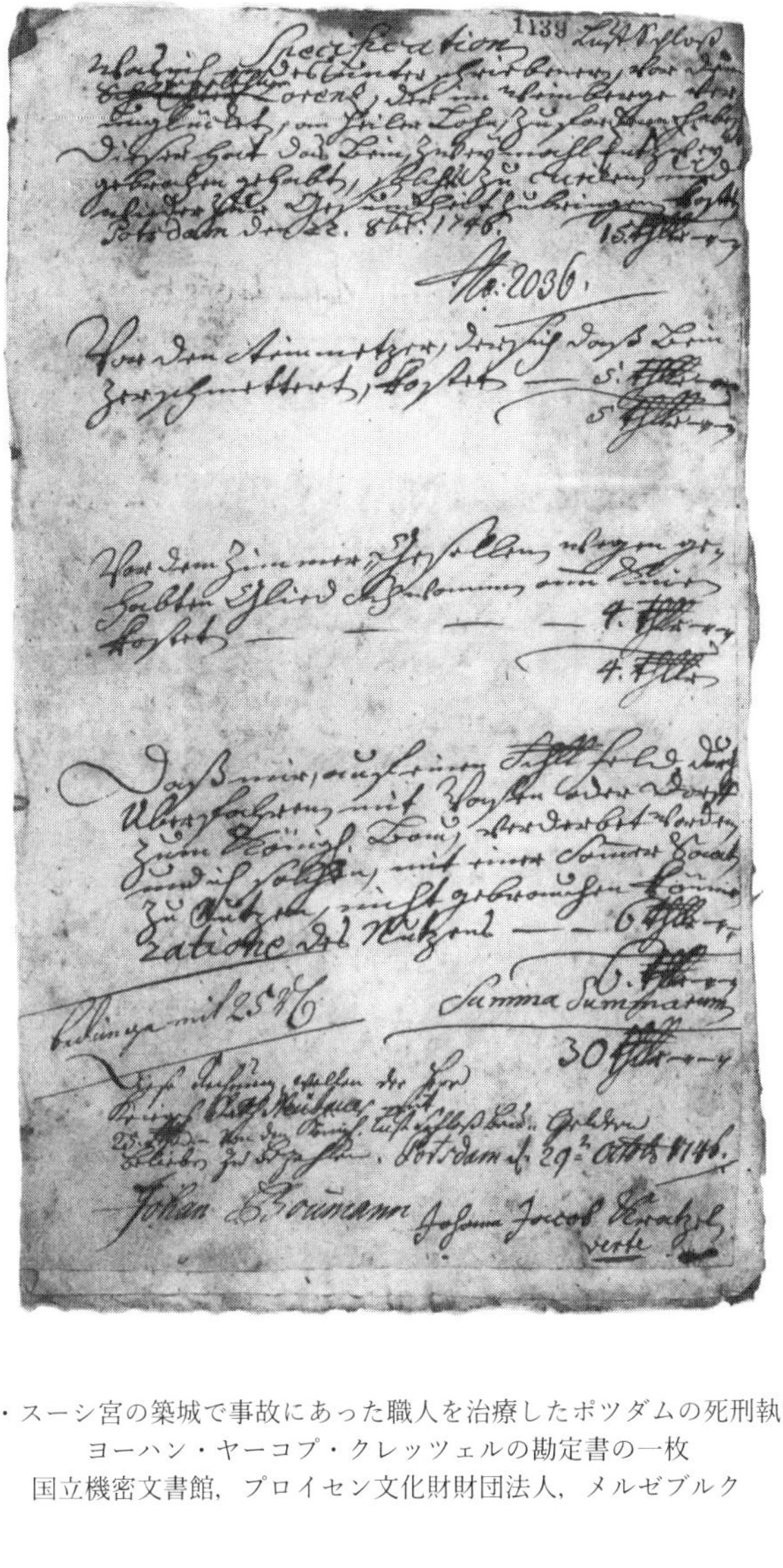
1139
Specification
No. 2036.
Summa Summarum
30

サン・スーシ宮の築城で事故にあった職人を治療したポツダムの死刑執行人
ヨーハン・ヤーコプ・クレッツェルの勘定書の一枚
国立機密文書館，プロイセン文化財財団法人，メルゼブルク

不自由で片端でいるくらいなら死刑執行人に治療して助けてもらうほうがましだと思う者がいるのを我慢しなくてはならぬ。したがって、まず外科医たちがみな腕を磨いて、大学教員の資格を取りさえすれば、死刑執行人の治療行為は禁じなくともひとりでにやむだろう。(38)」

なかなか味わいのある、おまけにいくつかいい点も含んでいる一文であるが、しかしまた、一八世紀初めの一〇年代の発展に根本的な刺激が流れ込むことはなかったという印象も強くする。たしかにベルリンの教育施設は存続し、そればかりか国境を越えて広く知れわたったが、外科医職における旧弊な事情の変革を押し進めることはほとんどなされなかった。それでも、ベルリンで再教育を受けた外科医たちは、どうやらプロイセンのみならず外国でも引っ張りだこだったようだ。

一七五四年、当時スウェーデン領ポメラニアに属していたグライフスヴァルトは市の外科医のポストを新たに埋めなくてはならなかった。地元の外科医の利害を念頭においていた市民の反対に逆らって市議会は、数名の議員の要請に応じてプロイセンの外科医監から推薦されたナフツガーというベルリンの外科医の雇用を断行した。そのさい決定的に重視されたのは、ナフツガーがベルリンの医科外科大学校の課程と試験を修了しており、さらに数ヶ月、下級軍医見習いとして施療院ではたらいていたことだった。グライフスヴァルトへ来たとき、ナフツガーはもうベテランであった。彼は外科医生活の半分を下級軍医としてプロイセン軍で送っていた。ベルリンでは外科医組合に所属した。ベルリンでたたんだ理髪店の値打ちを、彼はざっと三〇〇ライヒスターラーと見積もった。

一七五四年夏、ナフツガーは家族とともにグライフスヴァルトへ引き移った。市の外科医の報酬と

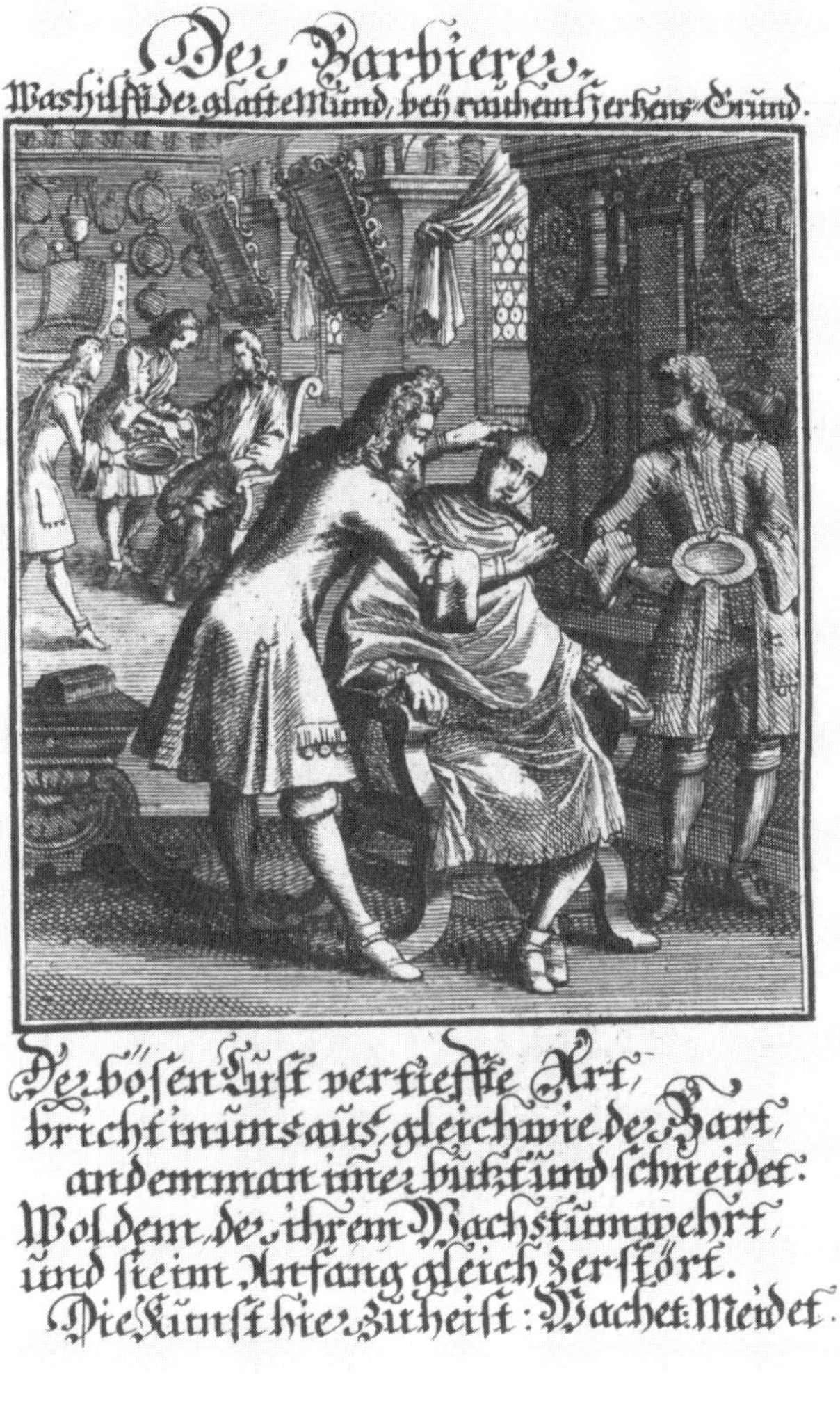
Der Barbierer.
Was hilfft der glatte Mund, beÿ rauhem Hertzens-Grund.
Der bösen Lust vertieffte Art,
bricht immer aus, gleichwie der Bart,
an dem man immer butzt und schneidet.
Wol dem, der ihrem Wachsthum wehrt,
und sie im Anfang gleich zerstört.
Die Kunst hie zu heist: Wachet. Meidet.

理髪店内。銅版画，18 世紀

して年額五〇ターラー、ならびに市の製粉所からライ麦と麦芽の提供が取り決められていた。ほかに公務として、死体解剖をするごとに特別報酬が約束された。加えて自営の外科医業からの収入があった。もちろんこれは――彼のみならずほかの外科医たちも再三嘆いていたことだが――支払いがしぶられ、時にはまったく支払われないことがあった。町の貧乏人や孤児院の病人を無報酬で治療すること、ならびに犯罪行為にかかわって負傷した人に最初の包帯をし「診断書」を発行すること、つまりお上や裁判所のために鑑定をすることが、彼の義務のひとつであった。この「最初の包帯と診断の権利」に対しては市のほかの外科医たちからクレームがついた。この新任の市の外科医に特権を保全するには、市長の鶴のひと声が必要だった。そのほかに市長は、ナフツガーに医者との申し合わせにより「内科治療」を「ある程度認める」ことも許可した。

ナフツガーはグライフスヴァルトへ来たとき、裕福になる期待を抱いていたことだろう。「ところが、わたしが経験しているのは」と彼は一七五六年に市議会宛てに書いている。「いつもいつも逆のことです。わたしはこの物価高の食料不足の時代に、自分と妻と未成年の五人の子どもたちに加えて職人、弟子、女中たちをどうやって養い、そのほかの家政に要するもろもろの必需品をどうやって調達したらいいのかわかりません。……周知のように当市の住民は貧しく、わたしの職務外の副収入にあまり期待がもてません。わたしの助けを必要としている大部分の人は、治療費を支払えないほど貧しい状況にあるのです。」(39) ナフツガーは居住の自由か補助金を、そしてのちには貸付金を求めた。家が倒壊しそうだったからである。有効な援助はあたえられなかったと思われる。

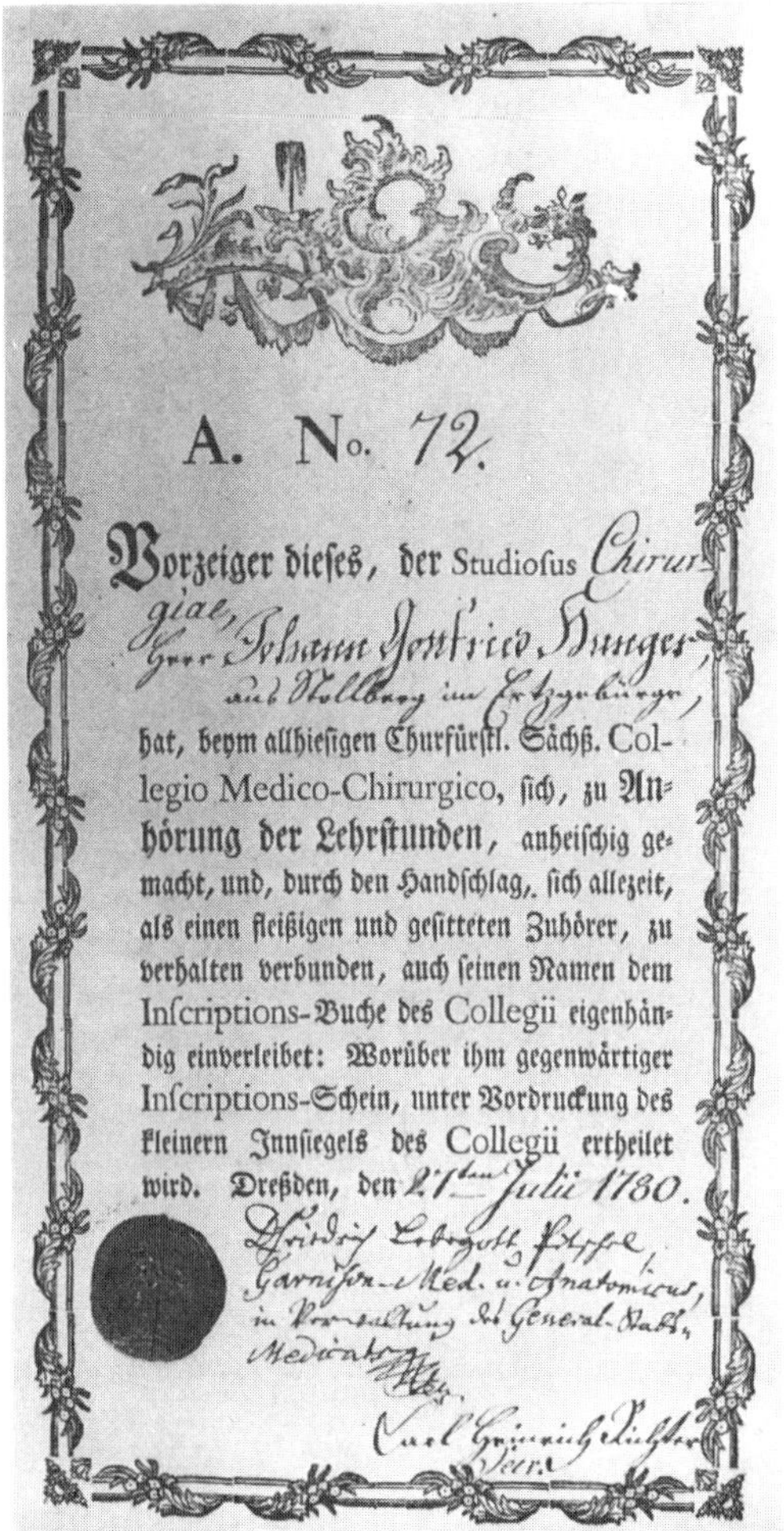
A. No. 72.

Vorzeiger dieses, der Studiosus Chirurgiae,
Herr Johann Gottfried Hunger,
aus Stollberg im Erzgebirge,
hat, beym allhiesigen Churfürstl. Sächß. Collegio Medico-Chirurgico, sich, zu Anhörung der Lehrstunden, anheischig gemacht, und, durch den Handschlag, sich allezeit, als einen fleißigen und gesitteten Zuhörer, zu verhalten verbunden, auch seinen Namen dem Inscriptions-Buche des Collegii eigenhändig einverleibet: Worüber ihm gegenwärtiger Inscriptions-Schein, unter Vordruckung des kleinern Innsiegels des Collegii ertheilet wird. Dreßden, den 27ten Julii 1780.

Garnison-Med. u. Anatomicus,

Secr.

ドレースデンの医科外科大学校の文書，1748 年 7 月 27 日，1748 年の捺印
ドレースデン市立文書館

ちなみに、ナフツガーの後継者で、同様にベルリンの医科外科大学校と施療院で再教育を受けたカール・ヴィルヘルム・ヒルデブラントも財産を蓄えられなかった。彼の死後、未亡人は埋葬費の補助と、借金を負った家族への支援を願い出なくてはならなかった。

裕福な暮し——これらの例はこれを強調しているのかもしれない——はたいていの外科医にとって見果てぬ夢だった。外科医であることは、概して苛酷な運命だったのである。

最終章　ひとつの職業が押しのけられる

ゴットフリート・ヴィルヘルム・ライブニッツの言によれば「人類のしあわせのために」、あるいはフリードリヒ・ヴィルヘルム一世の意見に即せば国家と軍隊の強化のために「役立つことをする」、すなわち「益をもたらす」という一八世紀前半の、啓蒙主義と絶対主義にささえられた大いなる出発は、一般的状況にたいしてはかぎられた結果しか生み出せなかった。しかし、「珍しいもの」を集めるのではなくて、「役に立つもの」をつくりだすことは、外科学にかんしていえば科学にとって重要な刺激であった。ここでもう一度——ほかの者たちを代表して——ローレンツ・ハイスターを思い出そう。このニュルンベルク近郊アルトドルフの、のちにはヘルムシュテットの医者、学者にして解剖学と外科学の大学教師は、高い評価と名声を享けた。彼の学問的な仕事は大部分外科学にささげられ、実践に大きな価値をもったからである。

世紀の初め以降、イギリスの外科医たちは古の手法を思い出し、膀胱結石を患者の股の会陰からではなく、腹壁を切って取り出しはじめていた。このほうが技術的にやりやすく、痛みも少なかったのである。すぐにヨーロッパ大陸の外科医たちもこの例にならった。

この「高度な切開」、切開手術《セクツィオ・アルタ》は長いあいだ行なわれていなかった。横隔膜の損傷とそれによる命にかかわる腹腔の感染を怖れたからである。一七二八年にローレンツ・ハイスターが基礎的な貢献をなした解剖学の研究は、横隔膜を傷つけずに腹壁から膀胱に到達する方法を示した。同年、ガブリエル・ゼンフはベルリンの施療院でこの手術を一四歳の結石症の子どもに施し――成功した。それについてもハイスターは克明に報告してもらい、理論と経験を比較できたのだった。

有用な知識につながった学問的仕事が医科外科学専門学校の関心を呼ぶようになった。学校の関心はまさにそのような知識を教えることにこそあれ、それに必要な学問的研究活動にはなかったのである。それに応じて旧スタイルの質の高い医者が、最も良いケースでは外科と医科の開業医――「腕利き」とやがて取り沙汰されるようになった――が、これらの学校から輩出した。有用な知識、実利――これが一八世紀の要請であり、この要請にかなう医科外科の腕利きが、まさにそれゆえにあの時代にあっておおいに論ずる価値のある、大学で学問教育を受けた医者に代わる選択肢となりはじめた。

問題の決着を迫る時が近づいた。大学と学問の領分に属する医者か、それとも実務家、専門学校の熟練医か、あるいは一定の割合で両者併存も？　そして現状ではこの問いには、将来外科学は理論と実践においてどうあるべきかという問題がわかちがたく結びついていた。この将来が現在となったこ

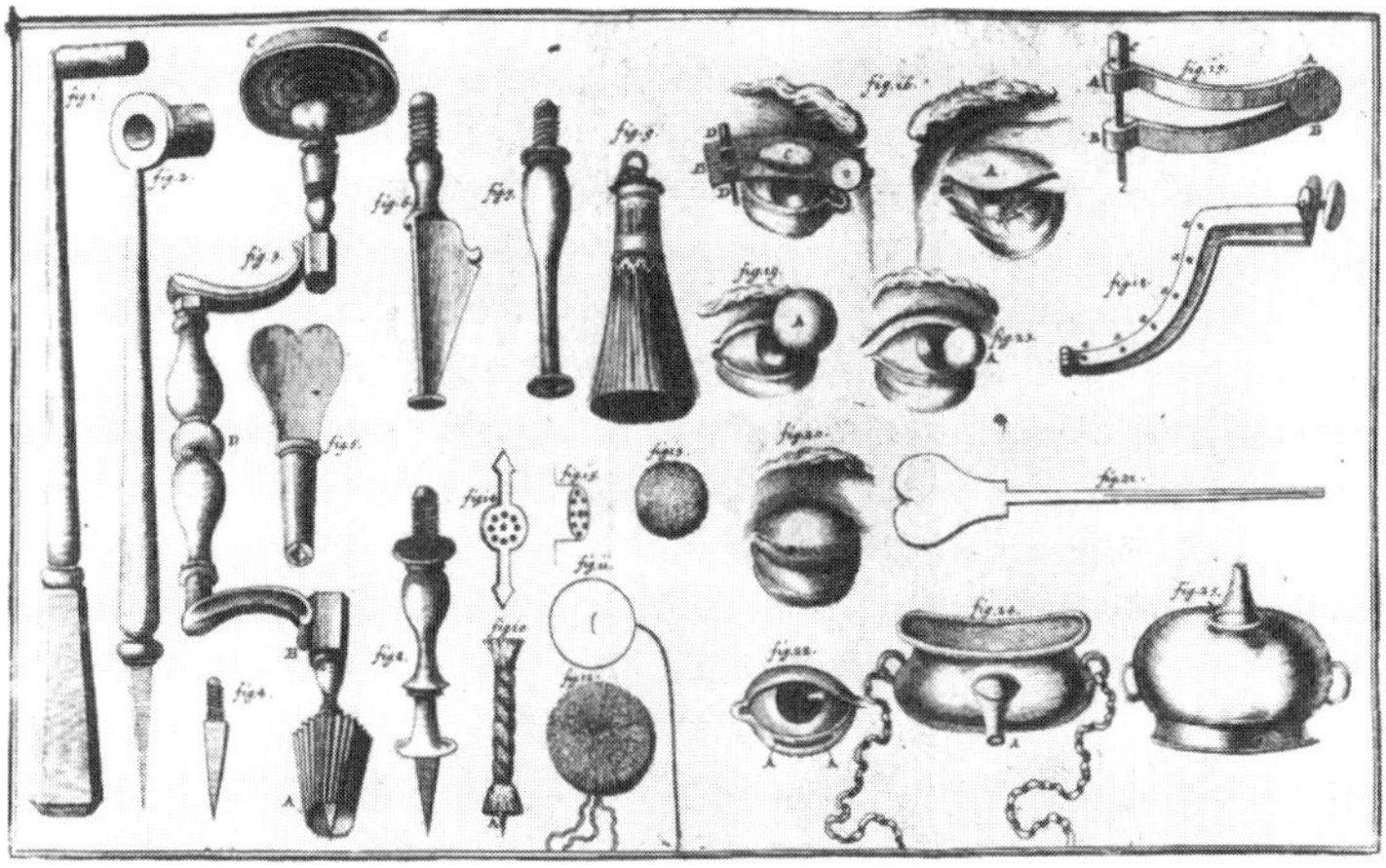

開頭手術と眼の手術用の外科器具
ローレンツ・ハイスター『外科学』の図版，ニュルンベルク，1719 年

んにちわかるように、これは宿命的な問題であった。

今度も外科学における事象が単独で、「ひとり寂しく」経過するものではないことがわかった。一八世紀末、古典主義と新人文主義の目醒めを背景にして、時代の人間形成観、人生観に対する反感と批判が起こり、医学と外科学をも巻き込んだ発展が始まったのである。強大な絶対主義と前面に押し出された功利思想を前にして、狭隘、一面的、煩わしいまでの干渉という感じを抱いて声が上がり、個々人の自由な、目的にとらわれない、高い一般教養という新しいイデー、もろもろの考えや世界に向かってひらかれた人間のための無限の、けっして終ることのない使命としての学問という考え、すなわち思考の自由という理想が、力強く、熱狂的に表明された。

カール・オイゲン・ヴュルテンベルク公の保護を受けて、一七七〇年、シュトゥットガルトに元軍人の孤児院から士官の子息を教育する「軍の養成所」が生まれ、最終的にはカール大学となった。公の設立趣意は「官吏自身を教育して、それぞれが何にいちばん役立つかを判断する……」[40]ことにあった――時代の目標設定をもった一八世紀の大学。厳密に言うとそれは、ひとつ屋根の下のいろいろな学校であった。医科外科学校もそのひとつで、そこでは主として軍医――熟練者――が養成された。学校らしい授業、軍隊風の規律、わけても君主が思っている実際の役に立つという方針、これらがカール大学の特徴であり、それは多かれ少なかれ、それらの学校すべてについて言えた。

カール大学の医学部の生徒のひとりはこの状況を殊の外感じ取り、それについてよく考えたことだろう。一七七三年から一七八〇年までそこに在籍し、連隊付き軍医になるために一七七六年からそこで医学と外科学を学んだフリードリヒ・シラーである。何年かのち、とうに別の道を歩んでいたシラーは、イェーナ大学で有名な就任初講義を行なった。「世界史とは何か、また何のためにそれを学ぶか」。彼はそのなかに一八世紀が最終的にもたらした精神と学問の状況に対する苛立ちをつつみ込み、それについての考えを、「パンのための学者」と「哲学的頭脳の人」という概念で表した。

シラーはパンのための学者のことを、「蓄積した記憶の財物」を「新聞の称賛」と「君主の愛顧」を獲得するための、そしてわけても自分のしあわせを手に入れるための手段とみなす人たちとして雄弁に語っている。彼らはいっさいの学問の進歩に対して「憤慨と奸計と絶望をもって」戦う。学問の進歩は余分な仕事をもたらし、彼らの存在基盤である古い知識の価値を減らしてしまうからである。「知識の世界における有益な改革の進展を止めるのはまさにこの連中にほかならない。……あらゆる道具のなかで最も気高い道具、学問と芸術をもっていても、最低の道具で仕事をする日雇い労働者よりも高いものを望まず、なすことをしない嘆かわしい人間！　完全な自由のなかで奴隷根性をもち歩く人間！」

「哲学的頭脳の人の態度はまったくちがう！……パンのための学者は分けるが、哲学的精神は一つにする。もともと哲学的精神は、悟性の領域では感性界と同様、すべては絡み合っていると確信しており、彼の一致への旺盛な欲動は断片では満足できない。彼の努力のすべては知識の完成に向けられている。……パンのための学者はなすことすべてについて外部から刺激と励ましを借りなくてはならない。哲学的精神はその対象のなかに、その熱意そのもののなかに刺激と報いを見いだす。……彼がどこにいて、どこで働こうと、彼はつねに全体の中心にいる。彼の知識の対象が彼を他の同胞たちからどんなに遠ざけようと、彼は調和的にはたらく悟性によって彼らと親しい近い関係にある。彼はすべての明晰な頭脳たちが相まみえるところで彼らに出会う。……」[41]——表面的な、窮屈な功利性の束縛からの自由、君主の愛顧、新聞の称賛、パンを得るための仕事からの自由、すなわち思想と精神と学問のための自由。

啓蒙主義と絶対主義の時代が何がしかの成功をおさめながら食い潰してきた、利益と有用性という共通の基盤に立った一致の比較的少ない蓄えはとっくに使い果たされていた。あとに残ったのは偏狭、停滞、こせこせした干渉、そして社会生活のほとんどすべての領域にいや増す矛盾——これがフランスで大革命が熟しつつあった年月であった。……

外科学と外科医という職業の運命を見失ってはならない。それは医学全体の運命と同様、世紀転換後にシラーの考えがヨーハン・ゴットリープ・フィヒテ、フリードリヒ・ヴィルヘルム・ヨーゼフ・シェリング、そしてわけてもヴィルヘルム・フンボルトによって取り上げられ、さらに押し進められ、最後に新しい教養理念、新しい大学理念のかたちをとるまで、いまかいまかと出番を待っていたのだから。

この理念は、形も中身も固定した大学における伝統的な知識の伝授とも、専門学校や当時の多くの大学における実践的な知識のもっぱら学校的な教授とも——いわば二重の攻撃態勢——対立していた。ヴィルヘルム・フォン・フンボルトはプロイセンの教育改革と、わけても予定されていたベルリンの大学創設のために、新しい考えを含蓄深く、カリスマ的に言い表した――フンボルトの大学理念である。確定した、完成した知識の集積を教えることを旨とする学校とは反対に、新しいタイプの大学は「つねに学問を完全には解決していない問題として扱い、したがってつねに探究し続けねばならない」。これが教える者と学ぶ者を「不断の、つねに活気を取り戻す、さりとて強制されるのではなく、下心をもたない協同作業」(42)のなかで一体にする原理であった――絶えざる活動と持続的な学問研究、不断の自学と刺激となる論争的な対話。教育、いわんや規制ではなく、人間形成、自立した、自覚をもった人間の高い一般教養。なんと大きな要求であることか、一八世紀の専科大学とはなんと根本的な違いがあることか。

かくして、ベルリンの医科外科大学校が大学創設の準備段階ですがたを消したのは至極道理にかなっているように思われる。しかし当時はこの歩みと、それに伴う、医学と外科学は新しい大学の領分に属すべきか、それとも専門学校の領分に属すべきか、属すとしてもどこまでかという問題が熱っぽく論ぜられたものの、学問的、理論的な一面と、「技術的」、実践的、さらには職人的な一面とをそなえた治療術が明確かつ完全にどちらかいっぽうに入れられることはなかったようだ。それとともに、以前にも増して切実に、外科学はどこへという問題がもち上がった。

医学全体がこの新しい大学にはいれたことはドイツの医学史における記念すべき歴史的出来事のひとつであった。それはフンボルトがその理念のなかで医者と医学に認めた価値に沿ったものであった。この姿勢を彼と共にしたのが、多大な功績のあるハレ大学教師で臨床医のヨーハン・クリスチアン・

ライル（一七五九―一八一三。中枢神経系の構造を研究、精神病患者の慎重な取り扱いを擁護した）である。一八一〇年一月、フンボルトは計画中のベルリン大学に教授ならびに病院長として就任することになっていたライルと打ち合せをするためにハレへ赴いた。ライルの家で彼はカール・フェルディナント・グレーフェ[43]という若い外科医とも出会った。どうやらフンボルトは、もしかするとライルのすすめで、あらかじめこの出会いをもくろんでいたようだ。それには然るべき理由があった。

グレーフェはドレースデンの医科外科大学校で、時代に沿ったしっかりした教育を受けていた。だがそのあと彼は、ハレ大学と（ここでライルが彼の教師のひとりとなったのである）ライプツィヒ大学で医学を学び、当時の外科医としては異例と言えるこの教育の過程を博士号取得で終えたのである。まさに彼の学位論文『脈管膨張の知識と治療について』（ライプツィヒ、一八〇七年[44]）の内容は異例であることを認識させる。なぜならそこには学問の知識、とくに彼自身の研究成果と彼の外科治療とを絶対に必要なひとまとまりのものとしてみる意図がはっきり表れていたからである。これはいわば弦のようなものであり、フンボルトに反響を呼ばずにはいなかった。彼はこの若いグレーフェに生れつつあるベルリン大学の外科学教授を任せたのである。

仔細は何もわかっていないが、このシーンを――黄色く変色した古い絵画風にでも――思い浮かべてみるのも一興である。ライル宅の一室、弱々しい一月の陽射しを浴びた高い窓、床を踏む静かな足音――ドイツ外科学史の偉大な瞬間のひとつ。

家の主は――窓辺に立って、半身を部屋のほうへ向けている――当代きっての医者、学者、そして

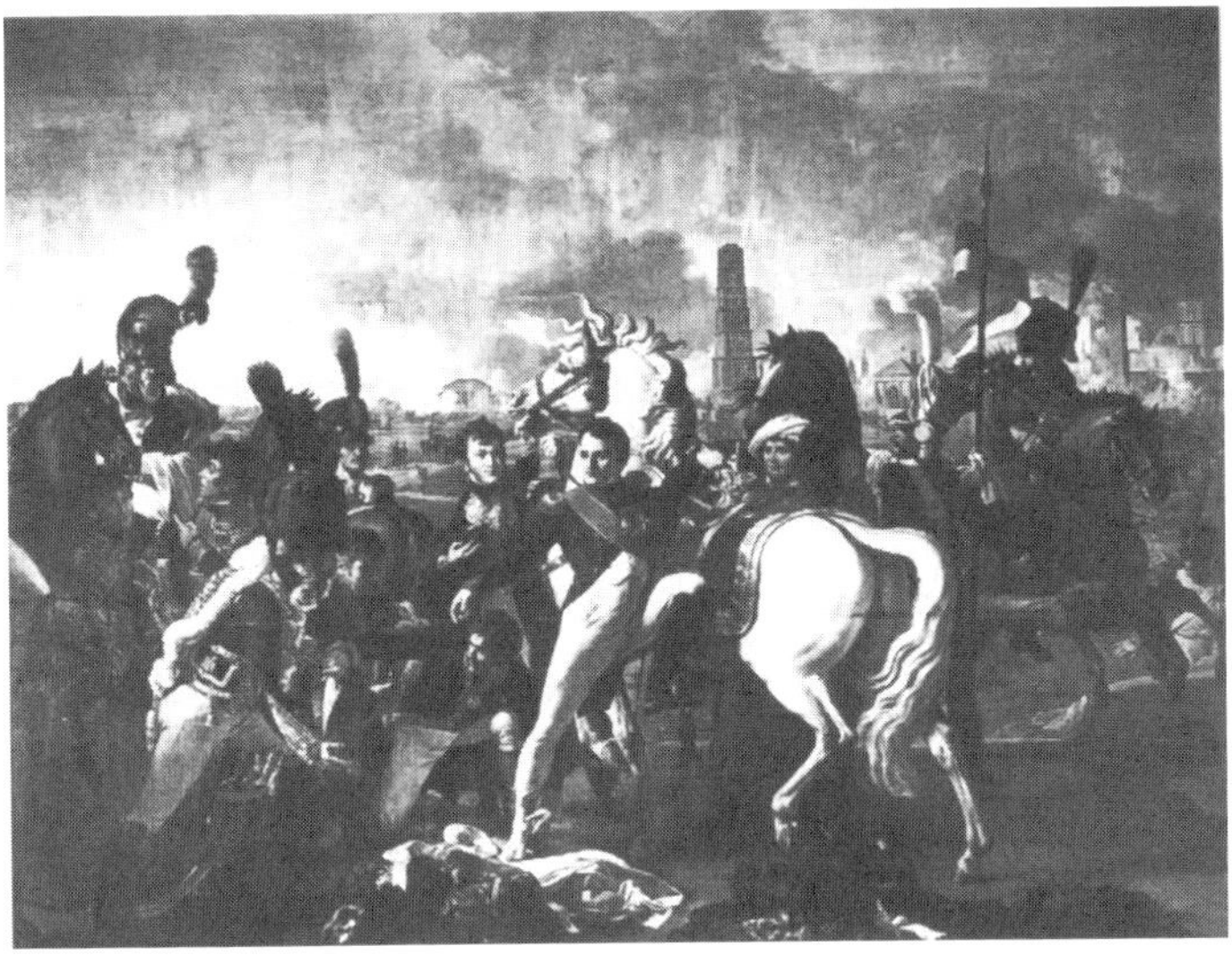

レーゲンスブルク近傍で負傷したナポレオン
自分は銃弾に強いという評判を守るためにも急いで包帯をさせている
ピエール・ゴテロ画，1810 年
ヴェルサイユ宮殿・トリアノン国立博物館

ドイツ古典主義と結びついた一流の大学教師である。

丸い小卓には、古典古代と人間にかんする自らのイメージに沿って時代の現実に新しい人文主義をもたらそうとしたフンボルトが坐っている。彼はシラーとも親交を育んでいた。フンボルトはローマからプロイセンの謹厳な官僚世界へやってきて、人間の自由教育という偉大な理念をお偉方の頭や国家機構に植えつける義務を負わされたように感じていた。彼は将来の大学で外科学を任せたいと思う相手に注意深く向き合った。

グレーフェは彼の願望の一つめの目的地に達したと思っただろうか。彼はほかの大学の招聘を辞退し、すでにまなざしをベルリンへ向けていたのだろうか、自分の精神と相通ずるものをそこに感じて？　持ち前の礼儀正しさで彼は承諾の返事をした。彼は心えたもの、慇懃ながらきっぱりと自分の条件を述べた。その中心には講義室、図書館、標本蒐集等の要求のみならず、外科術を完璧に行ない教えることができるように、およそ一二床を備えた病院の要請もあった――なんと、医科正教授のと同等の、独立した外科大学病院である。

窓辺に立つライルは思案しながら頷いたことだろう。彼はもうまえから医学生のためのクリニックと臨床講義をとくに重視し、そのさい、外科医の仕事への理解もできるようにしていた。しかし、彼はあの一月の昼下がり、この若い外科医が、医者たちよりも下位に置かれる外科医の伝統的な役割に甘んじる男ではないことも感じていた。グレーフェは、自分には学部内での「中間的地位」を期待したが、外科学にたいしては同等であることと自立性を要求した。ライルは何も言わなかった。

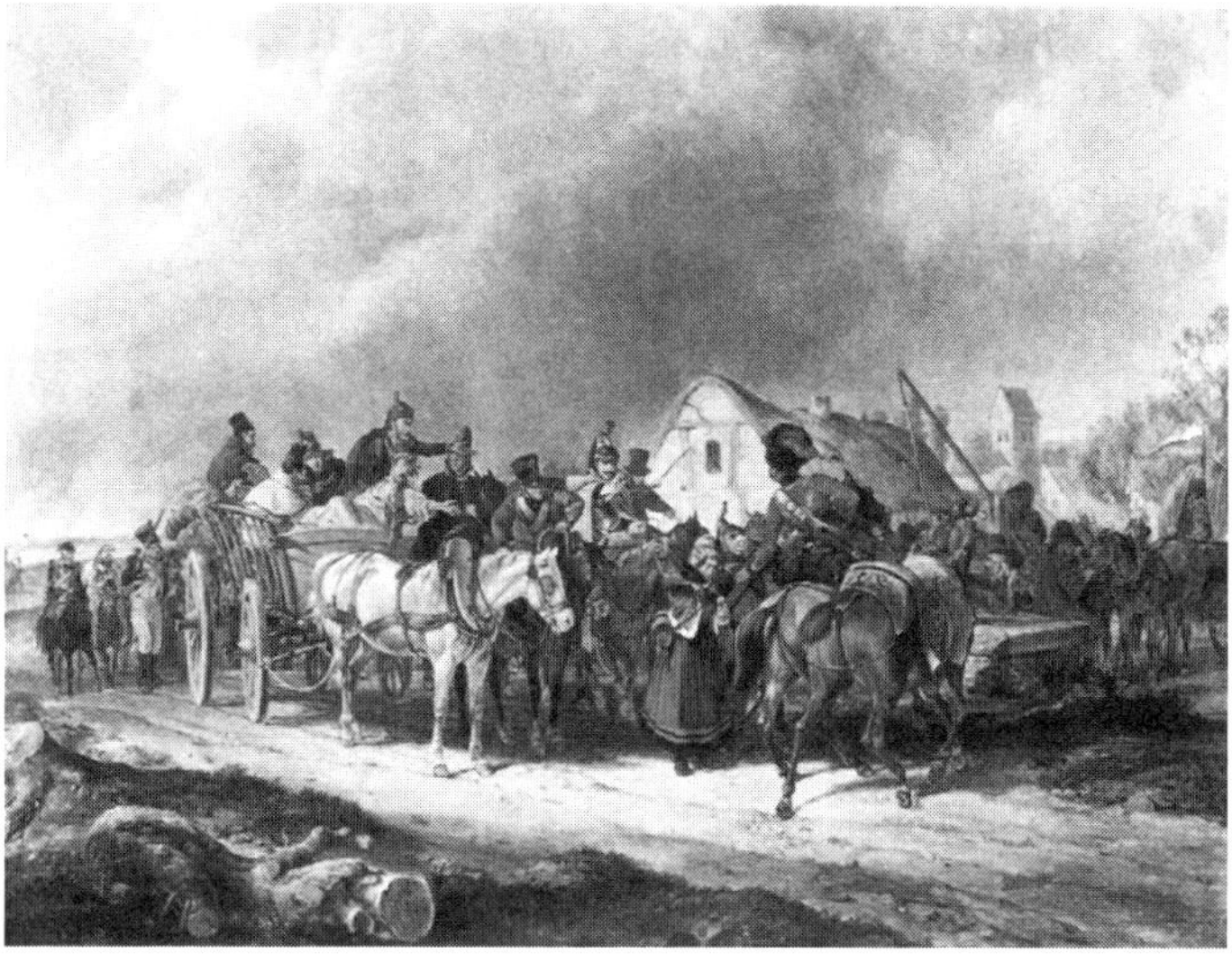

負傷者の護送。ディートリヒ・モンテン画，1813 年
ライプツィヒ造形美術館

フンボルトはグレーフェの考えに不当なところは何もないと思ったようだ。探していた外科医が見つかった。彼は立ち上がった。用は済んだ。(45)

一八一〇年秋、ベルリンのフリードリヒ・ヴィルヘルムの大学が事務的に淡々と仕事を始めたとき、ヴィルヘルム・フォン・フンボルトは無理を言って外交官職につき、すでにベルリンを去っていた。知性のすぐれた、自由思想の、政治家として高い才能を有するこの人にとって、プロイセン政府内には面倒な事が多すぎたのである。

カール・フェルディナント・フォン・グレーフェは慇懃に、慎み深く、そして一歩も譲らぬ姿勢で主張を貫いた。解放戦争のあいだ、彼は防疫面ですばらしい成果をあげたが、戦後の困難な時代に存立の危ぶまれたクリニックを立て直し、その独立を主張して、ついにはベルリンのツィーゲル通りに安住の地を見いだすことに成功した。ちなみにこのクリニックは、当時はまだ「外科・眼科」クリニックだった。だがまもなく息子のアルブレヒト・フォン・グレーフェが、医学内での眼科の独立を押し進める重要なきっかけをあたえることになる。

カール・フェルディナント・フォン・グレーフェが外科学に付与したもろもろの性格は、新しい外科学の出発——と新しい外科医の職業像——の未来を指し示すものであることがわかった。あの時代、新しいベルリン大学は影響力と手本の役割を獲得することができたうえに、さらにグレーフェは、ほどなくして同じ考えの人を見いだすこととなった。一例を挙げれば、一八一八年に創設されたボン大学のフィリップ・フランツ・フォン・ヴァルターである。両外科医は一八二〇年から学術雑誌「外科

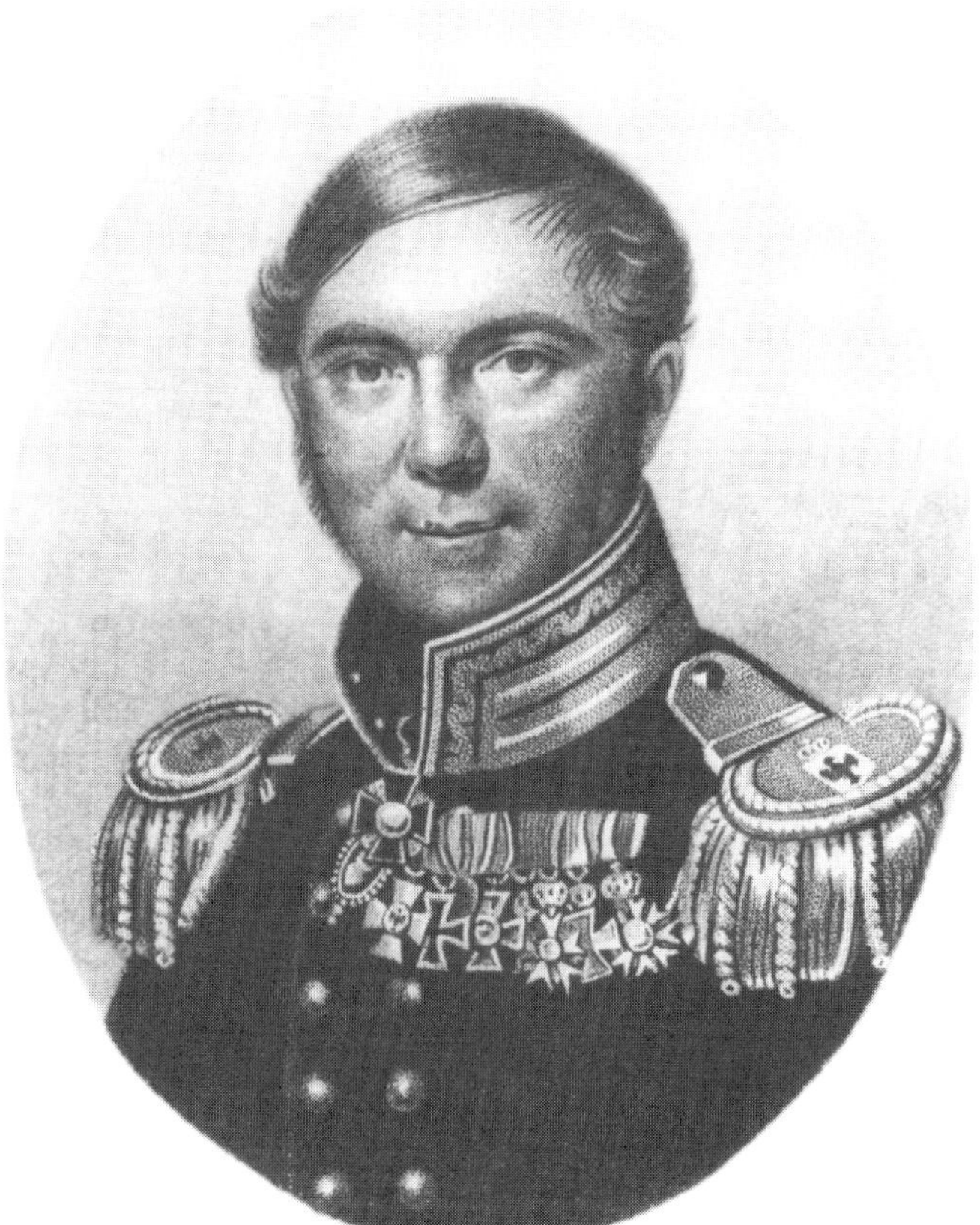

カール・フェルディナント・グレーフェ
当時流布した，第三参謀本部付き医師としての肖像画

眼科学ジャーナル」を発行し、創刊号の序文で自らの考えを綱領として表明した。

かつてシラーがそうであったように、「断片では満足しえなかった」彼らは、つぎのように書いている。「どこにも部分があるだけで、全体がない、すべてがばらばらに存在し、一方にもう一方との関係があたえられていない、そういう非学問的な状態がそこに表れている。」新しい外科学にかんするいくつかの箇条書きは、彼らが外科学と医学、すなわち学問との絡み合いそのものを、問題に即して現実的にとらえていたことを認識させる。「深い完璧な医学知識……忠実な自然観察、治癒のプロセスの進み具合によく注意を払うこと、その条件の綿密な研究……外科病理学……」、そして最後に機能的・生物学的思考の始まり。「こんにちの外科学を解剖学の上に成り立たせようとするなら、それは古い解剖学ではなく、こんにちの、完成された、ますます生理学にまで高まる解剖学でなくてはならない。」こうしたコンセプトのもとでは、手仕事は外科医の特徴をなしている、ばらばらに存在する部分にとどまってはいない。それはむしろ――「手術のわざ」として高く評価されて――手仕事をはるかに越えた新しい外科学の活動領域内で、意義ある地位を占めることとなった。「外科手術はつねに一定の病的状態を取り除くためになされる一連の行為のなかの、ひとつの過程にすぎない。それはもちろんしばしばいちばん重要な過程であるが、けっしてただ一つの、それだけで足りるものではない。[46]」

グレーフェがこんにち「新しいドイツの外科学の決定的な樹立者[47]」と言われるなら、このテクストはその「樹立文書」とみなしてさしつかえない。ここには外科学の新しい像が現れている。それは

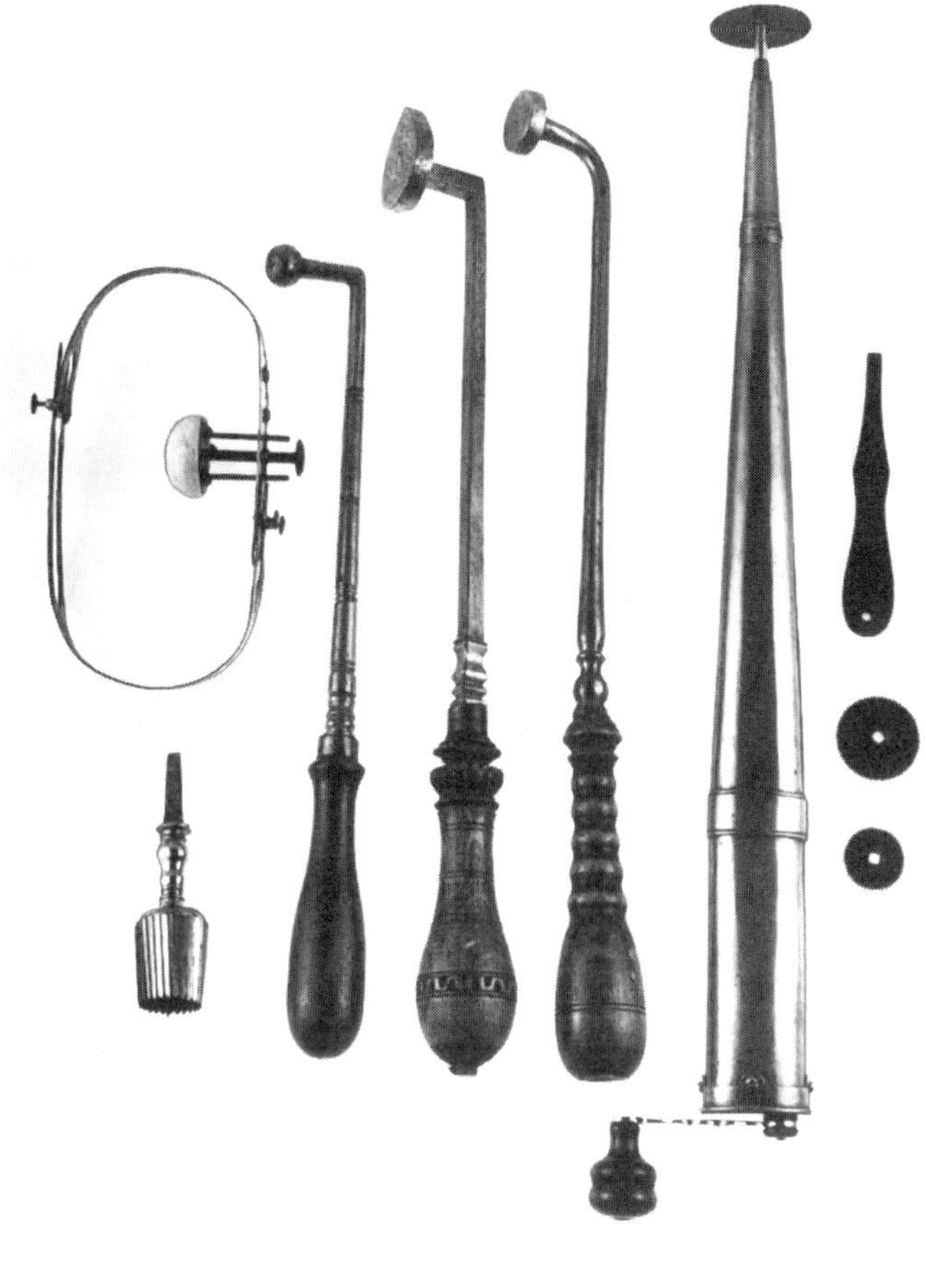

骨の手術器具，右膝蓋骨鋸。18 世紀，19 世紀初め
カール・フェルディナント・グレーフェがこの鋸を使って仕事をしたことは
およそ想像がつく。ベルリンのフンボルト大学の解剖学研究所

――時代の教養・学問観にささえられて――反響を呼び、個々人がそれに気づいていようといまいと、その有効性は一般に認められた。こうしてこの像は――またまた意識されていようといまいと――新しい外科医の世代の行動指針となった。これがグレーフェの考えと行動から出た決定的な推進力である。このように、大きな思考の輪を完成しようとするなら、一九世紀のあいだになされたドイツの外科学の出発と興隆は、あくまでもヴィルヘルム・フォン・フンボルトの理念の支持力と成果の例とみなすこともできるだろう。ちなみに、日頃素っ気ない官僚的と思われていたプロイセン政府内にさえこの理念がはたらき続けていたことを、グレーフェ自身も感じた。患者と学生の数が増えて、目ざしていた学問と実践と教育の密接な関係が損なわれはじめたことで、政府から注意を受けたときに。

古いタイプの外科医とその職業の終焉に気づく瞬間は、知らぬ間に来た。ただ、外科職人が背景に押しやられ、しまいには新しい外科医という表現型に道を譲らざるをえなくなった数十年間の過渡期は必要だった。プロイセンの立法はこのプロセスを段階的に考慮し、後押しした。移行期にはまず旧スタイルの医者、外科術の営業をまったくやめた「純粋な医師《メディチ・プリ》」のほかに、学位の有無にかかわりなく、「第一級の外科医」と「第二級の外科医」である単純な外科職人とがそれぞれ異なる権限をもって認可された。ついで一九世紀の中頃から医科に加えて外科の営業も、大学での教育をまっとうし学位を取った医者だけに留保された。外科に専念したいと思う医者は、外科のクリニックで再教育を受けるのが好ましかった。だからたとえば、グレーフェの弟子のなかには学生の数よりも医者の数のほうが多いこともまれではなかった。

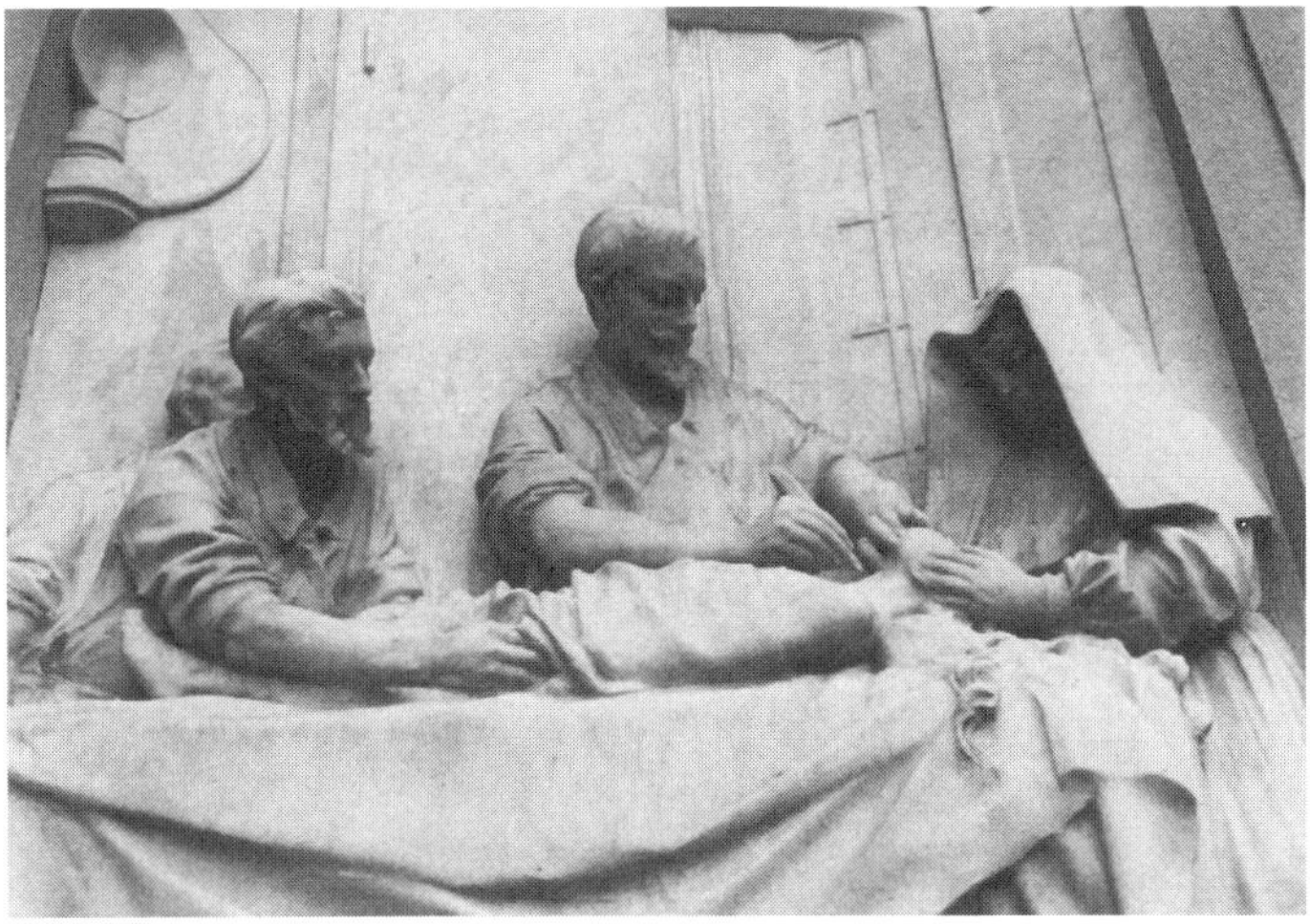

ジフテリアに罹った子どもを窒息から守るため気管を切開する
19 世紀。オテル・デュ（パリ）の中庭のレリーフ

新しい外科学のぱっと光る輝きを前にして古い外科医職の終焉はひっそりした感じを抱かせる――少なくともその歴史の彩りの豊かさと活発さを思い出せば、いささか残念な気がする。ひとつの職業が押しのけられ、忘れられた。せいぜいのところ、へぼ治療とかいんちき療法といった概念が記憶に残っているだけである。あの対決の時代、職人外科術は折りにつけそうした概念で十把ひとからげにとらえられた――当時は。しかしこんにち、外科学にとって決定的な意味をもつ、未来をはらんだ外科学史のこの章にかんする報告を、このような結論にくみすることで閉じるわけにはいかないし、新しい職業による古い職業の克服というこの成り行きを取り決めた医療立法を、手短に指摘して終えることもできない。

そこでまず目に飛び込んでくるのは、医師の資格をもった外科治療師でさえ、新しい外科学像にしたがい、新しい外科学を行なう能力を有しているにもかかわらず、まったく動きがとれなかったという事実である。それというのも、痛みを取り除き、創傷感染を予防するたしかな方法が依然としてなかったからである。ヨーロッパでも、北米でも、外科医は敷居の手前に立ち、そこにとどまることを余儀なくされた。……

グレーフェは――たとえば――一連の外科的治療法をそれに要する器具類も含めて発展させたり、改良したりした。たとえば、手足の切断術と人工装具によるアフターケアー、鼻形成術、鼻咽腔のポリープの切除、瘻治療、旧来の骨折治療のいろんな方法など。彼の現役中に有名になったのは甲状腺肥大、つまり甲状腺腫の「全摘」であり、これは「グレーフェが行なったなかで……最も困難な手術[48]」のひとつであった。

要するに、グレーフェと、彼と同じ考えの同時代の人たちは、だいたいにおいて身体の表面に治療活動を限らねばならなかった。要するに、彼らの先駆者たちが「体外部位の治療」をしたのと同じだったのである。一九世紀前半の外科医の治療にも、患者のうめき声と悲鳴がつきものだった。

一八四六年秋になってようやく、救いの報せが大西洋の向こうからやってきた。ボストンのマサチューセッツ総合病院で、歯科医師ウィリアム・トマス・グリーン・モートンがエーテル吸入によって完全に麻酔で眠らせることに成功したのである。その結果、外科医ジョン・コリンズ・ウォリンは無痛で患者の顎の腫瘍を切除することができた。何千年間の人類の願いが実現したのだった。

ヨーロッパでも——ロンドン、パリ、サンクト・ペテルブルクのあいだで——外科医たちはためらうことなく限界を乗り越えた。彼らにはとっくにその用意ができていたのである。ベルリンでグレーフェの後継者ヨーハン・フリードリヒ・ディーフェンバハが歓びの声を上げた。「わたしたちから苦痛が取り除かれるというすばらしい夢が現実となった！[49]」

かくして外科学は、一九世紀後半になって、何度もえがかれた輝かしい勝利の進軍に踏み出した。とくにこの時代に防腐法や無菌法が進み、創傷感染を抑える見通しがひらけたからである。新しい外科学にひらかれ、それが開拓したフィールドは非常に広くて可能性に富んでいることがわかり、今世紀〔二十世紀〕になって、ふたたび新たな限界がひしひしと感じられ、破竹の進撃は部分的成果を得るための、骨の折れる、極度に細心の注意を要する闘いに変わった。

ここで、古の外科医とその職業にきっぱり別れを告げなければならないが、彼のことを思い出すと、尊敬の念を覚えずにはいられない。なぜなら、これまた目を引くことであるが、昔の外科医は自分にできることをしたのであって、克服しがたい狭い限界内で、一八一八年にパリの外科医アレクシ・ボワイエが言ったように、己の技術で「あたうる限りの完璧さ(50)」に到達したからである。いやそれどころか、昔の外科医は文化史的・精神史的発展の過程で、自らが根ざしていた表象世界を乗り越え、改新し、それによってまた新しい外科学と新しい外科医を創り出すことにも――タイミングよく――貢献したのである。タイミングよくというわけは、顧みて、麻酔や防腐法・無菌法が新しい地平をひらいたとき、医師の資格をもった外科治療師が待ちかまえていたことは、外科学の過去における都合のよい、意義深い事情だったとみなせるからである。ここまでは確認できる。しかし、それ以上はできない。歴史とは結局、あとでその時その時に過去について考えられ、書かれるものにすぎないのだから。

訳者あとがき

本書はRüster, Detlef: Der Chirurg, ein Beruf zwischen Ruhm und Vergessen, Edition Leipzig, 1993の全訳である。

著者はベルリンのフンボルト大学で医学を学んだあと、旧東ドイツ、ポツダム県の小都市ケーニヒス・ヴスターハウゼンで一九六七年以降外科の専門医として活動する一方で、読書と著述をこよなく愛し、本書以外にも石器時代から一九世紀までの外科術をたどった『昔の外科学』(一九八四)、『医学のベルリン』(一九九〇)、フリードリヒ大王の生涯と時代をえがいた『遠い昔の王』(二〇〇八)等の著作をものしている。

『外科医』は医学史を記述するものであるが、いわゆる学術的な専門書ではない。ライプツィヒ社から刊行されたシリーズ「歴史的職業像」の一作をなすもので、このシリーズの主眼は長い伝統をもった、市民生活と深いかかわりのあるいろいろな職業の来し方(と行く末)を逸話、挿話、個人的伝記をまじえて生き生きと、面白く描き出すことにある。そのなかから訳者はこれまでに『司書』、『亭主』（旅籠屋）を訳出し（いずれも白水社刊）少なからず好評を得たが、さらにこのたび機会を得て法政大学出版局から『外科医』を刊行する運びとなった。

外科が医学の一部、それもこんにちにおいては中心的な部分をなしていることは言を俟たない。しかし、外科学が医学 medicine の一部として内科学と対等な地位を占めるようになるのは一九世紀以降のこと、それ以前には外科学は医学から完全に疎外されていた。古代においては呪術的・魔術的療法も、薬剤投与によるいわゆる内科的療法も、怪我の手当て、骨折の整復、瀉血や手術をしたりする外科的療法も差別なく一様に「病を治すこと」として medicine であったが、古代の終焉とともに学問的教育を受けた医者の外科的実践に対する関心がうすれ、中世ヨーロッパでは理論を中心とする学校医学が手技をもってする仕事を卑しみ、外科的治療にまったくたずさわらなくなった。その兆しはつとにヒポクラテスにも見えている。彼は「結石を切り出すことは神かけてしない、それを業とするものに任せる」と『誓い』の言葉に述べている。

ドイツ語の外科医 Chirurg は一五世紀末にラテン語 chirurgus から借用されたもので、後者はさらにギリシャ語の「手」を意味する cheir と「仕事」を意味する ergon に由来する。したがって本来は「手仕事」を意味し、それが手で仕事をする Wundarzt（「外科医」）であるが、原義は「怪我治療師」）を表すようになった。このように、外科医が内科医にはない固有の呼称を持つということ自体、外科学が医学と区別されていたことを如実にものがたっている。ちなみに内科医が独自の呼称（Internist）

で呼ばれるようになるのは外科が医学に統合された一九世紀以降のことである。

中世においては、学問・教養の主たる担い手であった聖職者たちによって修道院、教会で外科的治療がさかんに行なわれたが、一三世紀初めにローマ教皇インノケンティウス三世が聖職者の医療活動を禁止し、つづいて自ら主宰する第四回ラテラノ公会議（一二一五年）でいっさいの外科的手術（焼灼や切開）を厳禁した。

その結果、当時仕事柄マッサージ技術や初歩的な衛生知識を持ち合わせていた床屋（や湯屋）がもっぱら庶民の求めに応じて怪我、火傷、骨折、脱臼、抜歯、瀉血、果ては結石手術などの治療を施すようになり、いわゆる理髪外科医が誕生する。彼らは厳格な徒弟制度に基づいたギルドを組織し、治療師としての矜持をもって正規の医師組合と対峙する。両者間に紛争が生ずることもまれではなかった。英語の barber-surgeon（理髪外科医）には「藪医者」の意味もあるが、皆が皆そうであったわけではなかろう。

さらにそこへ組合に属さないにせ修道士、遍歴治療師、刑吏、山師、ぺてん師らが加わって歳の市で見世物まがいの治療ショーを繰り広げ、おちこちの戦場にはにせ軍医が跋扈、外科界は一大スペクタクルを呈して、ミヒャエル・フィーザー『西洋珍職業づくし』——数奇な稼業の物語——（吉田正彦訳、悠書館）の一章を形成することとなる。一説に理髪店のシンボルマークである赤、白、青の段だら縞は動脈、包帯、静脈を表していると言われるが、真偽のほどはわからない。

やがて徐々に外科医の認知が進み、外科学が大学の授業科目として根を下ろしはじめる。ドイツでは一九世紀半ばのプロイセンで医者と外科医の地位の差が廃止されるとともに、外科学が全面的に大学の教育研究に取り入れられ、以後は大学で専門教育を受けた医者しか存在しなくなった。

著者は広範な専門知識と史実の間隙を埋める豊かな想像力をもって、このような昔の外科医がたどった運命をえがき出す。昔の外科医（と治療を受ける患者）の日常生活が生き生きと再現され、全般的な歴史の歩みとの諸関係が明らかにされる。著者がとくに問題とするのは、実践的外科業とその時その時に支配的な理論とのあいだに開いた、そして往年の外科医が歩む道を本質的に特徴づけた、矛盾だらけの不安定な緊張の場にほかならない。

凡例に代えてひと言。本文に付された注番号は原注で末尾にまとめ、訳注はそのつど〔 〕に入れて当該箇所に挿入した。

本訳書の出版に当たっては編集部の郷間雅俊氏からひとかたならぬお力添えをいただいた。また完成に至る過程で氏は実に細やかな配慮を示されたばかりか、巻末の人名索引まで作成してくださった。深謝申し上げる。

二〇一五年師走

石丸昭二

著者

デトレフ・リュスター（Detlef Rüster）

1940年代生まれ。ベルリンのフンボルト大学で医学を修めたのち，1967年からベルリンに近いケーニヒス・ヴスターハウゼンで外科医をつとめる。かたわら執筆に従事，本書のほか『昔の外科学』（1984），『医学のベルリン』（1990），『遠い昔の王』（2008）等を著した。

訳者

石丸昭二（いしまる しょうじ）

1940年生まれ。東京大学大学院修士課程修了。ドイツ文学専攻。お茶の水女子大学名誉教授。元獨協大学特任教授。主な著訳書に『アール・ヌーヴォーのグラフィック』（岩崎美術社），『ドイツ文学における古典と現代』（共著，第三書房），G．ショーレム『ユダヤ神秘主義』（共訳），G. R. ホッケ『ヨーロッパの日記』全二巻（共訳），A. ノーシー『カフカ家の人々』，ハイデン＝リンシュ『ヨーロッパのサロン』，G. ショーレム『サバタイ・ツヴィ伝』全二巻，ミュラー編訳『ゾーハル』（以上，法政大学出版局刊），E. ブロッホ『希望の原理』全三巻（共訳），G. ロスト『司書』，U. ハイゼ『亭主』（以上白水社刊），『独和辞典』（共編著），『和独辞典』（共編著）（以上郁文堂刊）ほか。

外科医
名声と忘却のあわいに揺れる職業

2016年1月25日　初版第1刷発行

著　者　デトレフ・リュスター
訳　者　石丸昭二
発行所　一般財団法人 法政大学出版局
〒102-0071 東京都千代田区富士見 2-17-1
電話 03（5214）5540 振替 00160-6-95814
組版：HUP　印刷：三和印刷　製本：積信堂

ISBN978-4-588-35232-4

人名索引

ア 行

アイゼンバールト，ヨーハン・アンドレーアス（1661 または 1663–1727） 170, 172–80
アリストテレス（前 384–322） 51
アルクマイオン，クロトンの（前 500 頃） 31
アルハガトス（前 3 世紀） 57
アンテュロス（2 世紀前半） 59
アンモニオス（前 150 頃） 59
イムヘテプ（前 2650 頃） 18
ヴァルター，フィリップ・フランツ・フォン（1782–1849） 212
ヴィカリ，トマス（1495–1561） 144
ヴィンター・フォン・アンデルナハ（1484–1574） 136
ヴェサリウス，アンドレアス（1514–1564） 135–38, 140, 148
ウォリン，ジョン・コリンズ（1778–1856） 219
エラー，ヨーハン・テーオドール（1689–1760） 184, 186, 188
エラシストラトス（前 300 頃 –240） 55–56, 58, 79

カ 行

ガレノス（129–199） 64, 72, 78–80, 134, 136
クリス，ジャコブ（1713 歿） 160
グレーフェ，アルブレヒト・フォン（1818–1870） 212
グレーフェ，カール・フェルディナント・フォン（1787–1840） 208, 210, 212
クレッツェル，ヨーハン・ヤーコプ（18 世紀中葉） 194–95

ケラドゥス，P. テレンティウス（1世紀） 66
ケルスス，アウルス・コルネリユス（25頃） 63–64
ゲルスドルフ，ハンス・フォン（1455頃–1529） 140

サ 行

シュタール，ゲオルク・エルンスト（1546–1599） 186
シュムッカー，ヨーハン・レーベレヒト（1712–1786） 192
ゼンフ，ガブリエル（1738歿） 188, 202
ソルボン，ロベール・ド（1274歿） 99

タ 行

タリアコッツィ，ガスパーレ（1546–1599） 138
チェズルデン，ウィリアム（1688–1752） 144, 164
ディーフェンバハ，ヨーハン・フリードリヒ（1792–1847） 219
テイラー，ジョン（1703または1708–1772） 162, 164–67
テーデン，ヨーハン・アントン・クリスチアン（1714–1797） 193
デモケデス（前6世紀前半） 50
デュボア，ジャック（ヤコブス・シルヴィウス）（1478–1555） 134–35

ナ 行

ナフツガー（1775歿） 196, 198, 200

ハ 行

ハーヴィ，ウィリアム（1578–1629） 138
ハイスター，ローレンツ（1683–1758） 175, 201
バウマン，ヤーコプ（1521–1586） 140–41
バルティッシュ，ゲオルク（1535–1607頃） 139–40, 152, 154
パレ，アンブロワーズ（1510–1590） 132, 134–35
ヒポクラテス（前460頃–370頃） 31–39, 42–47, 53–56, 62, 79, 93
ビラー，アレクサンダー（17世紀後半） 170, 172
ヒルデブラント，カール・ヴィルヘルム（1747頃–1796） 200
ファブリ，ヴィルヘルム（ヴァン・ヒルデン）（1560–1634） 140

ブールハーヴェ，ヘルマン（1668–1736） 164, 186
プラクサゴラス，コスの（前 340 頃生） 53–54
フランコ，ピエール（1500 頃 –1580 頃） 138
フンボルト，ヴィルヘルム・フォン（1767–1835） 206–08, 210, 212, 216
ベック，ヨーハン・フェルディナント（18 世紀前半） 162, 167
ヘロフィロス（前 325 頃生） 53
ボリュー，ジャック（1651–1714） 159–62
ホルツェンドルフ，エルンスト・コンラート（1688–1751） 183–84, 188–89

マ 行

メーデラー，メーデラー・ヴートヴェーアの（1739–1805） 1–3
メゲス，シドンの（前 1 世紀） 59
モートン，ウィリアム・トマス・グリーン（1819–1868） 219
モンディーノ・デ・ルッツィ（1275 頃 –1326） 135

ヤ 行

ヤブロンスキイ，ダニエル・エルンスト（1660–1741） 184

ラ 行

ライル，ヨーハン・クリスチアン（1759–1813） 207–08, 210
ラウ，ヨーハン・ヤーコプ（1668–1719） 186
ラリー，ジャン・ドミニク（1766–1842） 193
リシャール・ル・バルブール（14 世紀初め） 142
ロジェ，フルガルディ（サレルノの）（12 世紀） 92–94, 97
ロマニス，ジョヴァンニ・デ（16 世紀前半） 138
ロマノ，フランツィスカ・マテウス（14 世紀） 96

注

（著者名は「文献一覧」に対応）

(1)　Mederer, p. 23, 37, 39。

(2)　引用は Freydank p. 135 による。

(3)　ハムラビ法典。引用は Klengel p. 160 による。

(4)　ハムラビ法典。引用は Contenau p. 31（フランス語）以下による。

(5)　ハムラビ法典。引用は Contenau p. 32（フランス語）による。

(6)　ハムラビ法典。引用は Meissner p. 72 による。

(7)　Herodot, Geschichtswerk（歴史書), Kleio 197.

(8)　同書 No.1=No.78, 引用は Grapow p. 103 による。

(9)　L.22 (7, 1–8), 引用は v. Deines 他，p. 60 以下による。

(10)　Sm. Fall 2（1, 12–18), Sm. Fall 24（8, 22–9, 2), Sm. Fall 26（9, 6–13), 引用は v. Deines 他，p. 173, 187 以下による。

(11)　Homer,『オデュッセイア』IV, p. 230 以下。

(12)　Herodot, Geschichtswerk, Thaleia p. 1 以下。

(13)　Homer,『イーリアス』XI, p. 845–849。

(14)　アルクマイオン，引用は Schumacher p. 54 による。

(15)　Michler（1968) p. 54 以下。

(16)　ヒポクラテス『関節整復《アルティクリス・レポネンディス》』。引用は Müri p. 337 による。

(17)　ヒポクラテス『規則集』VII。引用は Fuchs I p. 60 による。

(18)　ヒポクラテス『医者』。引用は Kollesch u. Nickel p. 44 以下による。

(19)　ヒポクラテス『礼儀について』。引用は Müri p. 27，31 による。

(20)　IG II 483，Sylloge 943，引用は Müri p. 39，41 による。

(21)　プラクサゴラス，断片 109，Steckerl (Cael. Aur., De morb. acut. III. 165) 参照。また Sudhoff 1933 も。

(22)　Celsus, De medicina VII 4，引用は Müri p. 23 による。

(23)　Plinius（子），Briefe VI 16 5 以下と 18 以下。

(24)　Plinius（父），NH XXIX 2–5。

(25)　マルティアリス, エピグラム I 47 と VIII 74。引用は Kudlien (1986), p. 182 による。

(26)　わたしはここでこれまでにわたしが「Alte Chirurgie（昔の外科学）」(Berlin 1984 ならびに 1985，Köln 1986）で述べたガレノスにかんする見解をこの文脈に沿って修正している。

(27)　引用は Fichtner による。

(28)　Gabrieli 所収の Usama 97 以下を参照。

(29)　引用は Schönfeld p. 69 による。

(30)　引用は G. Fischer p. 31 による。

(31)　バルティッシュ『技術書』，引用は Keller による。

(32)　引用は Pies p. 283 による。

(33)　引用は Münchow p. 307 による。

(34)　引用は Kopp による。

(35)　これについては Jablonski の報告（参考文献の見出し語 Jablonski）を見られたい。当時観測所，腑分け場，図書館はこんにちベルリンのフンボルト大学が占めている敷地にあった。

(36)　勅令の本文は Horn I p. 2 以下に。

(37)　サン・スーシ勘定書（参考文献の見出し語 Krätzel)。

(38)　引用は G. Fischer p. 62 以下による。

(39)　引用は Stürzbecher (1969) p. 19 以下による。

(40)　Hoven p. 43。

(41)　Schiller p. 277–280。

(42)　Humboldt p. 251。

(43)　1826 年，C. F. Gräfe はロシア皇帝からの解放戦争における功績により貴族に列せられた。以後一家は von Graefe《フォン・グレーフェ》という書き方で通した。本書では以下――他の医学史の文献でもそうだが――この書き方が踏襲される。

(44)　グレーフェの学位取得論文の改訂稿が 1808 年ドイツ語で刊行された（参考文献参照)。

(45)　Lenz I p. 201，232 以下ならびに Harig（1986）参照。

(46)　Graefe と Walther。

(47)　Harig（1986）。

(48)　Rostock p. 63。Heidel 他を参照。――当時のこのような手術の結果については十分な報告がない。

(49)　Dieffenbach p. 1。

(50)　Boyer p. V 以下。

文献一覧

Apollonius von Kitium: Illustrierter Kommentar zu der hippokratischen Schrift Peri arthrôn/ hrsg. v. H. Schön. – Leipzig, 1896.

Artelt, W.: Medizinische Wissenschaft und ärztliche Praxis im alten Berlin in Selbstzeugnissen. – I. Teil: Von Elsholtz und Mentzel bis zum Ausgang des 18. Jahrhunderts. – Berlin, 1948.

Baader, G. Zur Anatomie in Paris im 13. und 14. Jahrhundert. – Medizinhistorisches Journal 3 (1986) 40–53.

Baader, G.: Mittelalterliche Medizin in bayerischen Klöstern. – Sudhoffs Archiv 57 (1973) 275–296.

Baader, G.: Gesellschaft, Wirtschaft und ärztlicher Stand im frühen und hohen Mittelalter. – Medizinhistorisches Journal 14 (1979) 176–185.

Barolitanus, M. S.: Libellus aureus de lapide a vesica per incisionem extrahendo. – In: Chirurgia, de chirurgia scriptores optimi.../hrsg. v. C. Oeser, – Zürich, 1555. – S. 184–195.

Bartische, G.: Kunstbuch, darinnen ist der gantze gründliche... Bericht und... Lehr des ... schmerzhafftigen, peinlichen Blasenn Steines [Handschrift 1575, Msc. Dresd. C. 291, Sächsische Landesbibliothek Drescen].

Boyer, A.: Abhandlung über die chirurgischen Krankheiten und über die dabey angezeigten Operationen; 1. Bd. – Würzburg, 1818.

Brunn, W. v.: Von den Gilden der Barbiere und Chirurgen in den Hansestädten. – Leipzig, 1921.

Brunn, W. v.: Kurze Geschichte der Chirurgie. – Berlin, 1928 (Reprint Berlin; Heidelberg; New York, 1973).

Carstensen, G.: Schadewaldt, H. und Vogt, P.: Die Chirurgie in der Kunst.

– Düsseldorf; Wien, 1983.

Contenau, G.: La Médicine en Assyrie et en Babylonie. – Paris, 1938.

Davis, R. W.: The Roman military medical service. – Saalburg-Jahrbuch 27 (1970) 84–104.

Deichert, H.: Gesundheitspflege im alten Roye. – Mitteilungen zur Geschichte der Medizin und der Naturwissenschaft 15 (1916) 377–381.

Deines, H. v.: Grapow, H., u. Westendorf, W.: Übersetzung der medizinischen Texte, Erläuterungen. – Grundriß der Medizin der alten Ägypter IV/1 u. VI/2. – Berlin, 1958.

Dieffenbach, J. F.: Der Aether gengen den Schmerz. – Berlin, 1847.

Diepgen, P.: Heischke, E.: Die Medizin an der Berliner Charité bis zur Gründung der Universität. – Berlin, 1935.

Diettrich, H.: Wündrich, B. u. Hildebrandt, J.: Dresdener chirurgenwappen. – Zentralblatt für Chirugie 11 – 4 (1989) 864–868.

Dietz, J.: Meister Johann Dietz, der Großen Kurfürsten Feldscher und Königlicher Hofbarbier/hrsg. v. E. Consentius. – Halle, 1935.

Dulieu, L.: La Chirurgie a Montpellier de ses origines au début du XIX siècle. – Avignon, 1975.

Eller, J. T.: Nützlich und auserlesene Medicinische und Chirurgische Anmerckungen... – Berlin, 1730.

Eschebach, H.: Die Arzthäuser in Pompeji. – Antike Welt 15 (1984), Sondernummer.

Fabry, W. (Guilhelmus Fabricius Hildanus): Wund-Artzney. – Frankfurt/Main, 1652.

Fichtner, G.: Das verpflanzte Mohrenbein: Zur Interpretation der Kosmas-und-Damian-Legende. – Medizinhistorisches Journal 3 (1968) 87–100.

Fischer, G.: Chirugie vor 100 Jahren. – Leipzig, 1876 (Reprint Berlin; Heidelberg; New York, 1978).

Fischer, K.-D.: Zur Entwicklung des ärztlichen Standes im römischen Kai-

serreich. – Medizinhistorisches Journal 14 (1979) 165–175.
Freydank, H. Chirurgie im alten Mesopotamien? – Das Altentum 18 (1982) 133–137.
Gabrieli, F.: Die Kreuzzüge aus arabischer Sicht. – Zürich; München, 1973.
Galen, De placitis Hippocratis et Platonis. – CMG V, 4, 1, 2/hrsg. v. P. de Lacy. – Berlin, 1978.
Gersdorff, Hanns Von: Feldtbuch der Wundartzney, – Straßburg, 1517 (Nachdruck mit einem Vorwort von J. Steudel, Darmstadt, 1967).
Gombrich, E. H.: Das symbolische Bild: Zur Kunst der Renaissance. – Bd. II. – Stuttgart, 1986.
Graefe, C. F. v.: Ein Beitrag zur rationellen Kur und Kenntniß der gefäßausdehnungen. – Leipzig, 1808.
Graefe, C. F. v.: Ealther, P. v.: Ueber den gegenwärtigen Zustand der Chirurgie in Deutschland. – Journal der chirurgie und Augen-Heilkunde 1 (1820) III–XII.
Grapow, H.: Von den medizinischen Taxten (Grundriß der Medizin der alten Ägypter II). – Berlin, 1955.
Gurlt, E.: Geschichte der Chirurgie und ihrer Ausübung: Volkschirurgie – Altertum – Mittelalter – Renaissance. – 3 Bände. – Berlin, 1898.
Harig, G.: Zum Problem »Krankenhaus« in der Antike. – Klio 53 (1971) 179–195 (=Zur gesellschaftlichen Bedingtheit der Medizin in der Geschichte: hrsg. v. D. Tutzke. – Jena, 1981, S. 50 bis 67).
Harig, G.: Kollesch, J.: Der hippokratische Eid. – Philologus 122 (1978) 157–176.
Harig, G.: Zum Wissenschaftlichen Selbstverständnis der deutschen Chirurgie im 19. und 20. Jahrhundert. – Zentralblatt für Chirurgie 111 (1986) 689–696.
Harig, G. (Hrsg.): Chirurgische Ausbildung im 18. Jahrhundert (Abhandlungen zur Geschichte der Medizin und der Naturwissenschaften/hrsg. v. R. Winau u. H. Müller-Dietz, Heft 57). – Husum, 1990.

Heidel, G.: Wündriche, B., u. Dehne, A.: Der Dresdener Chirurg Johann August Wilhelm Hedenus (1760–1836). – Zentralblatt für Chirurgie 111 (1986) 1551–1558.

Heischkel, E.: Die Entwicklung der klinischen Anstalten 1810–1933. – In: Das Universitätsklinikum in Berlin: Seine Ärzte und seine wissenschaftliche Liestung 1810–1933/ hrsg. v. P. Diepgen u. P. Rostock. – Leipzig, 1939. – S. 16–52.

Heister, L.: Chirurgie, in welcher alles, was zur Wund-Artzney gehöret nach der neuesten und besten Art gründlich abgehandelt... – Nürnberg, 1719 (Reprint Leipzig, 1983).

Heister, L.: Dissertation chirurgico-medica de alto adparatu hoc est de methodo calculum vesicae super osse pubis extrahendi. – Helmstedt, 1728.

Herodot: Das Geschichtswerk des Herodotos von Halikarnassos/übers. v. T. Braun. – Leipzig, 1964.

Hinrichs, C.: Der Regierungsantritt Friedrich Wilhelms I. – Jahrbuch für die Geschichte Mittel- und Ostdeutschlands 5 (1956) 183–225.

Homer: Ilias/übers. v. J. H. Voß. – Berlin, 1923.

Horn, W.: Das Preussische Medicinalwesen. – 1 Bd. – Berlin, 1857.

Hoven, F. W. v.: Lebenserinnerungen. – Berlin, 1984.

Humboldt, W. v.: Über die innere und äusere Organisation der höheren wissenschaftlichen Anstanlten in Berlin. – In:Wilhenm von Humboldts Gesammelte Schriften: hrsg. v. d. Königl. Preuss. Akademie der Wissenschaften. – Bd. X/2 (Politische Denkschriften I). – Berlin, 1903 (Nachdruck Berlin, 1968). – S. 250–260.

Jablonski (Stichwort), Bericht D. E. Jablonskis über ein Treffen mit Holtzendorff, Buddeus, neumann und Ludolff im Berliner Observatorium am 7, Dez. 1723, Zentrales Archiv der Akademie der Wissenschaften, Sign.: I. – XIV., 25, fol. 16f.

Jütte, R.: A Seventeenth-Century German Barber-Surgeon and his Patients. – Medical History 33 (1989) 184–198.

Kaiser, W.: Krosch, K.-H.: Zur geschichte der Medizinischen Fukultät der Universität Halle im 18. Jahrhundert (Beiträge I–XII). – Sonderdrucke aus der Wiss. Zeitschrift der Martin-Luther-Univ. Halle-Wittenberg, Math.-Nat. R.14 (1964) u. 14. Hrsg. Der Rektor. Eigenverlag o.J.

Keller, J.: Die Steinschneider des 16. Jahrhunderts und ihre Beziehungen zur Chirurgie. – Zeitschrift für Urologie 58 (1965) 803–811.

Klengel, H.: Hammurapi von Babylon und seine Zeit. – 2. Aufl. – Berlin, 1977.

Köcher, F.: Die babylonisch-assyrische Medizin in Texten und Untersuchungen. – Bd. I u. II (Keilschrifttexte aus Assur 1 u. 2). – Berlin, 1963.

Kollesch, J.: Nickel, D.: Antike Heilkunst: Ausgewählte Texte aus dem medizinischen Schrifttum der Griechen und Römer. – Leipzig, 1979.

Kollesch, J.: Antike Medizin. – In: Beiträge zur Wissenschaftsgeschichte, Wissenschaft in der Antike/ hrsg. v. G. Wendel. – Berlin, 1986l. – S. 139–158.

Kopp, A.: Eisenbart im Leben und im Liede. – Berlin, 1900.

Krätzel (Stichwort), Rechnungen des Scharfrichters Johann Jacob Krätzel für chirurgische behandlungen, Zentrales Staatarchiv, Dienststelle Merseburg, Rep. 36, Nr. 3240 fol.1129f u. 1139 (Lustschloß Sanssouci)

Krug, A.: Heilkunst und Heilkulte. Medizin in der Antike (Beck's Archäologische Bibliothek/ hrsg. v. H. v. Steuben). – München, 1984.

Kudlien, F.: Der griechische Arzt im Zeitalter des Hellenismus: Seine Stellung in Staat und Gesellschaft (Abhandlungen der Geistes- und sozialwissenschaftl. Klasse der Akademie der Wissenshaften und der Literatur Mainz, Jg. 1979 Nr. 6). – Wiesbaden, 1979.

Kudlien, F.: Die Stellung des Arztes in der römischen gesellschaft. Freigeborene Römer, Eingebürgerte, Peregrine, Sklaven, Freigelassene als Ärzte (Forschungen zur antiken Sklaverei/ hrsg. v. J. Vogt u. H. Bel-

len, Bd. XVIII). – Stuttgart, 1986.
Leca, A.-P.: La Médecine égyptienne au Temps des Pharaons. – Paris, 1971.
Leisibach, M.: Das Medizinisch-chirurgische Institut in Zürich 1782–1833: Vorläufer der Medizinischen Fakultät der Universität Zürich (Schriften zur Züricher Universitäts- und Gelehrtengeschichte 4/ hrsg. v. Rektorat der Universität Züriche u. v. d. Kommission für Universitätsgeschichte). – Zürich, 1982.
Lenz, M.: Geschichte der königlichen Friedrich-Wilhelms-Universität zu Berlin. – 4 Bände (2 Bd. in 2 Teilen). – Halle, 1910.
Lyons, A. S.: Petrucelli, R. J.: Medicine: An Illustrated History. – New York, 1987.
Namlock, G. L.: Friedriches des Großen Beziehungen zur Medizin. – Berlin, 1902.
Mererer v. Mederer und Wuthwehr, M.: Zwo Reden von der Nothwendigkeit, beide Medicinen die Chirurgische und die Cliniksche wieder zu vereinigen. – (Freiburg i Br. 1782) (Sudhoffs Klassiker der Medizin, Bd. 37/ hrsg. v. d. Deutschen Akademie der Naturforscher Leopoldina durch J. Steudel u. R. Zaunick). – Leipniz, 1961.
Meissner, B.: Die babylonisch-assyrische Literatur. – Wildpark Potsdam, 1930.
Meyer-Steineg, T.: Sudhoff, K.: Illustrierte Geschichte der medizin. – 5. Aufl./ hrsg. v. R. Herrlinger u. F. Kudlien. – Stuttgart, 1965.
Michler, M.: Die alexandrinischen Chirurgen: Eine Sammlung und Suswertung ihrer Fragmente. – Wiesbaben, 1968.
Michler, M.: Das Spezialisierungsproblem und die antike Chirurgie. – Bern; Stuttgart; Wien, 1969.
Münchow, W.: Geschichte der Augenheilkunde (Der Augenarzt/hrsg. v. K. Velhagen, Bd. IX). – 2., ergänzte u. überarbetete Aufl. – Leipzig, 1983.
Müri, W. (Hrsg.): Der Arzt im Altertum. Griechische und lateinische Quellenstücke von Hippokrates bis Galen mit der Übertragung ins Deut-

sche. Mit einer Einführung v. H. Gensemann. – 5. Aufl. – München; Zürich, 1986.

Paré, A.: Die Behandlung der Schußwunden (1545) /eingeleitet, übersetzt u. hrsg. v. H. E. Sigerist. – Leipzig, 1923 (Nachdruck Leipzig, 1968).

Peters, H.: Der Arzt und die heilkunde in der deutschen Vergangenheit. – Leipzig, 1900.

Pies, E.: Ich bin der Doktor Eisenbarth: Arzt der Landstraße. – Genf. 1977.

Plinius d. Ä.: Caius Plinius Secundus: Naturgeschichte:übersetzt u. erläutert v. P. H. Külb, 26 (Römische Prosaiker in neuen Uebersetzungen/ hrsg. v. G. L. F. Tafel, C. N. v. Osiander u. G. Schwab, 202). Stuttgart, 1955.

Plinius d. J.: Briefe in einem Band/übersetzt v. W. Krenkel (Bibliothek der Antike, Römische Reihe). – Berlin; Weimar, 1984.

Pohl, S.: Rüster, D.: Der erste Chirurg der Berliner Universität: Zum 200. Geburtstag von Carl Ferdind v. Graefe. – Zentralblatt für Chirurgie 112 (1987) 1450–1458.

Reil, J. C.: Pepinieren zum Unterricht ärztlicher Routiniers als Bedürfnisse des Staats nach seiner Lage wie sie ist. – Halle, 1804.

Reineke, W. F.: Eissenschaft im alten Ägypten. – In: Beiträge zur Wissenschaftsgeschichte, Wissenschaft in der Antike/hrsg. v. G. Wendel. – Berlin, 1986. – S. 63–80.

Robinson, J. O.: The Barber-Surgeons of London. – Archives of Surgery 119 (1984) 1171–1175.

Rostock, P.: Die Chirurgie unter Carl Ferdinand von Graefe 1810 bis 1840. – In: Das Universitätsklinikum in Berlin: Seine Ärzte und seine wissenschaftliche Leistung 1810–1933/hrsg. v. P. Diepgen u. P. Rostock. – Leipzig, 1939. – S. 55–65.

Rüster, D.: Alte Chirurgie: Legende und Wirklichkeit. – 3., überarb. Aufl. – Berlin, 1991.

Rüster, D.: Das Berliner Colleguim modico-chirurgicum – eine Aus- und

Weiterbildungsstätte des 18. Jahrhunderts. – Zeitschrift für ärztliche Fortbildung 81 (1987) 5–11.

Rüster, D.: Der Chirurg des Soldatenkönigs: Zum 300. Geburtstag von Ernst Conrad Holtzendorff. – Zeitschrift für ärztliche fortlibdung 82 (1988) 913–916.

Rüster, D.: (Hrsg.): Über das medizinische Berlin: Texte des 18. Jahrhunderts. – Berlin, 1990.

Sander, S.: Handwerkschirurgen: Sozialgeschichte einer verdrängten Berufsgruppe (Kritische Studien zur Geschichtswissenschaft/hrsg. v. H. Berding, J. Kocka u. H.-U. Wehler, Bd. 83). – Göttingen, 1989.

Schelsky, H.: Einsamkeit und Freiheit: Idee und Gestalt der deutschen Universität und ihre Reformen (Wissenschaftstheorie – Wissenschafspolitik – Wissenschaftsplanung/hrsg. v. H. Gülicher, H. Lübbe, C. Oehler u. H. Schelsky, Bd. 20). – 2. Aufl. – Düsseldorf, 1971.

Schiller, F. v.: Was heisst und zu welchem Ende studiert man Universalgeschichte? Eine akademische Antrittsrede. – In: Schillers Werke in fünf Bänden/hrsg. v. d. Nationalen Forschungs- und Gedaenkstätten der klassischen deutschen Literatur in Weimar, 1969. – S. 273–295.

Schneppen, H.: Niederländische Universitäten und deutsches Geistesleben von der Gründung der Universität Leiden bis ins spätes 19. Jahrhundert. – Münster, 1960.

Schönfeld, W.: Frauen in der abendländischen Heilkunde vom klassischen Altertum bis zum Ausgang des 19. Jahrhunderts. – Stuttgart, 1947.

Schöppler, H.: Über ein Regensburger Chirurgenzeichen (1770). – Archiv für Geschichte der Medizin 18 (1926) 100–103.

Schultheis, E.: Spätmittelalterliche Medizin in Ungarn. – Proceedings of the XXIII Congress of the History of Medicine (London, 2–9 September 1972) 1048–1051.

Schumacher, J.: Die Anfänge abendländisher Medizin in der griech. Antike. – Stuttgart, 1965.

Seidler, E.: Die Heilkunde des ausgehenden Mittelalters in Paris. – Studien

zur Struktur der spätscholastischen Medizin (Beihefte zu Sudhoffs Archiv Bd. 8). – Wiesbaden, 1967.
Sigerist, H. E.: Die Heilkunde im Dienste der Menscheit. – Stuttgart, 1954.
Sigerist, H. E.: Anfänge der Medizin: Von der primitiven und archaischen Medizin bis zum Goldenen Zeitalter in Griechenland. – Zurich, 1963.
Sournia, J.-C.: Poulet, J., u. Martiny, M. (Hrsg.): Illustrierte geschichte der Medizin. – 9 Bände. – Salzburg, 1980–1984.
Steckerl, F.: The Fragments of Praxagoras of Cos and his School. – Leiden, 1958.
Stürzbecher, M.: Zur Geschichte der Barbierchirurgen in Berlin. – Medizinische Mitteilungen Schering 23 (1962) 39–43.
Stürzbecher, M.: »Ihr noch der Welt mehr Nutzen stifften könnet«. – Der Bär von Berlin 14 (1965) (= Festschrift zum 100 jährigen Bestehen des Vereins für die Geschichte Berlins) 28–48.
Stürzbecher, M.: Beiträge zur Berliner Medizingeschichte (Veröffentlichungen der Historischen Kommission zu Berlin beim Friedrich-Meinecke-Institut der Freien Universität Berlin, Bd. 18). – Berlin, 1966.
Stürzbecher, M.: Über die Stellung und Bedeutung der Wundärzte in Greifswald im 17. und 18. Jahrhundert (Veröffentlichungen der Historischen Kommission für Pommern/hrsg. v. R. Schmidt, Reihe V: Forschungen zur Pommerschen Geschichte, Heft 17). – Köln; Wien, 1969.
Sudhoff, K.: Ärztliches aus griechischen Papyrus-Urkunden. – Leipzig, 1909.
Sudhoff, K.: Beiträge zur Geschichte der Chirurgie im Mittelalter. Graphische und textliche Untersuchungen in mittelalterlichen Handschiriften. – Erster teil (Studien zur geschichte der medizin/hrsg. v. d. Puschmann-Stiftung an der Universität Leipzig, Heft 10). – Leipzig, 1914.
Sudhoff, K.: Zur operativen Ileusbehandlung der Praxagoras. – Quellen

und Studien zur Geschichte der Naturwissenschaften und der Medizin 3 (1933) 150 bis 154.

Temkin, O.: Beiträge zur archaischen Medizin. – Kyklos 3 (1930) 90–135.

Tutzke, D. (Hrsg.): Geschichte der Medizin. – Berlin, 1980.

Vesal, A.: De Humani corporis fabrica libri septem. – Basel, 1543.

Vesal, A.: Anatomia, Deudsch,.../hrsg. v. J. Barmann. – Nürngberg, 1551 (Reprint Leipzig, 1982).